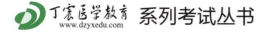
丁震医学教育 系列考试丛书

2019

# 丁震外科护理学（中级）

## 单科一次过（第3科）专业知识

DINGZHEN WAIKE HULIXUE（ZHONGJI）DANKE
YICIGUO（DISANKE）ZHUANYE ZHISHI

编著◎丁 震

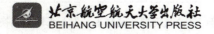

北京航空航天大学出版社
BEIHANG UNIVERSITY PRESS

图书在版编目（CIP）数据

2019 丁震外科护理学（中级）单科一次过. 第 3 科,专业知识 / 丁震编著. -- 北京: 北京航空航天大学出版社，2018.9

ISBN 978-7-5124-2776-1

Ⅰ．①2… Ⅱ．①丁… Ⅲ．①外科学－护理学－资格考试－自学参考资料 Ⅳ．① R473.6

中国版本图书馆 CIP 数据核字（2018）第 163596 号

2019 丁震外科护理学（中级）单科一次过（第 3 科）专业知识
丁 震 编 著
责任编辑：沈 宁 陈 蕾
\*
北京航空航天大学出版社出版发行
北京市海淀区学院路 37 号（邮编 100191） http：//www.buaapress.com.cn
发行部电话：（010）82317024 传真：（010）82328026
读者信箱：yxbook@buaacm.com.cn 邮购电话：（010）82316936
三河市华骏印务包装有限公司印装 各地书店经销
\*
开本：787×1092 1/16 印张：16.75 字数：429 千字
2018 年 9 月第 1 版 2019 年 1 月第 2 次印刷
ISBN 978-7-5124-2776-1 定价：58.00 元

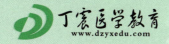

　　本书是2019年全国外科护理学（中级）资格考试的复习参考书，专为在上一年度考试中第3科（专业知识）考试未通过的考生编写。全书分考点和单科试卷两个部分。考点部分根据考试大纲对单科目考核的内容要求和历年考试命题情况编写，除大纲要求专业知识考核的临床表现、治疗要点和用药护理等内容（共占72%），还对跨科目且占考试比例较高的手术护理（共占15%）作了系统阐述，占比例较低但范围很大的辅助检查（占11%）以附录的形式列出历年考点，确保单科复习的系统性和完整性。在每章考点之后，同步对应若干试题以加强对考点的理解。试卷部分精选4套单科试卷，共400题，供考生专项实战模拟；400道题均配有作者的原创解析，对有干扰价值的选项逐项对比解析，帮助考生深刻理解考试重点。图书考点部分采用双色印刷，重点内容用绿色字区分。

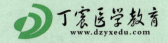

全国卫生专业技术资格（中初级）以考代评工作从2001年开始正式实施，参加并通过考试是单位评聘相应技术职称的必要依据。目前，除原初级护士并轨、独立为全国护士执业资格考试外，全国卫生专业技术资格（中初级）考试涵盖了护理、临床医学、药学、检验、影像、康复、预防医学、中医药等118个专业。考试涉及的知识范围广，有一定难度，考生对应考复习资料的需求较强烈。

2009年由我提出策划方案、组织全国数百名作者参与编写的全国卫生专业技术资格考试及护士执业资格考试丛书在人民军医出版社出版，共50余本，内容覆盖了护士、护理学（师）、护理学（中级）、药学、检验、临床医学等上百个考试专业。由于应试指导教材精练、准确；模拟试卷贴近考试方向、命中率高，已连续畅销10年，深受全国考生认可。

在图书畅销的同时，我和编写本套丛书的作者团队却感到深深的无奈，因为我们发现，市场上有相当比例的同类考试书和某些培训机构的网上试题都在抄袭我们的创作成果，有些抄袭的试题顺序都没有变。而市场上盗印、冒用"军医版"图书的情况更加严重，由我策划编著的《护考急救包》《单科一次过》等经典考试图书目前已有多个冒用版本在销售，使考生难辨"李逵"和"李鬼"。这些侵权、盗印、冒用出版物的质量粗劣，欺骗、误导考生，使原创作者和读者两方的利益都受到严重侵害。

因此，请考生一定认清，丁震是原人民军医出版社考试中心主任，原军医版的护士、护理学（师）、护理学（中级）及药学、检验、临床医学等职称考试图书均为丁震策划编写。人民军医出版社已从2017年后停止出版护理类及医学职称考试图书，丁震与原班作者队伍继续修订和出版本套考试图书，只有丁震编著的护理类或担任总主编的职称考试图书为原军医版的合法延续，目前市场上其他众多的"军医版"、"军医升级版"等考试图书均属冒用、盗印或侵权行为，我们将保留追究其法律责任的权利！

为了使本套考试书已经形成的出版价值得到进一步延续和提升，更好地为全国考生服务，2019年，由我编著的40本护理类考试图书和我担任总主编的82本卫生专业技术资格（中初级）考试图书全部授权北京航空航天大学出版社独家出版。

40本护理类考试图书包括护士考试8本、护理学（师）考试12本、护理学（中级）考试20本，延续了原军医版图书精练、准确及命中率高的特点，但较原军医版的质量有了巨大提升，主要体现在以下四个方面：

一是急救包、应试指导、点线学习法、单科一次过等教材，归纳总结了大量表格，帮助考生强化考点对比，加深理解，便于掌握和记忆；教材采用双色印刷，重要内容用绿色字标识，重点突出。

二是试卷类图书，严格按照真题重新组卷，做到了对试题的全解析，即每道试题都配有解析，对有干扰价值的选项逐一解析，以达到"举一反三"的目的；且根据近几年考试情况，删除了部分不常考的老题，增加了部分新题，尤其是护士执业资格考试新增了图形题。

三是网上学习卡，《护考急救包》的视频课程为2019年度全新录制，重点章节由我承担，并邀请全国经验丰富的护理教师共同讲解；增加了微信小程序功能，优化了"丁震医学教育"APP，网上做题更加流畅。

四是考生答疑，丁震医学教育开通了QQ客服、微信、微博等多种网络媒介，有一支专业的助教团队负责全程回答考生提出的专业问题和上网技术问题。

在护理类考试图书编写中，我始终坚持两个基本原则，一是做考试原创内容的理念，所有的考点总结和试题解析均为原创；二是年年修订，对每年考过的试题都作详细分析、增补，使考点总结更准确，试题解析更清晰，只有经过不断修订，才能出精品图书。

经过十余年的不断积累，我已建成了由数万道试题构成的护理考试题库。为了向考生提供质量更高的考试用书，我从不同角度对题库进行分析，总结历年考试的规律和变化趋势，从而较准确地预测下一年的考试方向和细节。在图书编写过程中，查阅了大量教科书、诊治指南等参考资料，以学术研究的态度对待每一个考点、每一道试题，使内容更加权威、准确。

由于编写和出版的时间紧、任务重，书中如仍有不足，请考生批评指正。

丁　震

2018年8月于北京

第一章　水、电解质及酸碱平衡紊乱 ……………………………………………… 1

　　一、水和钠代谢紊乱 ……………………………………………………………… 1

　　二、钾代谢异常 …………………………………………………………………… 2

　　三、钙、镁、磷代谢异常 ………………………………………………………… 3

　　四、酸碱平衡失调 ………………………………………………………………… 4

第二章　外科休克 …………………………………………………………………… 7

　　一、概述 …………………………………………………………………………… 7

　　二、外科休克的护理 ……………………………………………………………… 8

第三章　多器官功能障碍综合征 …………………………………………………… 10

　　一、急性呼吸窘迫综合征 ………………………………………………………… 10

　　二、急性肾衰竭 …………………………………………………………………… 11

　　三、弥散性血管内凝血 …………………………………………………………… 11

第四章　麻醉护理 …………………………………………………………………… 13

　　一、概述 …………………………………………………………………………… 13

　　二、麻醉护理 ……………………………………………………………………… 13

第五章　复苏 ………………………………………………………………………… 16

　　一、概述 …………………………………………………………………………… 16

　　二、心肺脑复苏 …………………………………………………………………… 16

第六章　重症监护 …………………………………………………………………… 20

　　一、氧治疗 ………………………………………………………………………… 20

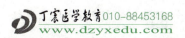
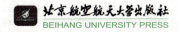

二、机械通气的临床应用 ·········································· 20

**第七章　外科围手术期护理** ·········································· 23

一、手术前护理 ·········································· 23

二、手术室护理工作 ·········································· 25

三、手术后护理 ·········································· 26

**第八章　疼痛护理** ·········································· 29

一、概述 ·········································· 29

二、疼痛护理 ·········································· 29

**第九章　营养支持患者的护理** ·········································· 31

一、肠内营养 ·········································· 31

二、肠外营养 ·········································· 32

**第十章　外科感染** ·········································· 34

一、概述 ·········································· 34

二、全身性感染 ·········································· 35

三、破伤风 ·········································· 35

**第十一章　损伤** ·········································· 38

一、概述 ·········································· 38

二、烧伤 ·········································· 39

**第十二章　器官移植** ·········································· 43

一、概述 ·········································· 43

二、肾移植 ·········································· 44

**第十三章　肿瘤** ·········································· 46

一、概述 ·········································· 46

二、肿瘤护理 ·········································· 48

**第十四章　颈部疾病** ·········································· 52

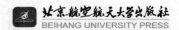

一、甲状腺功能亢进症 ……………………………………… 52

二、甲状腺肿瘤 ……………………………………………… 53

## 第十五章　乳房疾病 …………………………………………… 56

一、乳腺癌 …………………………………………………… 56

二、乳房良性肿块 …………………………………………… 57

## 第十六章　腹外疝 ……………………………………………… 59

一、概述 ……………………………………………………… 59

二、常见腹外疝 ……………………………………………… 59

三、腹外疝的护理 …………………………………………… 61

## 第十七章　急性化脓性腹膜炎 ………………………………… 63

一、急性化脓性腹膜炎 ……………………………………… 63

二、腹腔脓肿 ………………………………………………… 63

三、急性化脓性腹膜炎的护理 ……………………………… 64

## 第十八章　腹部损伤 …………………………………………… 66

## 第十九章　胃、十二指肠疾病 ………………………………… 68

一、胃、十二指肠溃疡的外科治疗 ………………………… 68

二、胃癌 ……………………………………………………… 71

## 第二十章　肠疾病 ……………………………………………… 74

一、急性阑尾炎 ……………………………………………… 74

二、肠梗阻 …………………………………………………… 75

三、肠瘘 ……………………………………………………… 77

四、大肠癌 …………………………………………………… 78

## 第二十一章　直肠肛管疾病 …………………………………… 82

一、直肠肛管周围脓肿 ……………………………………… 82

二、肛瘘 ……………………………………………………… 82

三、肛裂 ……………………………………………………… 83

四、痔 ………………………………………………………… 83

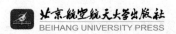

五、直肠肛管疾病的护理 ·········································· 84

## 第二十二章　门静脉高压症 ·········································· 86

## 第二十三章　肝脏疾病 ·········································· 88

一、原发性肝癌 ·········································· 88

二、肝脓肿 ·········································· 89

## 第二十四章　胆道疾病 ·········································· 92

一、胆石症和胆道感染 ·········································· 92

二、胆道肿瘤 ·········································· 94

## 第二十五章　胰腺疾病 ·········································· 96

一、急性胰腺炎 ·········································· 96

二、胰腺癌和壶腹部癌 ·········································· 98

三、胰岛素瘤 ·········································· 99

## 第二十六章　急腹症 ·········································· 101

## 第二十七章　周围血管疾病 ·········································· 103

一、深静脉血栓形成 ·········································· 103

二、血栓闭塞性脉管炎 ·········································· 104

## 第二十八章　颅内压增高 ·········································· 107

一、颅内压增高 ·········································· 107

二、急性脑疝 ·········································· 108

## 第二十九章　颅脑损伤 ·········································· 111

一、颅骨骨折 ·········································· 111

二、脑损伤 ·········································· 112

## 第三十章　常见颅脑疾病 ·········································· 116

一、颅内肿瘤 ·········································· 116

二、颅内动脉瘤 ·········································· 116

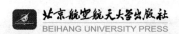

三、颅内动静脉畸形 ……………………………………… 116

四、脑卒中的外科治疗 …………………………………… 117

五、颅脑疾病的护理 ……………………………………… 117

## 第三十一章　胸部损伤 ……………………………………… 119

一、肋骨骨折 ……………………………………………… 119

二、气胸 …………………………………………………… 119

三、血胸 …………………………………………………… 120

四、心脏损伤 ……………………………………………… 120

五、胸部损伤 ……………………………………………… 121

## 第三十二章　脓　胸 ………………………………………… 124

一、急性脓胸 ……………………………………………… 124

二、慢性脓胸 ……………………………………………… 124

三、脓胸的护理 …………………………………………… 124

## 第三十三章　肺部疾病外科治疗 …………………………… 126

一、肺结核 ………………………………………………… 126

二、肺癌 …………………………………………………… 126

## 第三十四章　食管癌 ………………………………………… 129

## 第三十五章　心脏疾病 ……………………………………… 131

一、后天性心脏病的外科治疗 …………………………… 131

二、冠状动脉粥样硬化性心脏病 ………………………… 132

三、体外循环围手术期护理 ……………………………… 133

## 第三十六章　泌尿、男性生殖系统疾病的主要症状及辅助检查 … 136

一、主要症状 ……………………………………………… 136

二、辅助检查 ……………………………………………… 137

## 第三十七章　泌尿系损伤 …………………………………… 139

一、肾损伤 ………………………………………………… 139

二、膀胱损伤 ……………………………………………… 139

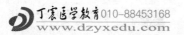

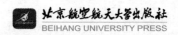

三、尿道损伤 ································································ 140

## 第三十八章　泌尿系结石 ································· 142

一、上尿路结石 ··························································· 142

二、膀胱结石 ····························································· 142

三、泌尿系结石的护理 ················································· 142

## 第三十九章　泌尿、男性生殖系统结核 ··············· 144

一、肾结核 ································································· 144

二、男性生殖系统结核 ················································· 144

## 第四十章　泌尿系统梗阻 ······························· 146

一、良性前列腺增生 ···················································· 146

二、急性尿潴留 ·························································· 147

## 第四十一章　泌尿、男性生殖系统肿瘤 ··············· 149

一、肾癌 ···································································· 149

二、膀胱癌 ································································· 149

三、前列腺癌 ····························································· 150

## 第四十二章　男性性功能障碍及男性节育 ············· 151

一、男性性功能障碍 ···················································· 151

二、男性节育 ····························································· 151

## 第四十三章　肾上腺疾病外科治疗 ····················· 153

一、皮质醇症 ····························································· 153

二、原发性醛固酮增多症 ·············································· 154

三、儿茶酚胺症 ·························································· 154

## 第四十四章　骨科患者的一般护理 ····················· 156

一、牵引术与护理 ······················································ 156

二、石膏绷带术与护理 ················································· 157

三、骨科患者的功能锻炼 ·············································· 158

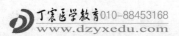
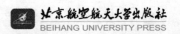

## 第四十五章　骨与关节损伤 ································ 160

　　一、常见的四肢骨折患者的护理 ···················· 160

　　二、脊柱骨折 ········································ 161

　　三、骨盆骨折 ········································ 164

　　四、关节脱位 ········································ 164

　　五、断肢（指）再植 ································ 165

## 第四十六章　骨与关节感染 ································ 169

　　一、化脓性骨髓炎 ···································· 169

　　二、化脓性关节炎 ···································· 169

　　三、骨与关节结核 ···································· 170

## 第四十七章　腰腿痛及颈肩痛 ······················ 173

　　一、腰椎间盘突出症 ································ 173

　　二、腰椎管狭窄症 ···································· 174

　　三、颈椎病 ·········································· 174

## 第四十八章　骨肿瘤 ········································ 177

## 附录：历年跨科目考点 ·································· 179

## 外科护理学（中级）专业知识单科试卷 ·········· 185

　　单科试卷一 ·········································· 187

　　单科试卷二 ·········································· 197

　　单科试卷三 ·········································· 206

　　单科试卷四 ·········································· 215

　　单科试卷一答案与解析 ···························· 224

　　单科试卷二答案与解析 ···························· 232

　　单科试卷三答案与解析 ···························· 240

　　单科试卷四答案与解析 ···························· 248

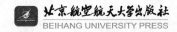

# 第一章　水、电解质及酸碱平衡紊乱

## 一、水和钠代谢紊乱

临床将水、钠代谢紊乱分为 4 种类型：等渗性脱水、低渗性脱水、高渗性脱水和水中毒。外科最常见的为等渗性脱水。

1. **不同性质脱水的临床特点及治疗**　见表 1-1。

表1-1　不同性质脱水的临床特点及治疗

| | 等渗性 | 低渗性 | 高渗性 | 水中毒 |
|---|---|---|---|---|
| 血钠（mmol/L） | 135～150 | 轻度<135<br>中度<135<br>重度<120 | >150 | |
| 病　因 | 消化液或体液急性丧失，如大量呕吐、肠瘘、肠梗阻、烧伤等 | 消化液持续丢失，长期胃肠减压失钠；限盐的肾脏、心脏疾病反复利尿；大面积烧伤慢性渗液；等渗性脱水补水过多等 | 摄入水分不足，如食管癌吞咽困难鼻饲高浓度营养液；高热大量出汗；大面积烧伤暴露疗法等 | 机体水分摄入量超过排出量，如肾功能不全；各种原因导致的抗利尿激素分泌过多；大量摄入不含电解质的液体或静脉补充水分过多等 |
| 水、钠丢失比例 | 水、钠等比例丢失 | 失钠多于失水 | 失水多于失钠 | |
| 主要丧失液区 | 细胞外液 | 细胞外液 | 细胞内液 | |
| 临床表现 | 恶心、乏力、少尿，但不口渴；眼窝凹陷，皮肤干燥；体液丢失达体重5%，可有脉速、肢冷等血容量不足表现，体液丢失达体重的6%～7%可有休克 | 初期无口渴，恶心、视物模糊、乏力、尿量正常或略增多；中度可出现脉搏细速、血压下降、站立性晕倒，尿量减少；严重者神志不清，肌痉挛性抽痛，腱反应消失，昏迷，休克；尿钠、氯低，尿比重低 | 体液丢失达体重2%～4%为轻度，口渴明显，无其他症状；4%～6%为中度，极度口渴，烦躁，乏力，眼窝凹陷，尿少，尿比重高；>6%为重度，躁狂，幻觉，谵妄，昏迷 | 急性水中毒起病急骤，可出现神经、精神症状，重者发生脑疝；慢性水中毒发病缓慢，易被原发疾病掩盖，出现体重增加、软弱无力、恶心、呕吐、嗜睡等表现 |

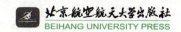

（续　表）

| | 等渗性 | 低渗性 | 高渗性 | 水中毒 |
|---|---|---|---|---|
| 治疗原则 | 消除病因是关键，补液选择平衡盐溶液或等渗盐水。平衡盐溶液更为安全合理，等渗盐水的$Cl^-$含量高于血清$Cl^-$含量，大量补充有导致高氯性酸中毒的危险 | 轻症者仅静脉输注高渗盐水；休克者首先补充血容量，先晶（复方乳酸氯化钠、等渗盐水）后胶（羟乙基淀粉、右旋糖酐或血浆），再补高渗盐水（5%氯化钠） | 鼓励患者饮水和静注5%葡萄糖或0.45%氯化钠溶液 | 立即停止水分摄入，进行脱水治疗，如甘露醇、呋塞米（速尿）等 |

**2. 护理措施**

（1）等渗性脱水：体液不足时应遵医嘱及时补充液体，补液时遵循定量、定性、定时原则，见表1-2。

表1-2　等渗性脱水补液

| | 累计损失量 | 继续丢失量 | 生理需要量 |
|---|---|---|---|
| 定　量 | 每丧失体重的1%，补液400～500ml。第1个24小时补1/2量，次日补剩余1/2量 | 体温每升高1℃，增补3～5ml/kg。中度出汗：500～1000ml；大量出汗：1000～1500ml；湿透1套衬衣裤：1000ml | 体重的第1个10kg×100ml/（kg·d）＋体重的第2个10kg×50ml/(kg·d)＋其余体重×20ml/（kg·d），如无体重按2000ml估算 |
| 定　性 | 据脱水性质选择 | 据实补充 | 成人日需量：氯化钠4～6g；氯化钾3～4g；糖相当于5%～10%葡萄糖溶液1500～2000ml |
| 定　时 | 若各器官代谢功能良好，第1个8小时补充总量的1/2，剩余1/2在后16个小时内均匀输入 | | |

（2）低渗性脱水：应严格控制滴速，每小时不超100～150ml。补钠量：（mmol）＝［正常血钠值（mmol/L）－测得血钠值（mmol/L）］× 体重（kg）×0.6（女性为 0.5），17mmol $Na^+$相当于 1g 钠盐。一般当天先补 1/2 缺钠量，剩余第 2 天补充。

（3）高渗性脱水：补液量估算按每丧失体重的 1%，补液量 400～500ml；还可据血清钠浓度计算，补水量（ml)＝［血清钠测定值（mmol/L）－血清钠正常值（mmol/L）］× 体重（kg）×4。一般 2 天补完。

（4）水中毒：停止各种可能继续增加体液量的治疗。严格控制水的摄入量，纠正体液较多。每天水的入量应控制在 700～1000ml，现此数据已较少使用。

（5）补液原则：先盐后糖，先晶后胶，先快后慢，液种交替，见尿补钾。

# 二、钾代谢异常

钾代谢紊乱的临床特点及治疗见表1-3。

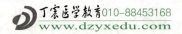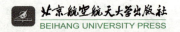

表1-3　钾代谢紊乱的临床特点及治疗

| | 低钾血症 | 高钾血症 |
|---|---|---|
| 血钾浓度 | ＜3.5mmol/L | ＞5.5mmol/L |
| 病　因 | ①长期进食不足<br>②丢失过多：严重呕吐、腹泻，持续胃肠减压，肠瘘，长期使用排钾利尿药（呋塞米等）、盐皮质激素（醛固酮），急性肾衰多尿期等<br>③钾向细胞内转移：大量注射葡萄糖和胰岛素、代谢性或呼吸性碱中毒、纠正酸中毒的过程中 | ①排钾减少：急性肾衰竭、长期使用保钾利尿药（螺内酯）<br>②补钾过多：补过量、过快、浓度过高，输入大量库存血<br>③钾向细胞外转移：严重组织损伤、溶血、缺氧、休克、代谢性酸中毒等 |
| 临床表现 | ①心脏：心肌收缩无力，心音低钝，心动过速，室颤，心衰，猝死<br>②骨骼肌：肌无力最早出现，一般先出现四肢软弱无力，后累及躯干和四肢。严重时腱反射迟钝或消失，呼吸肌受累致呼吸困难或窒息<br>③胃肠道及泌尿道平滑肌：恶心，食欲缺乏，肠蠕动减弱，腹胀，肠鸣音减弱，便秘，肠麻痹，尿潴留<br>④泌尿系统：因低钾、低氯性碱中毒，出现反常性酸性尿<br>⑤神经系统：表情淡漠，反应迟钝，定向力差，昏睡、昏迷 | ①心脏：抑制心脏传导系统，抑制心肌收缩，心动过缓，房室传导阻滞，心脏停搏<br>②骨骼肌：四肢软弱无力，腱反射迟钝或消失，严重者呈弛缓性瘫痪<br>③神经系统：精神萎靡，嗜睡 |
| 心电图 | T波低平，ST段下降，QT间期延长，出现u波 | T波高尖，PR间期延长，P波下降或消失，QRS波群增宽，ST段升高 |
| 治疗原则及护理 | ①轻度缺钾首选口服补钾，最安全，一般用量3～6g/d，即可使血钾浓度升高1.0～1.5mmol/L<br>②中度、重度缺钾需静脉补钾，静滴浓度＜0.3%（40mmol/L）<br>③严重低钾者每天补钾＜15g，速度＜20mmol/h，滴速＜60滴/分<br>④尿量＞40ml/h方可补钾特别重要<br>⑤禁止静脉推注补钾，补钾浓度过高会抑制心肌致停搏，刺激静脉致疼痛 | ①立即停止口服和静脉补钾，避免进食水果等含钾高的食物，停用保钾利尿药及含钾的药物<br>②静脉缓慢推注10%葡萄糖酸钙或5%氯化钙，对抗钾离子对心肌的抑制作用<br>③促进钾向细胞内转移：5%碳酸氢钠碱化细胞外液，快速静滴；葡萄糖加胰岛素快速静滴；支气管扩张药沙丁胺醇吸入<br>④加速排钾：排钾利尿药呋塞米，阳离子交换树脂，腹腔或血液透析 |

# 三、钙、镁、磷代谢异常

1. **钙代谢异常**　血清钙浓度正常值为 2.25～2.75mmol/L。低钙血症血清钙浓度＜2.25mmol/L；高钙血症＞2.75mmol/L。

（1）低钙血症

①临床表现：神经肌肉兴奋性增强，出现口周和指（趾）尖麻木及针刺感、手足抽搐、腱反射亢进、

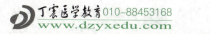

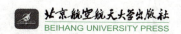

以及面神经叩击征（Chvostek 征）阳性。

②治疗及护理：长期治疗可口服钙剂和维生素 D。静脉补钙可 10% 葡萄糖酸钙 10～20ml 或 5% 氯化钙 10ml 静脉注射，必要时 8～12 小时后重复。

（2）高钙血症

①临床表现：早期无特异性，血钙浓度进一步增高时可出现头痛、背和四肢疼痛等。血清钙＞ 4.5mmol/L，可发生高钙血症危象，患者出现严重脱水、高热、心律失常等，有致死危险。

②治疗及护理：处理原发疾病，促进钙排泄。指导患者采取低钙饮食，多饮水，多食粗纤维食物以利于排便。

**2. 镁代谢异常**　正常血清镁浓度为 0.75～1.25mmol/L。低镁血症血清镁浓度＜ 0.75mmol/L；高镁血症＞ 1.25mmol/L。

（1）低镁血症

①临床表现：表现为精神紧张、手足抽搐等，血清镁浓度与机体镁缺乏不一定相平行，凡有诱因、且有症状者，即应怀疑低镁血症。与低钙血症相似，补钙后症状不减轻，考虑低镁血症。

②治疗及护理：处理原发疾病，适当补镁。症状消失后应继续补充镁剂 1～3 周。

（2）高镁血症

①临床表现：中枢神经系统和外周神经肌肉的兴奋性受抑制，表现为疲乏、软弱无力、肌肉软瘫，严重者可出现呼吸肌麻痹甚至心搏骤停。

②治疗及护理：立即停用镁剂。缓慢静脉注射 10% 葡萄糖酸钙或氯化钙溶液 10～20ml，以对抗镁对心脏和肌肉的抑制作用。

**3. 磷代谢异常**　正常血清磷浓度为 0.96～1.62mmol/L。低磷血症血清磷浓度＜ 0.96mmol/L；高磷血症＞ 1.62mmol/L。

（1）低磷血症

①临床表现：缺乏特异性。可出现头晕、肌无力、严重者现昏迷甚至呼吸肌无力死亡。

②治疗及护理：积极治疗原发疾病。鼓励患者进食含磷丰富的食物。

（2）高磷血症

①临床表现：表现不典型，常继发低钙血症，出现相应表现。

②治疗及护理：积极治疗原发病，同时处理低钙血症。应用磷结合剂时指导患者与食物同服，不可空腹。

# 四、酸碱平衡失调

正常血液的 pH 为 7.35～7.45，pH ＜ 7.35 为酸中毒，pH ＞ 7.45 为碱中毒。怀疑患者酸碱平衡失调时，作血气分析可明确诊断，具体对比见表 1-4。

**1. 代谢性酸中毒**　是最常见的酸碱平衡紊乱，主要由细胞外液的 $H^+$ 增加或 $HCO_3^-$ 丢失导致。

（1）临床表现：依据 $HCO_3^-$ 测定结果，分为轻、中、重 3 度。轻度酸中毒症状不明显，呼吸代偿因素反应迅速，呼吸深快最先出现；典型的酸中毒表现为精神萎靡或烦躁不安，呼吸深快，频率可高达 40～50 次 / 分钟，呼气带酮味，面红或口唇樱桃红色，腹痛，呕吐，腱反射减弱或消失，嗜睡甚至昏迷。酸中毒时通过 $H^+$-$K^+$ 交换使细胞外 $K^+$ 增高，可导致心律失常。

（2）治疗要点：积极治疗腹泻、缺氧、组织低灌注等原发病，轻度代谢性酸中毒多可自行纠正，不必使用碱性药物。重症酸中毒患者首选 5% 碳酸氢钠，加 5% 葡萄糖稀释为 1.4% 碳酸氢钠。酸中毒时，血 $Ca^{2+}$ 增多，即使患者原有低钙血症，也不会出现手足抽搐，但纠正酸中毒后，血 $Ca^{2+}$ 降低，发生

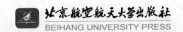

低钙血症；快速纠正酸中毒时，可使大量血 $K^+$ 转移至细胞内，引起低钾血症，故纠正酸中毒的同时应注意补钾、补钙。

表1-4　酸碱代谢紊乱血气分析对比

| | | pH | $PaCO_2$ | $HCO_3^-$ | BE（碱剩余） |
|---|---|---|---|---|---|
| 正常值 | —— | 7.35～7.45 | 35～45mmHg（4.67～6.0kPa） | 22～27mmol/L | −3～＋3mmol/L |
| 代谢性酸中毒 | 代偿期 | 正常 | 正常 | 稍降低 | 负值增大 |
| | 失代偿期 | 下降 | 正常或稍降低 | 明显降低 | 负值增大 |
| 代谢性碱中毒 | 代偿期 | 正常 | 正常 | 稍升高 | 正值增大 |
| | 失代偿期 | 升高 | 正常或稍升高 | 明显增高 | 正值增大 |
| 呼吸性酸中毒 | —— | 下降 | 升高 | 正常或稍升高 | 正常 |
| 呼吸性碱中毒 | —— | 升高 | 降低 | 代偿降低 | 正常 |
| 代酸＋呼碱 | | 可正常 | 降低 | —— | 负值增大 |
| 代酸＋代碱 | | 变化不大，据临床资料判断 | | | |
| 呼酸＋代碱 | | 可正常 | 升高 | —— | 正值增大 |
| 混合型酸碱中毒 | 代酸＋呼酸 | 明显下降 | 升高 | 降低 | 负值增大 |
| | 代碱＋呼碱 | 明显升高 | 降低 | 升高 | 正值增大 |

**2. 代谢性碱中毒**

（1）临床表现：一般无明显症状。有时有呼吸变浅、变慢，嗜睡、精神错乱，常伴有低钾血症和脱水的表现，严重者可昏迷。

（2）治疗要点：积极治疗原发疾病。由胃液丢失引起时，等渗盐水或葡萄糖盐水是轻症代谢性碱中毒最佳的治疗选择，同时可纠正低氯血症。

**3. 呼吸性酸中毒**

（1）临床表现：胸闷，呼吸困难，躁动不安，头痛。$CO_2$ 潴留先兴奋、后抑制，兴奋表现为失眠、躁动、昼睡夜醒；体表小静脉扩张，皮肤充血，颜面潮红，球结膜水肿，四肢及皮肤温暖潮湿。慢性严重 $CO_2$ 潴留时抑制神经中枢，可出现神志淡漠、嗜睡、昏迷、抽搐、扑翼样震颤、腱反射减弱或消失等肺性脑病的表现。

（2）治疗要点：积极治疗原发病，改善通气功能。

**4. 呼吸性碱中毒**

（1）临床表现：呼吸加快，神经肌肉兴奋性增高，急性轻者可有口唇、四肢麻、刺痛，肌肉颤动；重者有眩晕、昏迷、视力模糊、抽搐，可伴胸闷、胸痛、口干、腹胀等。

（2）治疗要点：积极治疗原发病。用纸袋罩住口鼻，增大呼吸道死腔，减少 $CO_2$ 呼出。使用呼吸机通气过度者应调整呼吸频率和潮气量。

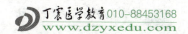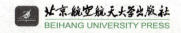

1．患者，女，24岁。因肠梗阻住院，血压 90/60mmHg，血钠 124mmol/L，血钾 3.2mmol/L，$CO_2CP$13.5mmol/L，尿 25ml/h，尿比重 1.020，首先应采取的治疗是

A．纠正酸中毒　　　　　　　B．输血　　　　　　　　　C．补钾

D．急诊手术解除肠梗阻　　　E．补充血容量

2．患者，男，36岁。因反复呕吐 5 天入院，测得血清钾 2.9mmol/L、血清钠 124mmol/L。脉细，脉搏 110 次／分，血压不稳定，脉压 26mmHg，浅静脉萎陷，视物模糊，尿量少。可诊断为

A．低血钾，高渗性脱水　　　B．高血钾，重度缺钠　　　C．高血钾，等渗性脱水

D．低血钾，中度缺钠　　　　E．稀释性低钠血症

3．患者，男，41岁。胸腹部和上肢损伤后并发急性呼吸衰竭给予气管插管、呼吸机支持呼吸，若给予的潮气量过大，频率太快，可引起

A．呼吸性酸中毒　　　　　　B．呼吸性碱中毒　　　　　C．代谢性酸中毒

D．代谢性碱中毒　　　　　　E．混合性酸中毒

4．关于等渗性缺水的补液原则，描述错误的是

A．补液量一般包括生理需要量、已丧失量、继续丧失量

B．可给予高渗氯化钠溶液

C．可给予平衡盐溶液

D．可给予等渗氯化钠溶液

E．大量补充等渗盐水后应警惕高氯性酸中毒

5．患者，女，50岁。哮喘持续状态 2 天，动脉血气分析：pH7.35，二氧化碳分压 9.3kPa，氧分压 6.6kPa，BE+2mmol/L，$HCO_3^-$ 25mmol/L，其酸碱失衡的类型是

A．呼吸性碱中毒　　　　　　B．代谢性酸中毒代偿期　　C．代谢性碱中毒

D．呼吸性酸中毒代偿期　　　E．呼吸性碱中毒合并代谢性碱中毒

6．患者，男，45岁。因"急性重症胰腺炎"入院治疗，予胃肠减压，每天静脉补 10% 葡萄糖 2500ml，5% 葡萄糖盐水 1500ml，10% 氯化钾 40ml。患者入院后第 3 天出现手足抽搐，最可能的原因是

A．高钾血症　　　　　　　　B．低钾血症　　　　　　　C．低钠血症

D．高钙血症　　　　　　　　E．低钙血症

7．患者，女，32岁。幽门梗阻行持续胃肠减压半月余，出现全腹膨胀，无压痛及反跳痛，肠鸣音消失，怀疑低钾血症收入院。该患者静脉补钾，其尿量每小时不得少于

A．10ml　　　　　　　　　　B．20ml　　　　　　　　　C．30ml

D．40ml　　　　　　　　　　E．50ml

答案：1．E。2．D。3．B。4．B。5．D。6．E。7．D。

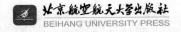

# 第二章　外科休克

## 一、概　述

休克是机体受到强烈的致病因素侵袭后，引起有效循环血容量锐减、组织灌注不足、细胞代谢紊乱和功能受损为特征的病理性综合征。氧供给不足和需求增加是休克的本质，产生炎症介质是休克的特征。

1. **临床表现**　按照休克的发病过程，可分为休克代偿期和休克抑制期，又称为休克早期和休克期（表1-5）。

表1-5　休克的临床表现

|  | 休克代偿期 | 休克抑制期 |  |
|---|---|---|---|
| 程　度 | 轻度 | 中度 | 重度 |
| 失血量 | <20%（800ml以下） | 20%～40%（800～1600ml） | >40%（1600ml以上） |
| 神　志 | 清楚，紧张或烦躁不安 | 反应迟钝，表情淡漠 | 意识模糊或昏迷 |
| 皮肤颜色 | 苍白 | 苍白或发绀 | 显著苍白，肢端青紫 |
| 皮肤温度 | 正常或湿冷 | 发凉、潮湿 | 厥冷（肢端明显） |
| 心　率 | <100次/分，尚有力 | 100～200次/分，较弱 | 很弱或摸不清 |
| 血　液 | 正常或稍升高，脉压减小 | 收缩压70～90mmHg，脉压<20mmHg | 收缩压<70mmHg或测不到 |
| 尿　量 | 正常或稍少 | 减少 | 极少或无尿 |

2. **外科常见的休克**

（1）低血容量性休克：短时间内大量出血及体液丢失所致，多见于上消化道大出血、异位妊娠破裂、腹部实质脏器破裂、大血管破裂等。应及时补充血容量、治疗病因和制止继续失血、失液。

（2）创伤性休克：多由严重外伤导致血液和体液同时丢失所致，如严重烧伤、挤压伤、大面积撕脱伤等。应补充血容量同时给予急救、手术等对症处理。

（3）感染性休克：常继发于各种感染，主要为革兰阴性菌感染，又称内毒素休克。可分为冷休克和暖休克。冷休克外周血管收缩，阻力增高，血容量和心排量减少，为低动力性；暖休克外周血管扩张，阻力降低，心排量正常，为高动力型。应纠正休克同时控制感染，休克纠正后以控制感染为主。

3. **治疗要点**　尽早去除病因，迅速恢复有效循环血量，改善微循环障碍，恢复正常代谢，防治

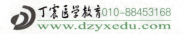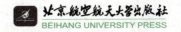

MODS 是纠正休克的关键。

（1）紧急处理：创伤制动，大出血止血，保证呼吸道通畅。安置患者于休克体位，以增加回心血量。尽早建立静脉通路，注意保暖，尽量减少搬动，适当给予镇痛药。

（2）补充血容量：是纠正组织低灌注和缺氧的关键，是纠正休克的基础。迅速建立 2 条以上静脉通路。根据血压、尿量、中心静脉压等监测指标，估算输液量及判断补液效果。一般先补充扩容迅速的晶体液，首选平衡盐溶液；再补充扩容作用持久的胶体液，如低分子右旋糖酐溶液（既可扩容，又可降低血液黏稠度，改善微循环），全血（补充血容量的最佳胶体液）等。

（3）积极处理原发病：积极抗休克的同时，及早手术处理原发病。

（4）纠正酸碱平衡失调：休克都存在不同程度的酸中毒。轻度酸中毒无须纠正。休克严重、酸中毒明显、经扩容后效果不佳者，需给予碱性药物，常用 5% 碳酸氢钠。

（5）应用血管活性药物：经补液、纠正酸中毒等措施后仍未能有效改善休克时，可酌情采用。常用血管收缩药、血管扩张药及强心药物。血管扩张药使用前必须充分补足血容量。

（6）改善微循环：治疗 DIC，诊断明确的 DIC 应立即用肝素治疗。还可应用抗纤溶药物及抗血小板聚集药物如阿司匹林等。

# 二、外科休克的护理

## 1. 护理措施

（1）加强观察

①意识和精神状态：反映脑组织血液灌流情况，是反映休克的敏感指标。

②生命体征：血压为最常用的监测指标，收缩压 < 90mmHg、脉压差 < 20mmHg，提示休克；脉率增快是休克的早期诊断指标；常用脉率 / 收缩压（mmHg）计算休克指数，≥ 1.0 提示休克，> 2.0提示严重休克；呼吸 > 30 次 / 分或小于 8 次 / 分、体温骤升至 40℃ 以上或骤降至 36℃ 以下提示病情危重。

③尿量：是反映组织灌流情况最佳的定量指标，也是判断血容量是否补足简单而有效的指标。尿量 < 25ml/h、尿比重增高，提示肾血管收缩或血容量不足；若血压正常尿量仍少且尿比重低提示急性肾衰竭。尿量 > 30ml/h 提示休克好转。

（2）补充血容量：原则是及时、快速、足量。常根据血压和中心静脉压指导补液（表 1-6）。中心静脉压（CVP）代表右心房或胸段腔静脉内的压力变化，在反映全身血容量及心功能状态方面早于动脉压。CVP 的正常值为 5 ～ 12cmH$_2$O，< 5cmH$_2$O 提示血容量不足，> 15cmH$_2$O 提示心功能不全，> 20cmH$_2$O 提示存在充血性心力衰竭。

表1-6  血压、中心静脉压与补液的关系

| 血 压 | 中心静脉压 | 原 因 | 处理原则 |
|---|---|---|---|
| 低 | 低 | 血容量严重不足 | 充分补液，加快输液速度 |
| 正常 | 低 | 血容量不足 | 适当补液 |
| 低 | 高 | 心功能不全或血容量相对过多 | 给予强心药，纠正酸中毒，舒张血管 |
| 正常 | 高 | 容量血管过度收缩 | 舒张血管 |
| 低 | 正常 | 心功能不全或血容量不足 | 补液试验 |

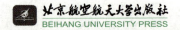

（3）改善组织灌注：取休克体位，头和躯干抬高 20°～30°、下肢抬高 15°～20°。必要时使用抗休克裤。抗休克裤既能控制腹部和下肢出血，又能增加血液回流，改善组织灌流。

（4）保持呼吸道通畅：密切观察呼吸改变，及时清除呼吸道分泌物。常规给氧，予以氧浓度 40%～50%、氧流量 6～8L/min。必要时行气管插管或气管切开。

（5）用药护理：小剂量、低浓度缓慢使用血管活性药物，直至血压平稳后逐渐停药。注意避免药物外渗，若注射部位出现红肿、疼痛，应立即更换滴注部位，并用普鲁卡因行局部封闭。

---

1. 早期休克的主要体征是

A. 昏迷     B. 末梢发绀     C. 心率增快

D. 血压下降     E. 脉压变小

2. 休克患者应用血管扩张药的前提是

A. 控制感染     B. 有效止血     C. 补足血容量

D. 纠正酸碱失衡     E. 保暖

**（3-5题共用题干）**

患者，男，30 岁。2 小时前因车祸致左胸和腹部撞伤，主诉头晕、心慌，体检：面色苍白、四肢厥冷，左上腹可见皮肤瘀斑，左上腹及中下腹部均有压痛，轻反跳痛，无肌紧张，血压 50/0mmHg，心率 132 次 / 分。

3. 问题 1：此时最紧急的治疗措施是

A. 急送手术室开腹探查     B. 迅速扩充血容量     C. 立即应用止血药

D. 立即应用升压药     E. 立即纠正酸碱失衡

4. 问题 2：估计此时患者出血量为

A. 10%     B. 15%     C. 20%

D. 30%     E. 40% 以上

5. 问题 3：此时为此患者补液应首选

A. 5% 葡萄糖     B. 10% 葡萄糖     C. 0.9% 氯化钠

D. 平衡盐溶液     E. 5% 碳酸氢钠

**答案：** 1. C。2. C。3. B。4. E。5. D。

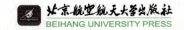

# 第三章  多器官功能障碍综合征

在急性危重病情况下，出现两个或者两个以上器官或系统同时或先后发生功能不全或衰竭，称为多器官功能不全综合征（MODS）。

## 一、急性呼吸窘迫综合征

急性呼吸窘迫综合征（ARDS）是指由肺内、肺外因素导致的急性弥漫性肺损伤，以及由此而发展的急性呼吸衰竭。急性肺损伤（ALI）和 ARDS 为同一疾病过程的两个阶段，ALI 代表早期和病情相对较轻的阶段，ARDS 代表后期病情较严重的阶段。

### 1. 临床表现

（1）症状：ARDS 发病迅速，多在原发病后的 72 小时内发生，病程一般不超过 7 天。除原发病的表现外，最早出现的症状是呼吸加快，呼吸困难进行性加重等呼吸窘迫表现，伴烦躁、焦虑、多汗等。呼吸深快、呼吸费力，伴明显发绀，不能用一般的吸氧法改善，也不能用其他原发心肺疾病解释。

（2）体征：早期体检无明显异常体征，或仅闻少量细湿啰音。后期听诊双肺可有中小水泡音、管状呼吸音。

### 2. 治疗要点

（1）治疗原发病：积极寻找原发病灶并彻底治疗。

（2）氧疗：迅速纠正缺氧是抢救 ARDS 最重要的措施。一般需高浓度（> 50%）、高流量面罩给氧，使 $PaO_2 \geq 60mmHg$ 或 $SaO_2 \geq 90\%$。

（3）机械通气：改善肺泡通气功能，纠正低氧血症，尽早进行机械通气，维持适当的气体交换，选用呼气末正压（PEEP）模式。

（4）液体管理：控制输液速度，合理限制液体入量，以输入晶体液为主，适当给予白蛋白。失血较多者应给予新鲜血。酌情使用利尿药，液体出入量可轻度负平衡。

（5）营养支持治疗：提倡全胃肠营养。根据呼吸、循环及水、电解质、酸碱平衡等及时调整营养治疗方案。

### 3. 护理措施

（1）病情观察：ARDS 患者需收入 ICU 治疗。持续监测患者的心率、血压变化。观察呼吸的频率、幅度、类型等，注意有无皮肤颜色、温度改变。

（2）保持呼吸道通畅：协助患者翻身叩背，遵医嘱给予相应药物化痰，指导患者做深呼吸和有效咳嗽，保持人工通气管的湿化。持续监测气囊压，维持在 $20 \sim 30cmH_2O$。

（3）预防感染：严格无菌操作，气管插管每天更换位置，气管切开处每天换药 1 次。

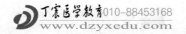
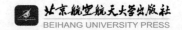

# 二、急性肾衰竭

急性肾衰竭又称急性肾损伤，是指由各种原因引起的短时间内肾功能急剧下降而出现的临床综合征。

**1. 临床表现**

（1）起始期：未发生明显的肾实质损伤，急性肾衰竭尚可预防，持续数小时至几天。

（2）维持期（少尿期）：一般持续 7～14 天，可见血尿素氮和肌酐进行性上升，出现一系列尿毒症表现。

①全身表现：消化系统症状常为首发症状，还可出现咳嗽、呼吸困难、高血压、心力衰竭、意识模糊、抽搐、出血倾向、感染（主要的死亡原因之一）、多脏器功能衰竭等症状。

②水、电解质和酸碱平衡失调：可表现为代谢性酸中毒、高钾血症、低钠低氯血症、水过多等，以代谢性酸中毒和高钾血症最常见。高钾血症可致各种心律失常，严重者发生心室颤动或心脏骤停，是最主要的电解质紊乱和最危险的并发症，是少尿期的首位死因。

（3）恢复期：持续 1～3 周，可有多尿表现，每天尿量可达 3000～5000ml，随后逐渐恢复正常。多尿期早期仍可有高钾血症，后期可出现低钾血症。

**2. 治疗要点** 尽早明确诊断，及时纠正可逆的病因是恢复肾功能的关键。主要包括尽早识别并纠正可逆病因，维持体液稳定，营养支持，防治并发症及肾脏替代治疗等。透析治疗是治疗高钾血症最有效的方法。

**3. 护理措施**

（1）休息活动护理：少尿期应绝对卧床休息，以减轻肾脏负担。下肢水肿者抬高下肢，促进血液回流。当尿量增加、病情好转时，可逐渐增加活动量。

（2）饮食护理：在少尿期 3 天以内，不宜摄入蛋白质，严禁含钾食物，如橘子、榨菜、紫菜、菠菜、香蕉、香菇、薯类、山药、坚果等。少尿期 3～4 天之后，给予低蛋白、高热量、高维生素的清淡流质或半流质饮食，严格禁止摄入含钾食物或药物等。限制蛋白质 0.8g/（kg·d），以优质蛋白（肉类、蛋类、奶类）为宜。不能进食者可鼻饲或静脉营养，尽量减少钠、钾、氯的摄入量。

（3）维持水平衡：少尿期患者严格限制液体入量，坚持"量出为入、宁少勿多"的补液原则。严格记录 24 小时液体出入量，每天补充液量＝前 1 天总排出量＋500ml。恢复期患者，初期补充排出水分的 1/3～1/2，注意多饮水和及时补充钾、钠。

（4）病情观察：密切监测患者的生命体征、尿量、肾功能及电解质的变化，血清尿素氮和血清肌酐逐渐下降，提示患者肾功能好转。注意观察有无体液过多的表现，包括：皮下水肿，体重增加＞0.5kg/d，血钠偏低且无失盐，中心静脉压＞12cmH$_2$O，胸部 X 线显示肺充血征象，心率增快、呼吸急促、血压增高但无感染等。

（5）高钾血症的护理：密切监测血钾浓度，注意有无心律失常表现；应严格限制钾的摄入，忌用紫菜、香蕉等富含钾的食物，积极预防和控制感染、及时纠正酸中毒、禁止输入库存血。当血钾＞6.5mmol/L，应配合医生给予紧急处理。

（6）预防感染：遵医嘱适当应用抗生素，做好呼吸道及尿管护理。透析治疗时注意无菌操作。

（7）病情监测：指导患者避免诱因，自我监测，定期复查肾功能。

# 三、弥散性血管内凝血

弥散性血管内凝血（DIC）是以微血管体系损伤为病理基础，凝血及纤溶系统被激活，导致机体弥

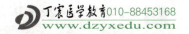
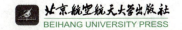

散性微血栓形成、凝血因子大量消耗并继发纤溶亢进，从而引起全身性出血和微循环障碍的临床综合征。

### 1. 临床表现

（1）出血：是 DIC 最常见和最早被发现的症状。表现为突然发生的自发性、多发性的出血，部位可遍及全身，多见于皮肤黏膜、伤口及穿刺部位。

（2）低血压、休克或微循环障碍：轻症多为血压降低，重症则出现休克或微循环障碍，早期即可出现多个重要器官功能不全，但休克程度与出血量常不成比例。顽固性休克是 DIC 病情严重及预后不良的先兆。

（3）栓塞和溶血：内脏栓塞常见于肾、肺、脑等。

### 2. 治疗要点

（1）消除诱因，治疗原发病：是终止 DIC 最关键和根本的治疗措施。

（2）抗凝疗法：应在有效治疗原发病的前提下，与补充凝血因子同步进行。肝素是 DIC 首选的抗凝治疗药物。其他抗凝及抗血小板聚集药物，如阿司匹林、低分子右旋糖酐等。

（3）补充凝血因子和血小板。

（4）抗纤溶治疗。

### 3. 护理措施

（1）一般护理：卧床休息，吸氧。休克患者取中凹位，呼吸困难严重者取半坐卧位。加强皮肤护理和排泄护理。给予流质或半流质饮食，必要时禁食。

（2）病情观察：密切观察生命体征、神志和尿量的变化，及时识别休克。观察有无持续、多部位的出血或渗血，注意出血部位、范围和出血量。

（3）应用肝素的护理：肝素主要的不良反应是出血，应用时最常见的临床监测指标是部分凝血活酶时间（APTT），较正常参考值延长 1.5 ～ 2.0 倍为宜。也可检测凝血时间（CT），在 20 分钟左右为宜。超过 30 分钟提示过量。肝素过量可缓慢静注鱼精蛋白解救。DIC 患者若使用血液制品，应使用纤维蛋白原。

---

**（1-3题共用题干）**

患者，男，23 岁。肺炎高热 4 天，血压 100/80mmHg，呼吸 20 次 / 分，脉搏 110 次 / 分。今晨护士注射时发现针眼出血不止，同时见到躯干和上肢有散在的瘀斑。

1. 问题 1：目前最应怀疑的是

A. 脓毒症　　　　　　　　　B. 菌血症　　　　　　　　C. 急性肝衰竭

D. 急性肾功能衰竭　　　　　E. 弥散性血管内凝血

2. 问题 2：此患者进一步检查的主要项目是

A. 血小板计数　　　　　　　B. 红细胞计数　　　　　　C. 白细胞计数

D. 凝血酶原时间测定　　　　E. 二氧化碳结合力测定

3. 问题 3：该患者实验室检查不可能发现的是

A. 血小板增加　　　　　　　B. 3P 试验阳性　　　　　　C. 凝血时间延长

D. 纤维蛋白原减少　　　　　E. 凝血酶原时间延长

**答案：** 1．E。2．D。3．A。

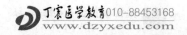
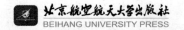

# 第四章　麻醉护理

## 一、概　述

麻醉是指用药物或其他方法使患者全身或局部暂时失去感觉，达到有效消除疼痛和不适感，并使局部肌肉松弛，为手术治疗或其他医疗检查提供条件。可分为局部麻醉、椎管内麻醉和全身麻醉。

### 1. 麻醉前准备

（1）择期手术患者术前 8～12 小时禁食，4 小时开始禁水，以使胃排空，预防反流和误吸。

（2）改善患者体质，使患者各器官功能处于良好的状态，提高身体的耐受力。

（3）做好心理护理，缓解患者恐惧焦虑的情绪。

### 2. 术前用药

（1）镇痛药：提高痛阈，镇静，镇痛。与全身麻醉药起协同作用，减少全身麻醉药的用量。常用药物有吗啡、哌替啶等。

（2）苯二氮䓬类药物：镇静，催眠，抗惊厥，抗焦虑，预防局麻药毒性。常用药物有地西泮、咪达唑仑等。

（3）巴比妥类药物：主要抑制大脑皮质，有镇静、催眠、抗惊厥作用，并可减少局麻药的毒性反应。常用苯巴比妥（鲁米那）。

（4）抗胆碱药：可抑制呼吸道腺体和唾液腺分泌，以保持呼吸道通畅。还可抑制迷走神经反射，提升心率。常用药物有阿托品、东莨菪碱等，但目前不主张常规使用。

（5）$H_2$ 受体阻断剂：有抗组胺作用，可减少胃液量，提高胃内 pH 值。常用于急腹症及临产妇未能做空腹准备者，可减少术中胃液反流和误吸的风险。

## 二、麻醉护理

### （一）局部麻醉

局麻简便易行，安全有效，患者的神志清楚，并发症较少，适用于浅表部位的手术。局部麻醉方法包括表面麻醉、局部浸润麻醉、区域阻滞、神经及神经丛阻滞。

### 1. 局部麻醉药物中毒

（1）原因：局麻药过量，单位时间内药物吸收过快，药物误注入血管内，患者全身情况差。

（2）临床表现

①中枢神经系统毒性反应：舌或口唇麻木、头晕、耳鸣、视物模糊、抽搐、惊厥、昏迷，甚至呼吸停止。

②心血管系统毒性反应：心律失常、心肌收缩力减弱、血压下降，甚至心脏骤停。

（3）预防

①根据需要选择不同浓度、不同剂量的局麻药，防止过量。

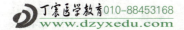

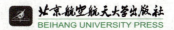

②注射局麻药前须行回抽试验，证实无气、无血、无脑脊液后方可注射。

③局麻药液中加肾上腺素，可使局部血管收缩，延长局麻药吸收，减少局麻药用量。局麻药中加入肾上腺素的浓度一般为1：200 000。但手指、足趾和阴茎等处的局麻手术或甲亢、心律失常、高血压及周围血管疾病等患者，不应加肾上腺素。

（4）治疗：一旦发生应立即停药；支持循环和呼吸功能，给氧；遵医嘱给予地西泮；控制抽搐或惊厥可用2.5%硫喷妥钠。

### 2. 局部麻醉的护理

（1）一般护理：局麻术后休息片刻，无异常反应方可离去。告知患者如有不适随时就诊。

（2）过敏反应及护理

①表现：在使用少量局麻药后，出现荨麻疹、喉头水肿、支气管痉挛、低血压及血管神经性水肿，严重者危及生命。

②处理：一旦发生应立即停药，保持呼吸道通畅，给氧；遵医嘱给予肾上腺素、糖皮质激素及抗组胺药。

## （二）椎管内麻醉

### 1. 麻醉前用药
常用巴比妥类，如苯巴比妥，以镇静和增强对局麻药的耐受性。

### 2. 并发症的观察与护理

（1）蛛网膜下腔阻滞麻醉

①头痛：是最常见的并发症，主要因脑脊液经穿刺孔漏出，引起颅内压下降、颅内血管扩张所致。去枕平卧6～8小时，可防止因脑脊液外漏所致头痛。典型的头痛常位于枕部、顶部或颞部，呈搏动性，抬头或坐起时加重。轻度头痛经卧床2～3天可自行消失；中度头痛治疗可采取平卧或头低位，补液，应用小剂量镇静、镇痛药；严重头痛可采用硬膜外间隙充填疗法。

②尿潴留：主要由支配膀胱的骶2～4神经被阻滞后恢复较迟、手术后切口疼痛、下腹部手术时膀胱直接刺激及患者不习惯在床上排尿的体位等所致。表现为尿液不能排出，下腹部膨胀疼痛等。应首先诱导患者自行排尿，必要时可留置导尿。

③神经并发症：脑神经受累，假性脑脊膜炎，粘连性蛛网膜炎，马尾神经综合征等。

（2）硬脊膜外腔阻滞麻醉

①全脊麻：指全部脊神经受阻滞，是硬膜外阻滞最危险的并发症。原因为穿刺针或导管误入蛛网膜下腔而未被及时发现，将超量局麻药注入而产生异常广泛的神经根阻滞。主要表现为注药后迅速出现低血压，意识丧失，呼吸、循环停止，全部脊神经支配区域无痛觉，处理不及时可发生心脏骤停。预防应严格操作规程，不能省略"试验剂量"。发生全脊麻后，应维持呼吸和循环功能，输液，机械通气，应用升压药；心脏骤停应立即行心肺复苏。

②穿刺针或导管误入血管：注药前务必回抽。一旦误入血管将发生毒性反应，出现抽搐或心血管症状。处理应给予吸氧，静脉注射地西泮或硫喷妥钠抗惊厥，同时维持有效的循环和呼吸。

③血压下降：常因交感神经被阻滞所致。应去枕平卧4～6小时，防止血压波动，加快输液速度，给予升压药物等。

④呼吸抑制：因肋间肌及膈肌运动被抑制所致。预防应减少局麻药用量，严密观察病情变化，给氧，做好急救准备。

⑤硬膜外血肿：硬膜外血肿少见，却是并发截瘫的首要原因。一经确诊，尽早（8小时内）手术清除血肿。超过12小时再手术恢复的可能性极小。

⑥其他并发症：脊神经根损伤，脊髓损伤，导管折断，硬膜外脓肿等。

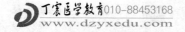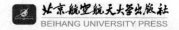

## （三）全身麻醉

**1. 吸入麻醉**　麻醉药经呼吸道吸入到体内，产生全身麻醉作用，称为吸入麻醉。常用的吸入麻醉药有氟烷、恩氟烷、异氟烷、氧化亚氮、七氟烷、地氟烷等。

**2. 静脉麻醉**　将麻醉药直接经静脉注入血液循环，作用于中枢神经系统，产生全身麻醉的方法称为静脉麻醉。硫喷妥钠为超短效巴比妥类药，15～30秒即可使患者入睡，常用于麻醉诱导。其他药物还有氯胺酮、咪达唑仑、丙泊酚、芬太尼，肌松药琥珀胆碱、筒箭毒碱等。

**3. 复合全身麻醉**　临床麻醉中应用最多的全身麻醉方法。

**4. 并发症的观察与护理**

（1）反流与误吸：误吸大量胃内容物后的死亡率极高，完全呼吸道梗阻可立即导致窒息，危及生命；误吸胃液可引起肺水肿和肺不张。预防的主要措施有：术前应禁食、禁水，促进胃排空，提高胃液的pH值，加强呼吸道防护；术后去枕平卧，头偏向一侧。全麻清醒的可靠指征是能准确地回答问题。

（2）呼吸道梗阻

①上呼吸道梗阻：是指声门以上的呼吸道梗阻。主要原因为舌后坠、异物及口腔分泌物阻塞，喉头水肿或喉痉挛等。典型表现有三凹征、鼾声等。一旦发生，应迅速将下颌托起，放入口咽或鼻咽通气管，清除异物和分泌物。喉头水肿者给予糖皮质激素；硫喷妥钠易引起喉痉挛，喉痉挛者首先去除诱因，加压给氧，无效者给予肌松药，必要时行气管内插管。

②下呼吸道梗阻：是指声门以下的呼吸道梗阻。主要原因为气管导管扭折、导管斜面紧贴在气管壁上、误吸等。轻者出现肺部啰音，重者出现呼吸困难、发绀、心率加快、血压下降。一旦发现，立即报告医生处理。

（3）高血压和低血压：麻醉过深、失血过多等会导致低血压；高血压发生与原发疾病、麻醉浅、镇痛药不足等引起的应激有关。

（4）低氧血症：主要原因为吸入氧浓度过低、气道阻塞、肺不张、肺水肿及误吸等。表现为呼吸急促、发绀、躁动不安等。应及时给氧，必要时给予机械通气。

（5）肺不张：痰液等分泌物导致呼吸道梗阻为最常见的原因。肺不张时患者出现持续性低氧血症。术前应充分准备，戒烟、指导呼吸功能锻炼；术中及时吸痰；术后给予有效镇痛，病情允许情况下鼓励患者深呼吸有效咳嗽，术后早下地、多活动，必要时给予雾化吸入、吸痰和抗生素治疗。

---

1. 预防全身麻醉后误吸的重要措施是

A. 手术日清晨进流食　　　　　　　B. 手术前用药选择氯丙嗪

C. 选择静脉麻醉　　　　　　　　　D. 术前12小时禁食，4小时禁水

E. 术前放置胃管

2. 全麻术后肺不张的临床表现是

A. 呼吸时出现三凹征　　　　　　　B. 两肺下叶或全肺布满哮鸣音

C. 持续性低氧血症　　　　　　　　D. 肺动脉压急剧升高

E. 血压急剧下降

3. 全麻术后因喉痉挛发生上呼吸道梗阻，正确的处理是

A. 置入口咽或鼻咽通气道　　　B. 立即人工呼吸　　　C. 吸痰、气管插管

D. 注射肌松剂，气管插管　　　E. 舌后坠者托起下颌

答案：1. D。2. C。3. D。

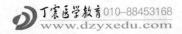
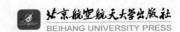

# 第五章 复 苏

## 一、概 述

**1. 心跳、呼吸骤停的类型**

（1）心搏停止：心脏处于舒张状态，心肌张力低，心电图呈一直线。

（2）心室纤颤：心室不协调连续颤动，心电图呈不规则的室颤波。

（3）快速型心律失常：包括室性心动过速与室上性心动过速，需紧急处理。

（4）无脉电活动：包括心电机械分离、室性自主节律等。

**2. 心跳、呼吸骤停的诊断** 典型三联症包括：突发意识丧失、呼吸停止和大动脉搏动消失。

（1）突然倒地，意识丧失。

（2）大动脉搏动消失，触摸不到颈动脉或股动脉。

（3）呼吸停止或呈叹息样呼吸。

（4）双侧瞳孔散大，对光反射消失。

（5）脑缺氧常引起抽搐和大小便失禁。

（6）皮肤苍白或青紫。

（7）听诊心音消失、血压测不出、脉搏摸不到。

## 二、心肺脑复苏

心肺复苏是针对心跳、呼吸骤停所采取的急救措施，包括运用胸外心脏按压、人工呼吸等方法恢复患者的自主心脏搏动和自主呼吸，达到挽救生命的目的。由于复苏中维持脑组织血流是重点，中枢神经系统功能的恢复是目标，心肺复苏扩展为心肺脑复苏。

**1. 心肺脑复苏时间** 因大脑对缺血缺氧耐受力最差，最先受到损害。心脏骤停后10秒意识丧失，突然倒地，大小便失禁；20～30秒断续或无效呼吸；60秒自主呼吸逐渐停止，瞳孔散大；3分钟开始出现脑水肿；超过4～6分钟大脑即可发生不可逆的损害。因此，要求心肺脑复苏应在呼吸、心脏骤停后4～6分钟内实施，避免脑细胞死亡。

**2. 基础生命支持（BLS）** 关键步骤包括：立即识别心脏骤停，启动急救反应系统，早期心肺复苏，快速除颤。

（1）识别心脏骤停

①发现意识丧失突然倒地者，应在评估环境安全、做好自我防护的情况下，快速判断心脏骤停。如环境无不安全因素，尽可能不要搬动患者。

②首先拍打患者双肩并大声呼叫患者，如无反应，接下来同时判断呼吸和检查脉搏，可以在患者没有呼吸或不能正常呼吸（仅有喘息）的情况下开始心肺复苏。

③检查呼吸的最佳方法是暴露胸部皮肤，直接观察胸腹部有无起伏，5～10秒。即将传统"一

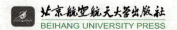

看二听三感觉"简化为"一看",不再推荐将耳朵贴近患者口鼻听呼吸和感觉呼气的方法。

④识别心搏骤停最可靠的临床征象是意识丧失伴大动脉搏动消失。通常成人检查颈动脉，儿童检查股动脉，婴儿检查肱动脉。医务人员如需检查脉搏，时间不应超过 10 秒，如果无法明确触摸到脉搏，就应开始心肺复苏，切不可因反复测脉搏、观察瞳孔变化等而贻误复苏时机。

（2）启动急诊医疗服务：单人施救者，在判断患者心脏骤停后应拨打急救电话求助，并立刻返回患者身边开始心肺复苏。两人以上施救者，一人拨打电话，另一人即开始心肺复苏。

（3）胸外按压（chest compressions，C）：胸外心脏按压是心脏骤停后急救处理的第一个步骤。有效的胸外心脏按压可产生 60 ～ 80mmHg 的动脉压，对成功复苏极为关键。

①复苏体位：将患者放置于仰卧位，平躺在坚实平面上。

②按压部位：胸骨下段，即胸骨下 1/3 处，乳头连线与胸骨交界处。

③按压手法：施救者跪在患者一侧，双手掌根部相叠，十指交叉相扣，身体稍前倾，肩、肘、腕关节呈一条直线，以上身的重力垂直按压。按压应快速、用力。为保证每次按压后胸廓完全回弹，放松时手掌应离开胸壁，施救者不可倚靠患者，也不得采用冲击式按压。

④按压频率和深度：按压频率 100 ～ 120 次 / 分，使胸骨下陷 5 ～ 6cm。

⑤按压通气比例：单人施救时，应首先从进行 30 次按压开始心肺复苏，之后再给予 2 次通气。每个周期 5 组，大约 2 分钟。成人不论两人施救还是单人施救，均为 30 ∶ 2。

⑥按压和放松时间：比例为 1 ∶ 1 时，心排血量最大。

⑦施救轮换：胸外按压时，施救者易疲劳，故两人或两人以上施救时，应每 2 分钟（即 5 个按压呼吸周期）轮换一次，以保持按压的质量。每次轮换应在 5 秒内完成，按压中断的时间应不超过 10 秒。

（4）开放气道（airway，A）：解开患者衣领、皮带，清除口鼻分泌物、呕吐物及义齿。在患者无明显头、颈部外伤时采用仰头提颏法。在怀疑有头、颈部外伤时采用推举下颌法。

（5）人工呼吸（breathing，B）：非窒息性心脏骤停后的最初几分钟，通气并不重要，不能因为给予通气而延误或中断心脏按压。但为了维持一定水平的血氧含量，人工呼吸是必需且有效的。方法有口对口（鼻）人工呼吸、口对屏障装置呼吸、球囊 - 面罩通气、高级气道通气（气管插管）等。

①口对口（鼻）人工呼吸：最简易、有效、及时的人工呼吸法是口对口（鼻）人工呼吸，可使患者的 $PaO_2$ 达到 75 ～ 85mmHg。施救者捏闭患者鼻孔，以口唇包紧患者口部，口对口密闭施行人工呼吸。每次吹气应持续 1 秒以上，看见患者胸廓抬起方为有效。潮气量 500 ～ 600ml。平均每 5 ～ 6 秒给予一次人工通气，即频率为 10 ～ 12 次 / 分；建立高级气道后，可 6 ～ 8 秒给予一次人工通气，即频率为 8 ～ 10 次 / 分。在通气时不可停止胸外按压。口对口吹气时，施救者应正常呼吸，而不是深呼吸。

②口对屏障装置呼吸：通过口对口通气而传播疾病危险的可能性微乎其微，且使用防护装备也并不能有效减少传染病的传播风险，因此，用或不用屏障装置进行人工呼吸都是合理的，施救者不可因此延误胸外按压。

③球囊 - 面罩通气：仅在具备 2 名训练熟练的施救者时才可使用，一名施救者开放气道并将面罩紧贴患者面部，另一名挤压球囊。挤压一次的空气量约 500 ～ 1000ml。

④气管插管：要求具有熟练的操作技能和经验，在心脏骤停的急救中失败率高。

（6）早期除颤：成人心脏骤停时，最初发生较为常见且较容易治疗的心律失常为室颤。单纯心肺复苏一般不可能终止室颤而恢复有效循环灌注，迅速除颤是治疗室颤最好的方法。一旦除颤仪准备就绪，应立即实施除颤，采用直流非同步电复律，但在等待除颤仪的过程中，应进行心肺复苏。

（7）复苏成功的标志

①神志：出现眼球运动、对光反射、手足抽动、发出呻吟等意识恢复表现。

②面色及口唇颜色：由发绀转为红润。

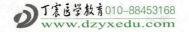 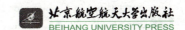

③大动脉搏动：若停止按压，脉搏依然存在，说明患者已恢复自主心跳。

④瞳孔：缩小。

⑤自主呼吸恢复：出现较强的自主呼吸。

### 3. 高级生命支持（ACLS）

（1）建立给药途径：心脏骤停时给药途径以静脉给药为主，有条件者建立中心静脉通路。无法建立静脉通路时，可选择骨髓腔给药，也可用气管内给药。

（2）常用药物

①肾上腺素：是心脏复苏的首选药物，通过兴奋 α 肾上腺素受体，激发心肌自主收缩，增强心肌收缩力，升高血压，加快心率，使心排血量增加；通过收缩外周血管，从而保证心脏及重要脏器的血供；并可使心室纤颤由细颤转为粗颤，使电除颤易于生效。当患者的心律失常不适合电除颤时，应尽早给予肾上腺素，可增加存活率，减少神经系统损伤。常用剂量为 1mg，每 3 ～ 5 分钟重复使用一次。肾上腺素可显著收缩皮肤、黏膜、肾、胃肠道平滑肌的血管，而对脑和肺的血管收缩不明显；可舒张冠状动脉及肝脏和骨骼肌血管。还可兴奋支气管平滑肌的 $\beta_2$ 受体，发挥强大的舒张支气管的作用。

②胺碘酮：是目前临床应用最广泛的抗心律失常药，用于治疗对心肺复苏、除颤和血管加压药物无反应的室颤或无脉性室速。

③利多卡因：在无法获得胺碘酮时考虑使用。

④硫酸镁：是用于治疗或防止尖端扭转型室性心动过速复发的辅助药物，不建议常规使用。

⑤阿托品：可减弱心肌迷走神经反射，提高窦房结的兴奋性，促进房室传导，对心动过缓有较好疗效。

⑥碳酸氢钠：只在心脏骤停前已存在代谢性酸中毒、高钾血症、三环类抗抑郁药物过量等情况下适当补充，不作为常规用药。

（3）控制气道与氧疗。

### 4. 脑复苏及复苏后处理

心搏呼吸骤停引起脑损害的基本病理是脑缺氧和脑水肿。脑复苏是防治脑缺血缺氧、减轻脑水肿、保护脑细胞、恢复脑功能到心搏骤停前水平的综合措施。心脏骤停后 60 秒即出现脑细胞损害，故应尽早实施脑复苏。

### 5. 脑复苏的主要治疗和护理措施

（1）降温治疗：低温可减少脑耗氧量，将体温降至 32 ～ 34℃，维持 12 ～ 24 小时。

（2）维持适当的血压水平：维持正常或稍高于正常水平的血压，保证有足够的脑灌注压维持脑血流。

（3）脱水治疗：20% 甘露醇或 25% 山梨醇，每次 200 ～ 250ml，快速（15 ～ 30 分钟）静脉滴注。可防治脑水肿。

（4）糖皮质激素：可降低颅内压，抑制血管内凝血，降低毛细血管通透性，维持血脑屏障的完整性，防止细胞自溶和死亡。

（5）解除脑血管痉挛：常用钙通道阻滞剂。

（6）高压氧治疗。

### 6. 脑复苏后的主要治疗和护理措施

（1）专人监护心率、心律：理想心率为 80 ～ 120 次 / 分。对心动过缓、过速或心律失常应及时采取防治措施。

（2）维持良好的呼吸功能：保持呼吸道通畅，及时清除呼吸道分泌物。

（3）防治肾衰竭：监测尿量及血生化改变，防治肾衰竭。

（4）确保有效循环稳定：理想血压为 80 ～ 90/50 ～ 60mmHg。

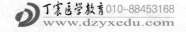 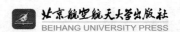

1. 心搏停止后，可发生不可逆性脑损害的时间为
A. 1～2分钟          B. 2～4分钟          C. 4～6分钟
D. 6～8分钟          E. 8～10分钟

（2-3题共用备选答案）
A. 肾上腺素          B. 阿托品          C. 异丙肾上腺素
D. 利多卡因          E. 碳酸氢钠
2. 复苏中首选药物
3. 能消除室颤的药物

答案：1. C。2. A。3. D。

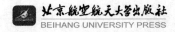

# 第六章　重症监护

## 一、氧治疗

氧气疗法指通过给氧，提高动脉血氧分压（$PaO_2$）和动脉血氧饱和度（$SaO_2$），纠正低氧血症和组织缺氧的方法。

**1. 氧疗指征和缺氧程度的判断**　血气分析检查是氧疗的客观指标。$PaO_2$是反映缺氧的敏感指标，是决定是否给氧的重要依据，是监测氧疗效果最准确的方法。对成年患者，特别是慢性呼吸衰竭者，$PaO_2 < 60mmHg$是比较公认的氧疗指标。

（1）伴 $CO_2$ 潴留：可给予较高浓度吸氧，使 $PaO_2$ 提高到 60mmHg 以上或 $SaO_2$ 达 90% 以上。

（2）伴明显 $CO_2$ 潴留：应予低浓度（<35%）持续吸氧，控制 $PaO_2$ 于 60mmHg 或 $SaO_2$ 于 90% 或略高。

**2. 氧疗方法**

（1）鼻导管与鼻塞：简单方便、氧浓度不恒定。氧气吸入浓度与流量换算：吸氧浓度（%）= 21 + 4× 氧流量（L/min）。

（2）面罩：主要包括简单面罩、带储气囊无重复呼吸面罩和文丘里（Venturi）面罩。吸氧浓度较恒定，可调节，但影响进食、咳痰。

（3）其他：机械通气氧疗、高压氧疗等。

**3. 用氧注意事项**

（1）注意用氧安全：做好"四防"，即防震、防火、防热、防油。

（2）正确使用：使用氧气前先检查导管是否通畅。应先调节流量后再插导管。停用氧气时，应先拔出导管，再关闭氧气开关。中途改变氧气流量，先将氧气和鼻导管分离，调节流量后再接上，以免误操作，使大量气体冲入呼吸道，损伤肺组织。

（3）湿化吸入：湿化瓶具有湿化氧气和观察氧流量两个作用，内装 1/3 ～ 1/2 冷开水或蒸馏水。

## 二、机械通气的临床应用

机械通气是在患者自然通气和（或）氧合功能出现障碍时，运用器械（主要是呼吸机）恢复患者有效通气并改善氧合的方法。根据是否建立人工气道分为有创机械通气和无创机械通气。

**1. 人工气道**　目前常用的人工气道包括气管插管和气管切开。

（1）建立人工气道的目的：解除气道梗阻；及时清除呼吸道内分泌物；防止误吸；严重低氧血症和高碳酸血症时实行正压通气治疗。

（2）人工气道的护理

①气管插管的护理

a. 妥善固定导管，每班测量末端到牙齿的距离，并观察气管插管有无移位；每天拍摄床旁 X 线胸片，确保插管位置正确。

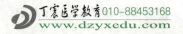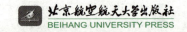

b. 注意保持导管通畅，定时翻身扣背，给予雾化吸入，可在气管内滴入生理盐水或蒸馏水稀释痰液。及时吸出导管、口腔内分泌物。

c. 气管插管留置时间一般不超过 72 小时，推荐使用高容量低张力气囊导管，定时（推荐 4 小时）监测气囊压，维持其在 $20 \sim 30cmH_2O$ 范围内，采用测压法进行气囊注气调节气囊压力，不常规进行放气，防止造成通气不足或黏膜受压坏死等。

d. 拔管后注意观察患者呼吸情况，监测生命体征，注意有无喉头水肿、喉痉挛等并发症。

②气管切开的护理：注意观察切口周围皮肤，每天更换气管切开处敷料和清洁气管内套管 1 ～ 2 次，防止感染。

**2. 机械通气临床应用**

（1）适应证：慢阻肺急性加重、哮喘急性发作等通气障碍为主的疾病；胸廓畸形、间质性肺疾病等限制性通气功能障碍；重症肺炎、ARDS 等换气功能障碍为主的疾病。

①预防性机械通气：长时间休克；严重感染；慢性阻塞性肺疾病患者行胸腹部手术，明显代谢紊乱；酸性物质误吸综合征；恶病质。

②治疗性机械通气：心肺复苏后期治疗；换气功能衰竭；通气功能不全或衰竭；呼吸功能失调或丧失；不能代偿呼吸做功增加的非特异性衰弱患者。

（2）禁忌证：无绝对禁忌证，相对禁忌证为严重气胸及纵隔气肿未行引流。

（3）常用的机械通气模式

①持续强制通气（CMV）：呼吸机完全替代患者自主呼吸，包括容量控制和压力控制。

②间歇强制通气（IMV）：呼吸机按预设频率给予 CMV，但允许患者进行自主呼吸。由于呼吸机以固定频率呼吸，可影响患者自主呼吸，出现人机对抗。

③同步间歇强制通气（SIMV）：在 IMV 基础上增加了人机协调，呼吸机预设的呼吸频率由患者触发，是目前最常用的通气模式。

④压力支持通气（PSV）：由患者自主呼吸触发，并决定呼吸频率和吸 / 呼比例，适用于有一定自主呼吸能力、呼吸中枢驱动稳定或准备撤机的患者。

⑤持续气道正压（CPAP）：气道处于持续正压状态，可防止肺与气道萎缩，改善肺顺应性，减少吸气阻力。

⑥呼气末正压（PEEP）：呼气末气道压及肺泡内压维持在高于大气压水平，可降低肺内分流量，纠正低氧血症。

（4）呼吸机撤离：由机械通气状态恢复到完全自主呼吸的过渡过程。应循序渐进进行。

（5）护理措施

①加强监护

a. 监测血氧饱和度和动脉血气分析。动脉血气分析是监测治疗效果最重要的指标，可判断血液氧和状态，机体酸碱平衡状态等。

b. 监测患者有无自主呼吸，自主呼吸与呼吸机是否同步，呼吸的频率、节律等。出现异常及时查找原因并处理。

c. 监测气道峰值压（PAP），气道压力增高常见于咳嗽、痰液过多或黏稠阻塞气道、输入气体管道扭曲、受压、气管插管斜面贴壁；下降见于气体管道衔接不紧、气囊漏气或充盈不足等。

②吸入气体的加温和湿化：机械通气时需使用加温加湿器，维持吸入气体的温度在 32 ～ 36℃，相对湿度 100%。注意湿化罐内只能加无菌蒸馏水，禁用生理盐水或加入药物，湿化罐内水量要恰当。

③吸痰：吸痰前后应给予高浓度（$FiO_2 > 70\%$）氧气吸入 2 分钟，1 次吸痰时间不超过 15 秒。

④撤机护理：撤机应循序渐进。患者具备撤离能力后，按撤离呼吸机→气囊放气→拔管（气管切开除外）→吸氧步骤进行。撤机时加强监护。

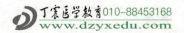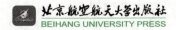

1．机械通气治疗的适应证<u>不包括</u>

A．心肺复苏后期治疗     B．支气管内异物     C．换气功能衰竭

D．通气功能衰竭     E．呼吸功能丧失

2．高浓度吸氧可致呼吸抑制的疾病是

A．COPD     B．肺水肿     C．心功能不全

D．ARDS     E．一氧化碳中毒

3．治疗性机械通气<u>不适用于</u>

A．长时间休克     B．心肺复苏后期的治疗    C．通气功能不全或衰竭

D．换气功能障碍     E．呼吸功能失调或丧失

**答案：**1．B。2．A。3．A。

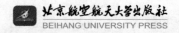

# 第七章　外科围手术期护理

围术期是指从确定手术治疗时起，至与这次手术有关的治疗基本结束为止的一段时间。包括手术前、手术中、手术后3个阶段。手术前期指从患者决定接受手术到将患者送至手术台。手术期指从患者被送上手术台到患者手术后被送入复苏室（观察室）或外科病房。手术后期指从患者被送到复苏室或外科病房至患者出院或继续追踪。

## 一、手术前护理

**1. 护理评估**

（1）一般资料：年龄、性别、职业背景、现病史、健康史、心理状况等。

（2）辅助检查：三大常规（血、尿、便），血液生化，肺功能，心电图，影像学，出、凝血功能检查。

**2. 护理措施**

（1）心理准备：手术前护理最重要的措施是消除患者的恐惧心理。应耐心解释手术的必要性，介绍医院技术水平和手术成功的例子，增强治疗的信心。帮助患者正确认识病情，指导患者提高认知和应对能力，积极配合治疗和护理。帮助患者了解疾病、手术的相关注意事项，掌握术后配合技巧及康复知识，对手术的风险及可能出现的并发症有足够的认识及心理准备。

（2）身体准备：帮助患者完善必要的实验室、影像学等检查。

（3）预防性使用抗生素：如使用抗生素预防手术部位感染，通常于手术前1小时给予第1个剂量，使血中抗生素浓度在手术时已达到最低抑菌浓度。

①Ⅱ类（清洁-污染）切口及部分Ⅲ类（污染）切口手术，主要是进入胃肠道（从口咽部开始）、呼吸道、女性生殖道的手术。

②使用人工材料或人工装置的手术，如心脏人工瓣膜置换术、人工血管移植术、人工关节置换术、腹壁切口疝大块人工材料修补术。

③清洁大手术，手术时间长，创伤较大，或涉及重要器官、一旦感染后果严重者，如开颅手术、心脏和大血管手术、门体静脉分流术或断流术、脾切除术、眼内手术等。

④患者有感染高危因素如高龄（＞70岁）、糖尿病、免疫功能低下（尤其是接受器官移植者）、营养不良等。

（4）手术区皮肤准备：清除皮肤微生物，预防切口感染。手术前1天下午或晚上清洁皮肤。细菌密度较高的部位，如手、足及不能使用强刺激性消毒剂的部位，如面部和会阴部，术前用氯己定反复擦洗。根据手术部位备皮，重点是充分清洁手术野皮肤和剃除毛发，备皮范围包括切口皮肤至少15cm的区域。骨科手术对备皮要求严格。常见手术区备皮范围，见表1-7。

（5）呼吸道准备：术后患者因伤口疼痛，不愿配合有效咳嗽和排痰，容易引起肺不张和肺炎。因此，应做好术前呼吸道准备。术前2周戒烟，肺部已有感染者术前3～5天起应用抗生素，痰液黏稠者给予超声雾化吸入。胸部手术者训练腹式呼吸，腹部手术者训练胸式呼吸。促进有效排痰。

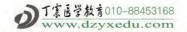
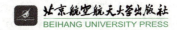

表1-7　常见手术区备皮范围

| 手术部位 | 备皮范围 |
| --- | --- |
| 颅脑手术 | 剃除除眉毛外全部头发及颈部毛发 |
| 颈部手术 | 上自唇下，下至乳头水平、两侧至斜方肌前缘 |
| 胸部手术 | 上自锁骨上及肩上，下至脐水平，包括患侧上臂和腋下，胸背均超过中线5cm以上 |
| 上腹部手术 | 上自乳头水平，下至耻骨联合，两侧至腋后线 |
| 下腹部手术 | 上自剑突，下至大腿上1/3前内侧及会阴部，两侧至腋后线，剃除阴毛 |
| 腹股沟手术 | 上自脐平线，下至大腿上1/3内侧，两侧至腋后线，包括会阴部，剃除阴毛 |
| 肾手术 | 上自乳头平线，下至耻骨联合，前后均过正中线 |
| 会阴部及肛门手术 | 上自髂前上棘，下至大腿上1/3，包括会阴部及臀部，剃除阴毛 |
| 四肢手术 | 以切口为中心包括上、下方各20cm以上，一般超过远、近端关节或为整个肢体 |

（6）胃肠道准备：目的是减少麻醉引起的呕吐及误吸，也可以预防消化道手术中的污染。

①禁食禁饮，必要时胃肠减压。成人择期手术患者术前 8～12 小时禁食，术前 4 小时开始禁水。一般对局麻下的小手术，如脓性指头炎切开引流术，术前可不必禁食。

②胃肠道手术：术前 1～2 天开始进流质饮食，手术当天早晨常规放置胃管。幽门梗阻患者术前 3 天每晚用生理盐水洗胃。结肠或直肠手术术前 3 天口服肠道不吸收抗生素，术前 1 天及手术当天行清洁灌肠或结肠灌洗。腹部急诊手术严禁灌肠。

（7）排便排尿护理：因多数患者不习惯在床上大小便，容易导致尿潴留和便秘，故术前应在床上练习排便；术前排空小便，下腹部、盆腔手术及手术时间超过 4 小时的患者，应在手术当天早晨放置导尿管，避免术中误伤。

（8）其他准备：促进休息和睡眠。拟行大手术前，做好血型鉴定和交叉配血试验。术晨测量生命体征，如有发热、血压升高或女性患者月经来潮，及时通知医师。入手术室前取下义齿、发夹、眼镜、手表、首饰等。备好手术需要的物品，随患者带入手术室。体温 > 38.5℃者应考虑延期手术。

（9）特殊准备

①低蛋白血症：术前应尽可能纠正低氧血症。若血浆白蛋白测定值低于30g/L或转铁蛋白<0.15g/L，则需术前行肠内或肠外营养支持。

②心血管病：血压 > 160/100mmHg 者应给予降压药物，使血压得以有效控制后再手术。急性心肌梗死的患者发病后 6 个月内不作择期手术。6 个月以上无心绞痛发作者，可在良好的监护条件下施行手术。心力衰竭患者，最好在心力衰竭控制 3～4 周后手术。

③糖尿病：仅以饮食控制者，术前无需特殊准备；口服降糖药患者，应继续服用至术前夜；如口服长效降糖药，应在术前 2～3 天停用，改为胰岛素皮下注射；禁食患者静脉输注葡萄糖加胰岛素；维持血糖 5.6～11.2mmol/L 的轻度升高状态。

④肺功能障碍：肺功能不全者，术前应做血气分析、肺功能检查、胸部 X 线和心电图等；急性呼吸道感染者，择期手术应推迟至治愈后 1～2 周，如系急症手术，需用抗生素并避免吸入麻醉。

# 二、手术室护理工作

## 1. 物品准备和无菌处理

（1）布类用品：布单类用品应选用质地细柔且厚实的棉布，颜色以深绿色或深蓝色为宜。布单类均采用高压蒸汽灭菌，保存时间在夏季为 7 天、冬季为 10 ～ 14 天，过期应重新灭菌。手术衣折叠时衣面向里，领子在最外侧，避免取用时污染。

（2）敷料类和器械类：敷料类包括吸水性强的脱脂纱布和脱脂棉花。用于术中止血、拭血及压迫、包扎等。器械类包括基本器械和特殊器械。

（3）缝线和缝针

①缝线：分为不可吸收和可吸收 2 类。不可吸收指不能被组织酶消化的缝线，如丝线、金属线、尼龙线等，最常用的缝线是黑色丝线；可吸收包括天然和合成 2 种，天然缝线有肠线和胶原线，合成缝线比肠线更易吸收，组织反应更轻，但价格较高。

②缝针：常用的有三角针和圆针 2 类。

（4）引流物：包括乳胶片引流条、纱布引流条、烟卷式引流条、引流管等。

## 2. 患者的准备

（1）一般准备：手术患者须提前送至手术室。手术室护士应按手术安排表仔细核实患者，确保手术部位、所带物品和药品准确无误。同时做好患者的心理准备，以配合手术的顺利进行。

（2）手术体位：常用的手术体位包括仰卧位、侧卧位、俯卧位、截石位、半坐卧位等。

（3）手术区皮肤消毒：消毒前先检查手术区域皮肤的清洁程度、有无破损及感染。消毒范围包括手术切口周围 15 ～ 20cm 的区域，若切口延长应扩大消毒范围。

（4）手术区铺单法：除手术切开部位外，手术切口周围必须覆盖四层或四层以上无菌巾。铺巾原则是：先铺相对不洁区（如下腹部、会阴部），最后铺靠近操作者的一侧，并用布巾钳将交角夹住，以防移动。无菌巾铺设完成，不可随便移动，如果位置不准确，只能由手术区向外移，不能由外向内移动。

## 3. 手术室中的无菌原则

（1）明确无菌范围：刷手后手臂不可接触未经消毒的物品，手臂保持在腰水平以上，肘部内收，靠近身体。手术衣的无菌范围为肩以下、腰以上、双手、双臂、腋中线以前的区域。不可接触手术床边缘及无菌桌缘以下的布单。凡下坠超过手术床边缘以下的器械、敷料及缝线等一概不可再取回使用。无菌桌仅桌缘平面以上属无菌，不得扶持无菌桌的边缘。

（2）保持物品呈无菌状态：无菌区内所有物品均应严格灭菌。疑有污染、破损、潮湿，应立即更换。铺好的无菌桌使用时限为 4 小时。一份无菌物品只供一位患者使用，打开后即使未用，也不能给其他患者使用，需重新包装、灭菌。若手套破损污染后应更换无菌手套。无菌区的布单若被水或血湿透，应加盖干的无菌巾或更换新的无菌单。

（3）保护皮肤切口：切开皮肤前可先粘贴无菌塑料薄膜，再经薄膜切开皮肤，以保护切口。切开皮肤及皮下脂肪层后，切口边缘应以无菌大纱布垫或手术巾遮盖，仅显露手术野。

（4）正确传递物品和调换位置：不可在手术人员背后或头顶方向传递器械及手术用品，应由器械护士从器械升降台侧正面方向递给。手术人员应面向无菌区，在规定区域内活动。同侧手术人员如需交换位置，一人应先退后一步，背对背转身到达另一位置，以防接触对方背部非无菌区。对侧手术人员如需交换位置，需经器械台侧交换。

（5）感染手术的隔离技术：进行感染手术时，切开空腔脏器前，先用纱布垫保护周围组织，并随时吸除外流的内容物。被污染的用物应放在污染器械盘内，避免与其他器械接触。完成全部感染步骤后，手术人员应用灭菌用水冲洗或更换无菌手套，减少污染机会。

（6）减少空气污染：手术进行时应关闭门窗，尽量减少人员走动，以免扬起尘埃，污染手术室内空气。手术过程中保持安静，尽量避免咳嗽、打喷嚏，不得已时须将头转离无菌区。手术间参观人数不超过 2 人，参观手术人员不可过于靠近手术人员或站得太高，不可在室内频繁走动。

**4．外科手消毒**

（1）刷洗法：不建议常规使用。范围为自手指开始向上刷至肘关节上 10cm，刷洗完毕后双手呈拱手姿势，自然待干，不得下垂。

（2）冲洗法：取适量的手消毒剂揉搓双手的每个部位、前臂和上臂下 1/3，约 2～6 分钟，用流动水冲净，无菌巾彻底擦干。

（3）免冲洗法：取适量的手消毒剂涂抹双手的每个部位、前臂和上臂下 1/3，直至消毒剂干燥。

# 三、手术后护理

**1．护理评估**　了解术中情况，包括手术术式，麻醉类型，术中出血、输血、输液情况，术中病情变化，放置引流管情况等。

**2．护理措施**

（1）体位护理

①全麻未清醒患者应去枕平卧，使头偏向一侧至清醒，防止口腔分泌物和呕吐物误吸。

②蛛网膜下腔阻滞麻醉者应去枕平卧 6～8 小时，防止因脑脊液外漏致头痛。

③硬脊膜外腔阻滞麻醉者应平卧 4～6 小时，防止血压波动。

④麻醉清醒，前提条件是血压平稳后，方可根据手术部位或病情需要调整体位，见表 1-8。

表1-8　麻醉清醒后体位

| 分　类 | 体　位 | 原　因 |
|---|---|---|
| 颅脑手术 | 15°～30° 头高脚低斜坡卧位 | 利于颅内静脉回流，预防脑水肿 |
| 颈、胸部手术 | 高半坐位卧位 | 利于呼吸和引流 |
| 腹部手术 | 低半坐卧位或斜坡卧位 | 减少腹壁张力，便于引流 |
| 脊柱或臀部手术 | 俯卧或仰卧位 | |
| 腹腔有感染患者 | 半坐卧位或头高脚低位 | 利于引流和感染局限 |
| 肥胖患者 | 侧卧位 | 利于呼吸和静脉回流 |

（2）观察生命体征：全麻或大手术患者术后每 15～30 分钟测量一次脉搏、呼吸、血压及观察瞳孔、神志恢复情况，病情平稳后可改为每小时测量一次或遵医嘱定时测量。术后患者体温会略有升高，为外科手术热，但一般低于 38℃，1～2 天后恢复正常体温。维持呼吸功能，保持呼吸道通畅，及时吸痰。维持有效循环血量和水电解质平衡，给予静脉补液。

（3）饮食护理：胃肠道手术者一般术后禁食 24～48 小时，待肠蠕动恢复、肛门排气后开始进水和少量流食，逐步过渡到半流食、普食。开始进食早期应避免食用牛奶、豆类等易产气的食物。

（4）休息活动护理

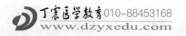
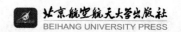

①早期下床活动：病情平稳后应鼓励患者早期床上活动，并尽早离床活动。术后早期活动主要目的是预防肺部并发症，可增加肺活量，促进肺的扩张和分泌物的排出；另外可改善全身血液循环，促进伤口愈合，减少下肢静脉血流缓慢所致深静脉血栓形成；有利于肠道和膀胱功能恢复，减少腹胀和尿潴留的发生。

②特殊情况：术后早期活动可加重伤口疼痛或出血，门脉分流术、肝叶切除术等患者，术后易导致出血，不宜早期下床活动；休克、心力衰竭、严重感染、出血、重度贫血、极度衰弱等患者，也不宜早期下床活动。

（5）术后不适及并发症的护理

①疼痛：麻醉作用消失后，患者开始感觉切口出现疼痛，此外，患者术后咳嗽、深呼吸以及进行功能锻炼等均可引起疼痛。应观察疼痛的时间、部位、性质及规律；安置舒适体位；遵医嘱给予镇静镇痛药，如哌替啶、地西泮等；指导患者分散注意力。

②恶心、呕吐：常见原因是麻醉反应，待麻醉作用消失后，即可停止。其他原因如药物影响、严重腹胀、肠梗阻等。观察呕吐物的性质及量，准确记录；取合适的体位，头偏向一侧，防止呕吐物误吸入气管，引起窒息或肺部并发症。可先给予镇静镇吐药物，查明原因后进行对因治疗。

③腹胀：术后早期腹胀是由于胃肠蠕动受抑制所致，胃肠蠕动恢复即可自行缓解；若多日仍未缓解，可能出现肠麻痹。鼓励患者活动；行胃肠减压、肛管排气等；遵医嘱使用促进胃肠蠕动的药物，如新斯的明；重者应手术治疗。

④呃逆：可能是神经中枢或膈肌直接受刺激所致，多为暂时性。遵医嘱给予镇静、解痉药；压迫眶上缘，抽吸胃内积气、积液；顽固性呃逆者应及时查明原因，对症处理。

⑤尿潴留：较多见。主要由麻醉后排尿反射受抑制、手术后切口疼痛、下腹部手术时膀胱的直接刺激及患者不习惯在床上排尿的体位等所致。稳定患者情绪；让患者听流水声，热敷、按摩腹部；使用刺激膀胱收缩药物促使患者排尿；无效时应行导尿术。

⑥发热：手术后患者的体温可略升高，一般不超过38℃，临床称为外科手术热。术后24小时体温＞39℃，术后3～6天发热，或体温降至正常后复升，应考虑出现感染或其他不良反应。监测体温；行物理降温或遵医嘱使用退热药物；积极寻找病因，对因治疗。

⑦术后出血：少量出血者，经更换敷料、加压包扎和使用止血药物；出血量大时，应手术止血。

⑧切口感染：术后3～4天，切口疼痛加重，出现红、肿、热、痛或波动感等，伴有体温升高、脉率加快和白细胞计数升高，应怀疑为切口感染。合理使用抗生素，勤换敷料；化脓切口需拆除缝线，充分敞开伤口并行脓液引流。为预防肺部感染，不宜使用镇咳药，以免痰液聚集在肺部，加重病情。

⑨切口裂开

a. 多见于腹部及肢体邻近关节部位。常发生于术后1周左右或拆除皮肤缝线后24小时内，常由一次突然用力或有切口的关节伸屈幅度较大导致，如剧烈咳嗽、打喷嚏等。

b. 术前应加强营养；缝合时应在良好麻醉、腹壁松弛条件下缝合切口；术后延缓拆线时间，使用腹带加压包扎；及时处理腹胀、便秘等易引起腹内压增高的因素；切口位于肢体关节部位者，拆线后避免大幅度动作；切口完全裂开时，应使患者保持镇静，用无菌生理盐水覆盖切口，腹带包扎，通知医师重新手术缝合。

⑩深静脉血栓形成：多见于术后腹胀，长时间制动，长期卧床、活动减少的老年人或肥胖者。鼓励患者术后早期下床活动；穿弹力袜，促进下肢静脉回流。发生后患肢禁忌输液、按摩；患肢抬高、制动，局部50%硫酸镁湿敷；遵医嘱使用复方丹参片、阿司匹林等药物，以降低血液黏滞度，改善微循环。

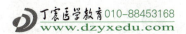 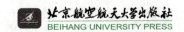

1. 结肠手术前准备与其他手术<u>不同</u>的项目是

A. 禁食 12 小时　　　　　　B. 肥皂水灌肠　　　　　C. 术前 3 天开始洗胃

D. 口服肠道抑菌剂　　　　　E. 胃肠减压

2. 择期手术患者的术前检查结果中，需要纠正的项目是

A. 清晨空腹血糖 5.5mmol/L　　　B. 血钾 4.5mmol/L　　　C. 血清蛋白 26g/L

D. 血压 145/85mmHg　　　　　　E. 血红蛋白 120g/L

3. 围手术期是指

A. 从手术开始到手术结束

B. 从确定手术治疗起到与手术有关的治疗结束

C. 从患者进入外科病房到手术结束

D. 从手术开始到手术后痊愈出院

E. 从手术结束到手术后痊愈出院

4. 手术后解除痰液阻塞气管的方法<u>不包括</u>

A. 翻身拍背，协助咳嗽、咳痰　　　B. 痰液黏稠时，可采用雾化吸入

C. 无力排痰时，可用导管吸痰　　　D. 先协助患者排痰，然后使用镇痛药

E. 持续痰量多时，可考虑气管切开

5. 手术后早期恶心、呕吐的常见原因是

A. 颅内压增高　　　　　　　B. 麻醉反应　　　　　　C. 术后腹胀

D. 肠梗阻　　　　　　　　　E. 低血钾

6. 术后尿潴留的处理首先是

A. 继续观察　　　　　　　　B. 诱导患者自行排尿　　　C. 针刺穴位

D. 肌注氨甲酰胆碱　　　　　E. 严格无菌操作下导尿

**答案**：1. D。2. C。3. B。4. D。5. B。6. B。

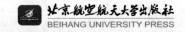

# 第八章　疼痛护理

## 一、概　述

疼痛是个体主观的知觉体验，是不舒适的最高表现形式，表现出一系列生理和心理变化，疼痛是机体对有害刺激的一种防御性保护。疼痛是临床常见的症状之一，是第5生命体征。

**1. 临床常用药物**

（1）麻醉性镇痛药：为术后镇痛最常用的药物，多用于癌性镇痛。通过对阿片受体的激动而发挥作用，如芬太尼、吗啡等，多有成瘾性。

（2）非麻醉性镇痛药：是治疗慢性疼痛的首选药。通过抑制前列腺素的合成而发挥作用。包括对氨基酚衍生物和非甾体抗炎药。对头痛、牙痛、神经痛、肌肉痛或关节痛效果好。易产生依赖性和耐药性。

（3）催眠镇静药：苯二氮䓬类药物最常用，如地西泮、艾司唑仑等；还包括巴比妥类药物。

（4）其他：还包括抗癫痫药、抗抑郁药等。

**2. 术后镇痛**　常用阿片类镇痛药。

（1）肌内注射：肌内注射比口服给药起效快，易于迅速产生峰值作用。不能及时止痛、血药浓度波动大，但简单方便。

（2）静脉注射：静注阿片类药物可采取单次或分次间断给药。

（3）患者自控镇痛（PCA）：术后镇痛比较优良的方法。常用麻醉性镇痛药，镇痛效果好；用药效果个体化；用药总量少，不易过量，中毒反应少，很少产生呼吸抑制；主动参与感强，患者满意度高。

（4）椎管内镇痛：包括硬膜外或蛛网膜下注药。硬膜外留置注药镇痛，吗啡的用量范围为0.5～10mg，常用剂量为2～3mg。

**3. 慢性疼痛**

（1）口服：是治疗慢性疼痛最基本、最常用的治疗方法。起效慢、作用时间长。

（2）神经阻滞：是治疗慢性疼痛的主要手段。

（3）其他：包括硬膜外注药、痛点治疗、介入治疗、针灸疗法、按摩和物理疗法等。

## 二、疼痛护理

**1. 护理评估**

（1）疼痛相关资料：了解疼痛的部位、时间、性质、强度及影响因素等。躯体痛定位准确，感觉敏锐；内脏痛定位不准确，发生缓慢，持续时间长。

（2）疼痛对患者的影响：评估患者的生命体征及非语言行为，及疼痛对患者休息、活动、饮食等的生活形态的影响。

（3）疼痛的测量工具：包括数字评分法、文字描述评分法、视觉模拟评分法、面部表情测量法、

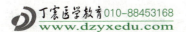
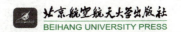

口述分级评分法等。

### 2．护理措施

（1）在未明确疼痛的情况下，不宜随便给镇痛药，以免延误病情。

（2）观察疼痛的规律，尽量做到疼痛前给药。

（3）应用镇痛药物的过程中应注意观察其疗效及患者的不良反应，麻醉性药物镇痛时要注意药物的成瘾性，给药后 20～30 分钟记录患者应用镇痛药的效果，以判断镇痛的护理措施是否有效。

（4）允许并鼓励患者表达疼痛的感受。向患者介绍疼痛的评估方法及应对方法。

（5）癌性疼痛止痛采用三阶梯疗法

①第一阶段：适用于轻度疼痛患者。常选用非阿片类、解热镇痛类、抗炎类药物，如布洛芬、阿司匹林、对乙酰氨基酚等。

②第二阶段：适用于中度疼痛患者。在使用非阿片类药物镇痛无效时，可选用弱阿片类药物，如可待因、氨酚待因、曲马多等。

③第三阶段：适用于重度疼痛和剧烈性癌痛患者。选用强阿片类药物，如吗啡、哌替啶、美沙酮等。

---

1．疼痛对机体的影响不包括

A．使心率增快，血压升高   B．引起缺氧和二氧化碳蓄积

C．使血糖降低      D．导致血栓形成

E．引起腹胀、恶心

2．关于疼痛药物治疗，正确的是

A．癌痛患者开始选用弱麻醉性镇痛药

B．癌痛患者开始选用强麻醉性镇痛药

C．术后患者的中度疼痛宜选用口服给药

D．肌内注射比口服给药起效快，易于迅速产生峰值作用

E．PCEA 以阿片类药物为主

3．目前术后镇痛最好的方法是

A．舌下含服    B．肌内注射    C．皮下注射

D．神经阻滞    E．患者自控止痛法

4．使用止痛药不正确的是

A．使用前了解药物作用、用药途径、剂量、不良反应、适应证和禁忌证等

B．未明确诊断前不能随意使用

C．疼痛发作后给药

D．评估和记录止痛效果

E．非麻醉性药物能达止痛效果，就不用麻醉性药物

**答案**：1．C。2．D。3．E。4．C。

---

# 第九章　营养支持患者的护理

## 一、肠内营养

肠内营养是指经消化道提供全面营养素的营养支持方式。

1. **适应证**　患者因原发疾病或治疗需要不能或不愿经口摄食，或摄食量不足以满足机体需要时，宜采用肠内营养。

2. **禁忌证**　胃肠道梗阻、有活动性出血、腹泻及休克患者等。

3. **肠内营养的优点**　营养物质经肠道和门静脉吸收，能很好地被机体利用，符合生理过程，相对安全；维持肠黏膜细胞的正常结构，保护肠道屏障功能；严重代谢并发症少，安全、经济；对技术和设备的要求少，提供途径方便。在肠道功能允许条件下首选肠内营养。

4. **供给途径**

（1）口服：能经口摄食且耐受者可采用口服。

（2）鼻胃管或鼻肠管：简单易行，临床使用最多的方法。适用于短期（＜2～3周）营养支持的患者。

（3）胃及空肠造瘘管：适用于长期营养支持的患者。可采用手术或经皮内镜辅助放置胃/空肠造瘘管。

5. **护理措施**

（1）预防误吸

①管道护理：选择管径适宜的喂养管，妥善固定；输注前确定喂养管位置，不可上移。

②体位护理：宜取半卧位，防止反流和误吸。

③评估胃内残留量：经胃进行肠内营养时每隔4小时评估1次胃内残留量，超过150ml时，应减慢或暂停输注。

（2）提高胃肠道耐受性：输液速度应循序渐进；防止营养液污染，营养液现用现配，暂不用时置于4℃冰箱保存，24小时内用完。输注时保持营养液温度接近体温，口服温度一般为37℃左右，鼻饲及经造瘘口注入时的温度宜为41～42℃。

（3）保护皮肤黏膜：使用材质细软的喂养管；用油膏涂抹鼻腔黏膜，保持鼻腔润滑；造瘘口周围皮肤保持清洁、干燥。

（4）防止并发症

①胃肠道并发症：表现为恶心呕吐、腹胀腹泻等，腹泻是肠内营养最常见的并发症。应控制营养液的浓度、渗透压、输液速度、温度等。

②感染性并发症：吸入性肺炎、急性腹膜炎等。严格无菌操作，防止反流与误吸；出现不适应立即停止输注，遵医嘱合理使用抗生素。

③代谢性并发症：水、电解质、酸碱代谢紊乱，各脏器功能异常等。

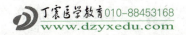
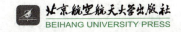

# 二、肠外营养

肠外营养是经静脉途径提供营养素的营养支持方式。所有营养素完全经肠外获得的营养支持方式称为全肠外营养（TPN）。

**1．适应证** 1周以上不能进食、因胃肠道功能障碍、不能耐受肠内喂养者；通过肠内营养无法达到机体需要的目标量时采用肠外营养。

**2．制剂分类**

（1）葡萄糖：是肠外营养的主要能源物质。供给量一般为 3～3.5g/（kg·d）。

（2）脂肪乳剂：是肠外营养中较理想的能源物质，可提供能量、生物合成碳原子及必需脂肪酸。成人每天用量 1～2g/kg。

（3）氨基酸：是肠外营养的唯一氮源，摄入量一般为 1.0～1.5g/（kg·d）。对肝功能不全者，应增加支链氨基酸的比例。

（4）电解质：补充钾、钠、钙、镁及磷等，以维持水电解质及酸碱平衡。

（5）其他：维生素、矿物质及微量元素。

**3．输注方法**

（1）输注途径

①经周围静脉肠外营养支持：操作较简单、安全性高、并发症较少，适用于肠外营养时间＜2周、部分补充营养素的患者。

②经中心静脉肠外营养支持：适用于长期肠外营养、营养素需要量较多及营养液的渗透压较高的患者。

（2）输注方式

①全营养液混合液输注：又称全合一（AIO）营养液，其优点是减少了代谢性并发症的发生，可经周围静脉输注，简化过程和减少感染机会。

②单瓶输注：不具备全营养混合液输注条件时，可采用单瓶输注。由于各营养素非同时输注，易造成浪费。

**4．并发症** 气胸、空气栓塞、感染、糖代谢紊乱、高渗性非酮症昏迷、肝功能异常、血栓性静脉炎、过敏反应等。

**5．护理措施**

（1）控制输液速度，葡萄糖输注速度应控制在 5mg/（kg·min）以下；输液浓度也应由较低浓度开始，逐渐增加。

（2）营养液应在 24 小时内输完，暂不用者保存于 4℃冰箱保存。

（3）静脉营养导管严禁输入其他液体、药物及血液，也不可在此处采集血标本或测中心静脉压。

（4）出现感染者，取营养液做细菌培养，每天 1 次。

（5）密切观察患者的临床表现，注意有无并发症的发生；严格无菌操作。高渗营养液经外周静脉输注易发生血栓性静脉炎。

---

1．肠外营养时葡萄糖的输注速度是

A．5mg/（kg·min）　　　B．6mg/（kg·min）　　　C．7mg/（kg·min）

D．8mg/（kg·min）　　　E．9mg/（kg·min）

2．全营养混合液的优点不包括

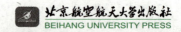

A. 热氮比合理

B. 代谢并发症少

C. 多种营养素同时进入体内，增加节氮效果

D. 价格低廉

E. 输注方便，减少感染机会

3. 急性胰腺炎患者手术后 2 周内适宜的营养支持方法是

A. 完全胃肠外营养　　　　　　　　B. 经空肠造瘘灌注要素饮食

C. 经空肠造瘘灌注混合奶　　　　　D. 经口进流食

E. 经口普食

4. 不属于肠内营养禁忌证的是

A. 肠道梗阻　　　　　　　　B. 食管癌术后 3 天　　　　C. 胃肠道有活动性出血

D. 休克　　　　　　　　　　E. 严重肠道炎症

5. 中度营养不良患者的白蛋白含量是

A. ＜ 21g/L　　　　　　　　B. 20 ～ 25g/L　　　　　　C. 21 ～ 30g/L

D. 30 ～ 35g/L　　　　　　　E. ＞ 35g/L

答案：1. A。2. D。3. A。4. B。5. C。

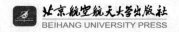

# 第十章　外科感染

## 一、概　述

外科感染是指需要外科干预治疗的感染，包括与创伤、烧伤以及与手术相关的感染。

### 1. 临床表现

（1）局部表现：红、肿、热、痛、功能障碍。浅部脓肿形成后，触之有波动感。深部脓肿穿刺可抽出脓液。

（2）全身症状：轻者无全身症状；较重者可出现头痛头晕、精神不振、心悸出汗等全身不适的表现；重者可出现营养不良，代谢紊乱，肺、肝、肾、脑、心等重要器官的功能障碍，甚至并发感染性休克、脓毒症等。

（3）特异性表现：特异性感染的患者可因致病菌不同而出现不同的症状和体征。如破伤风可出现肌紧张性收缩及阵发性强烈痉挛。

### 2. 治疗要点　局部治疗与全身治疗并重。消除感染病因，祛除毒性物质，增强抗感染能力和促进组织修复。

（1）局部治疗：保护感染部位，抬高患处，避免感染扩散；局部物理疗法与用药；形成脓肿后应手术切开引流，积极处理感染病灶。厌氧菌感染伤口换药，应选用3%过氧化氢，过氧化氢具有强氧化作用，可以使伤口环境处于有氧环境，抑制厌氧菌的生长。

（2）全身治疗：合理应用抗生素；对症及支持疗法。

### 3. 浅部组织化脓感染

（1）疖：指单个毛囊及其周围组织的化脓性感染，多由金黄色球菌感染所致，局部表现为早期为红、肿、热、痛的小硬结，直径＜2cm。后期硬结中央出现脓栓，一般无全身症状。面疖，尤其是危险三角区，即上唇、鼻、鼻唇沟的疖，被挤压时，易致颅内化脓性海绵状静脉。

（2）痈：指相邻多个毛囊及其周围组织的急性细菌性化脓性感染，好发于颈部、背部。局部暗红硬肿，其中可有多个脓点。

（3）急性淋巴管炎：可分为网状淋巴管炎（丹毒）和管状淋巴管炎。丹毒好发于下肢和面部，患者皮肤出现鲜红色片状红疹、略隆起，红肿区可有水疱，下肢丹毒反复发作可发展为橡皮肿。浅层急性淋巴管炎会在表皮下形成红色线条，很少发生化脓。自原发病灶向近心端延伸，质硬、有压痛。深层淋巴管炎皮肤无红线，但患肢肿胀，沿淋巴管有压痛。

（4）急性蜂窝织炎：是发生在皮下、筋膜下、肌间隙或深部结缔组织的一种急性弥漫性化脓性感染。多由A组β溶血性链球菌、金黄色葡萄球菌所致。首选青霉素或磺胺类药物，合并厌氧菌感染用甲硝唑。

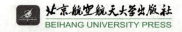

# 二、全身性感染

全身性感染是指致病菌侵入人体血液循环，并在体内生长繁殖或产生毒素而引起的严重的全身性感染中毒症状。全身性外科感染主要包括脓毒症和菌血症。

**1. 临床表现**

（1）共同表现：全身性感染起病急骤、发展迅速，体温可高达 40～41℃。出现头痛头晕、食欲缺乏、恶心呕吐、腹胀腹泻，神志淡漠、谵妄、甚至昏迷。心率加快、脉搏细速，呼吸急促甚至困难。肝、脾可肿大，出现肝、肾功能损害，重者有黄疸或皮下出血、瘀斑等。

（2）差异表现：菌血症热型多呈稽留热，血细菌培养为阳性，偶为阴性，一般不出现转移性脓肿；脓毒症热型多呈弛张热，转移性脓肿多发生在腰背部及四肢的皮下或深部软组织内。

**2. 治疗要点**　应采用控制感染和全身支持疗法，关键是处理原发感染灶。具体包括：及时彻底清除坏死组织和异物，充分引流；及时、有效、合理使用抗生素；补充血容量、纠正低蛋白血症；控制高热。

**3. 护理措施**

（1）控制感染

①正确采集血标本做细菌培养。

②遵医嘱使用抗生素。

③维持正常体温，做好物理降温或药物降温。

④严格无菌操作。

（2）营养支持：鼓励患者多饮水，给予高热量、高蛋白、易消化饮食。重者可输入白蛋白、血浆。

# 三、破伤风

破伤风是由破伤风梭菌经皮肤或黏膜伤口侵入人体，在缺氧环境中生长繁殖所导致的特异性感染，常继发于创伤后，尤其是窄而深的伤口，伤口分泌物无恶臭。

**1. 临床表现**

（1）临床分期

①潜伏期：长短不一，通常 7～8 天。潜伏期越短，预后越差。

②前驱期：症状无特异性，以张口不便为主要特征，出现乏力、头痛、头晕、咀嚼无力、反射亢进等前驱症状。

③发作期：典型症状是肌紧张性收缩及阵发性强烈痉挛，以咀嚼肌最先受累，咀嚼不能、张口困难，随后依次为面部表情肌、颈、背、腹、四肢肌，最后为膈肌。出现相应的表现如苦笑面容，颈项强直，角弓反张，累及膈肌可致呼吸困难，甚至呼吸暂停。轻微的刺激（声、光、疼痛、接触、饮水等）均可诱发强烈的阵发性痉挛。发作时患者神志清楚，表情痛苦，可持续数秒至数分钟。

（2）并发症：常合并肺部感染、骨折、尿潴留、呼吸骤停、水电解质紊乱和酸碱平衡失调等。主要死亡原因为窒息、心力衰竭和肺部感染。病程多为 3～4 周，缓解期平均约 1 周，肌紧张与反射亢进可继续一段时间。恢复期精神症状多可自行恢复。

**2. 治疗要点**

（1）预防：关键在于创伤后早期彻底清创，改善局部循环。也可应用主动免疫和被动免疫进行有效预防。

（2）治疗：控制和解除痉挛是治疗的中心环节。

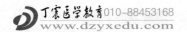
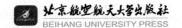

①清除毒素来源：主要措施为彻底清创、敞开伤口、充分引流，用 3% 的过氧化氢溶液冲洗伤口，短期应用青霉素或甲硝唑。

②中和游离毒素：损伤后早期注射破伤风抗毒素（TAT）。儿童与成人剂量相同，出现过敏时，将 1ml 抗毒素分成 0.1ml、0.2ml、0.3ml、0.4ml，以生理盐水分别稀释至 1ml，剂量自小到大按序分次肌内注射，每次间隔半小时，直至全量注完。破伤风人体免疫球蛋白早期应用有效，一般只需一次肌内注射。

③控制并解除肌痉挛：可交替使用镇静药和解痉药。常用药物有 10% 水合氯醛、苯巴比妥钠、地西泮、冬眠 1 号等。痉挛发作频繁不易控制者，可缓慢静注硫喷妥钠，但须警惕喉痉挛和呼吸抑制。新生儿破伤风慎用镇静和解痉药物，可酌情使用呼吸兴奋药。

④防治并发症：保持呼吸道通畅，严重时尽早行气管切开和吸痰，防治肺部并发症。加强营养支持，及时补充水、电解质，定时翻身拍背。已发生肺部感染者，根据菌种选用抗生素，常选用青霉素。

⑤抗生素治疗：青霉素可抑制破伤风梭菌，也可给予甲硝唑。

### 3. 护理措施

（1）病情观察：专人护理，每 4 小时监测并记录患者的生命体征和神志，注意观察抽搐发作的次数、时间和症状。痉挛严重发作时，注意观察有无窒息发生。

（2）保持呼吸道通畅：定时翻身、拍背，痰液黏稠时给予雾化吸入，必要时吸痰。无法咳痰或有窒息危险者，尽早行气管切开。进食时注意避免呛咳、误吸，频繁抽搐者禁止经口进食。

（3）防止受伤：卧床休息，床边加护栏，必要时加用约束带，防止坠床。剧烈抽搐时禁止强行按压肢体，上下牙齿之间放置牙垫，避免舌咬伤。关节部位放置软垫保护，以防肌腱断裂和骨折。

（4）隔离护理：破伤风梭菌具传染性，应严格执行接触隔离制度。所有器械、敷料均需专用，使用后灭菌处理，敷料应焚烧。定期进行病室消毒，尽可能使用一次性物品，重复使用的碗、筷、药杯等应用 0.1% ～ 0.2% 过氧乙酸浸泡后，再煮沸消毒 30 分钟。排泄物经严格消毒后再处理。医护人员进入病室应穿隔离衣、戴帽子、口罩、手套等，体表有伤口者避免接触患者。

（5）用药护理：遵医嘱应用镇静、解痉药。每次抽搐发作后检查静脉通路，及时发现抽搐引起的静脉通路堵塞、脱落。

---

1. 破伤风的临床表现，正确的是
   A. 肌肉痉挛始于面肌      B. 光线刺激不会诱发肌肉痉挛
   C. 患者神志始终清楚      D. 膀胱括约肌痉挛可引起尿失禁
   E. 一般伴有高热

2. 患者，男，20 岁。大腿深部脓肿，切开排脓后引流不畅，病程持续 1 个月，近期突然出现寒战，继以弛张型高热，近日后背部及腹壁出现波动性肿块，轻压痛。最可能的诊断是
   A. 毒血症      B. 败血症      C. 脓毒症
   D. 菌血症      E. 脓血症

3. 属于革兰阴性菌的是
   A. 金黄色葡萄球菌      B. 肠球菌      C. 铜绿假单胞菌
   D. 白色念珠菌      E. 新型隐球菌

4. 判断浅表脓肿的依据是
   A. 红      B. 肿      C. 热

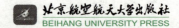

D. 痛　　　　　　　　　　　　　　E. 波动感

5. 脓毒症的热型，除外

A. 稽留热　　　　　　　　　B. 弛张热　　　　　　　　C. 间歇热

D. 不规则热　　　　　　　　E. 波浪热

**（6-8 题共用题干）**

患者，男，42 岁。左小腿刺伤后出现乏力、头疼、打哈欠，继而出现张口困难、蹙眉和苦笑面容等表现，全身肌肉阵发性痉挛，但神志清醒。诊断为破伤风。

6. 问题 1：该病潜伏期一般为

A. 1～5 天　　　　　　　　　B. 7～8 天　　　　　　　　C. 13～19 天

D. 20～29 天　　　　　　　　E. 1 个月以上

7. 问题 2：破伤风感染发作最主要的条件是

A. 伤口深　　　　　　　　　B. 多种细菌感染　　　　　　C. 人体抵抗力低下

D. 创口内无氧环境　　　　　E. 细菌直接侵入伤口

8. 问题 3：痉挛严重发作时，应特别注意观察的是

A. 脱水　　　　　　　　　　B. 窒息　　　　　　　　　　C. 心衰

D. 肌肉损伤　　　　　　　　E. 呼吸性酸中毒

**答案**：1. C。2. C。3. C。4. E。5. E。6. B。7. D。8. B。

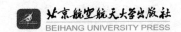

# 第十一章　损　伤

## 一、概　述

损伤是指各类致伤因素对人体所造成的组织结构完整性的破坏或功能障碍。

**1. 临床表现**

（1）局部症状：疼痛、肿胀、功能障碍、伤口和出血（开放性损伤特有的征象）。伤口按清洁度可分为 3 类。

①清洁伤口：无菌手术切口或经清创术处理后的、无明显污染的创伤伤口。

②污染伤口：被异物或细菌污染、但未发生感染的伤口，一般指伤后 8 小时以内的伤口。可分为轻度和重度，重度污染伤口多有合并感染的可能。

③感染伤口：伤口有脓液、渗出液及坏死组织，周围皮肤红、肿、热、痛。

（2）全身症状：轻者无明显全身表现。重者可有发热、脉速、呼吸加快、食欲缺乏等全身炎症反应综合征的表现。

（3）并发症：严重损伤后，易发生感染、休克、脂肪栓塞综合征、应激性溃疡、凝血功能障碍、器官功能障碍等。

**2. 治疗要点**

（1）急救处理：处理原则为抢救生命、重点检查、止血包扎、妥善固定、速转快运。

（2）闭合性损伤：单纯软组织损伤者，应局部制动，抬高患肢。闭合性骨折和脱位者，先复位再固定。合并深部组织损伤者，行手术探查和修复处理。

（3）开放性损伤：最基本的手段是及早清创缝合。清创术将污染伤口变成清洁伤口，减少感染机会，为组织愈合创造良好条件。感染伤口应先引流再换药，是处理感染伤口的基本措施。伤后 12 小时内预防性使用破伤风抗毒素。

**3. 护理措施**

（1）紧急护理

①对创伤患者最先采取的措施是抢救生命。评估伤情，立即就地抢救。必须优先抢救心搏和呼吸骤停、窒息、大出血、开放性或张力性气胸、休克、腹腔内脏脱出等特别危急患者。

②一旦发生心搏和呼吸骤停，应立即实施胸外心脏按压和口对口人工呼吸。

③保持呼吸道通畅：清理口鼻腔，开放气道，给氧。

④迅速有效止血：采用指压法、加压包扎（最常见）、填塞法、止血带法等迅速控制伤口大出血。胸部开放性伤口要立即封闭。使用止血带时，应注意正确的缚扎部位、方法和止血时间，以能止住出血为度，一般每隔 1 小时放松 1～2 分钟，一般不应超过 4 小时，防止肢体缺血坏死。

⑤补充血容量：有效止血后，迅速开放 2～3 条静脉输液通道。

⑥包扎：用无菌或清洁的敷料包扎伤口。腹腔内脏脱出者，先用干净器皿保护后再包扎。

⑦固定：肢体骨折或脱位应妥善固定。

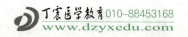
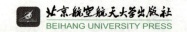

⑧转运：搬动前对四肢骨折者应妥善固定。疑有脊柱损伤者，必须保持伤处稳定，可平卧于硬板床上，避免弯曲或扭动，以防加重损伤。胸部损伤重者，宜取伤侧向下的低斜坡卧位，促进健侧呼吸。运转途中患者头部朝后（与运行方向相反），避免脑缺血突然死亡。

（2）软组织闭合性损伤的护理：抬高患肢 15°～30°，局部制动，以减轻局部肿胀和疼痛。软组织创伤后 12 小时内局部冷敷，禁止热敷，以减少出血和肿胀。12 小时后热敷、红外线治疗和药物外敷，促进吸收和炎症消退。病情稳定后指导患者进行功能锻炼。

（3）软组织开放性创伤的护理：污染伤口清创缝合后护理：严密观察伤口有无出血、感染及引流是否通畅。注意肢端循环情况，定时更换伤口敷料，遵医嘱使用抗生素预防感染。换药时严格执行无菌操作。

（4）病情观察：若伤口出现红、肿、热、痛或出现体温升高、白细胞计数增高等，表明已发生感染；严重挤压伤后应注意观察尿量、尿色，警惕挤压综合征的发生。

# 二、烧 伤

烧伤是指由火焰、热液、高温气体、激光、炽热金属液体或固体等所引起的组织损害。

**1．临床表现**

（1）烧伤面积

①中国新九分法：将体表面积划分为 11 个 9% 的等份，另加会阴的 1%，构成 100% 的总体表面积，见表 1-9。

表1-9　新九分法估计烧伤面积

| 部　位 | | | 占成人体表面积 | | 占儿童体表面积 |
|---|---|---|---|---|---|
| 头颈部 | 发 | 3% | | 9% | 9%＋（12－年龄）% |
| | 面 | 3% | | | |
| | 颈 | 3% | | | |
| 双上肢 | 双手 | 5% | | 9%×2＝18% | 18% |
| | 双前臂 | 6% | | | |
| | 双上臂 | 7% | | | |
| 躯　干 | 腹侧 | 13% | | 9%×3＝27% | 27% |
| | 背侧 | 13% | | | |
| | 会阴 | 1% | | | |
| 双下肢 | 双臀 | 5% | | 9%×5＋1%＝46% | 46%－（12－年龄）% |
| | 双足 | 7% | | | |
| | 双小腿 | 13% | | | |
| | 双大腿 | 21% | | | |

注：（1）女性烧伤面积修正为：双臀和双足各占6%。

（2）记忆口诀：三三三上五六七，腹背十三会阴一，双臀男五女为六，下七十三二十一。

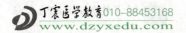
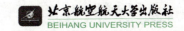

②手掌法：患者本人五指并拢，单掌手掌的面积约为体表总面积的1%，适用于小面积烧伤，也可辅助九分法评估烧伤面积。

（2）烧伤深度：通常采用三度四分法，见表1-10。

（3）烧伤严重程度：按烧伤的总面积和烧伤的深度将烧伤程度分为4度（表1-11）。

（4）吸入性烧伤：又称呼吸道烧伤，常与头面部烧伤同时发生，由吸入浓烟、蒸汽、热气或吸入有毒、有刺激性的气体所致。多表现为口鼻有黑色分泌物、咳炭末样痰、声嘶、呛咳、呼吸困难、发绀等。因吸入性窒息，部分患者无体表烧伤即已死亡，故头面部烧伤的患者应重点观察呼吸情况。

表1-10　烧伤深度的评估

| 深　度 | 烧伤深度 | 临床表现 | 预　后 |
|---|---|---|---|
| Ⅰ度 | 伤及表皮角质层、透明层和颗粒层 | 皮肤红斑（红斑性烧伤），痛觉过敏，无水疱 | 3～7天愈合，不留痕迹 |
| 浅Ⅱ度 | 伤及真皮浅层（乳头层），部分表皮生发层（基底层）健在 | 创面红润潮湿，疼痛剧烈，大小不一的水疱（水疱性烧伤），疱壁较薄，含黄色澄清液体 | 2周左右愈合，有色素沉着，不留瘢痕 |
| 深Ⅱ度 | 伤及真皮乳头层以下，仍残留部分网状层 | 触之较韧，痛觉迟钝，有拔毛痛，创面苍白与潮红相间，有水疱，疱壁较厚 | 3～4周可自行愈合，留有瘢痕 |
| Ⅲ度 | 伤及皮肤全层，皮下、肌肉或骨骼 | 痛觉消失，创面无水疱，干燥如皮革样或呈蜡白、焦黄，痂下可见树枝状栓塞的血管 | 3～4周后焦痂自然脱落，难愈合，须植皮 |

表1-11　烧伤严重程度的判断

| 严重程度 | 判断标准 |
|---|---|
| 轻度烧伤 | Ⅱ度面积＜10% |
| 中度烧伤 | Ⅱ度面积11%～30%，或有Ⅲ度烧伤但面积＜10% |
| 重度烧伤 | 总面积31%～50%，或Ⅲ度面积11%～20%，或并发休克、复合伤或吸入性烧伤 |
| 特重烧伤 | 总面积＞50%，或Ⅲ度面积＞20%，或已有严重并发症 |

2. 治疗要点

（1）现场救护主要目标是尽快消除致伤原因、脱离现场和施行生命救治。

（2）烧伤处理：正确处理创面是治愈烧伤和全身性感染的关键环节。

①初期清创：Ⅰ度和浅Ⅱ度小水疱不需要特殊处理，可自行消退。浅Ⅱ度大水疱抽去水疱液，疱皮破裂应剪除。深Ⅱ度创面的疱皮及Ⅲ度创面的坏死表皮须去除。

②包扎疗法：适用于面积小或四肢Ⅰ度和浅Ⅱ度烧伤、无条件暴露者。

③暴露疗法：适用于Ⅲ度烧伤、特殊部位（头面部、颈部、会阴部）烧伤、创面严重感染及大面积烧伤。创面可涂1%磺胺嘧啶银霜、碘伏等。磺胺嘧啶银具有磺胺嘧啶的抗菌作用和银盐的收敛作用，对铜绿假单胞菌感染也有效，用于预防、治疗Ⅱ度、Ⅲ度烧烫伤的创面感染，并可促使创面干燥、结痂和促进愈合。涂药后，遇光渐变成深棕色。

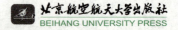

④去痂和植皮：适用于Ⅲ度烧伤。

（3）防治休克：液体疗法是主要措施。烧伤较轻者，可口服淡盐水或每 100ml 含氯化钠 0.3g、碳酸氢钠 0.15g 的烧伤饮料。

（4）防治感染：及早使用抗生素药物和破伤风抗毒素。

**3. 护理措施**

（1）现场救护

①迅速脱离热源。尽快脱离火场，脱去燃烧或沸水浸渍的衣物，就地翻滚、跳入水池或用非易燃物品覆盖，禁止用手扑打火焰、奔跑呼叫。中小面积烧伤，尤其是四肢烧伤立即用冷水连续冲洗或浸泡，既可减轻疼痛，又可防止余热继续损伤组织。

②抢救生命。

③防治休克。

④保护创面。

⑤尽快转送。

（2）休克期护理：大面积烧伤患者遵医嘱及时补液是休克期的首要护理措施。

①补液量：伤后第一个 24 小时补液量＝体重（kg）×Ⅱ、Ⅲ度烧伤面积（%）×1.5ml（小儿 1.8ml，婴儿 2ml）+ 生理日需量 2000ml。补液总量的一半应在伤后 8 小时内输完，另一半在其后的 16 小时输完。伤后第 2 个 24 小时，晶体液和胶体液为第 1 个 24 小时计算量的 1/2，生理日需量不变。

②补液种类与安排：一般晶体液：胶体液为 2：1（如 1.5ml 中电解质液 1ml，胶体液 0.5ml），特重度烧伤与小儿烧伤为 1：1。补液原则一般是先晶后胶、先盐后糖、先快后慢，晶体液和胶体液交替输入。晶体液首选平衡盐溶液，适当补充碳酸氢钠溶液。胶体液首选血浆，也可用全血或血浆代用品。生理日需量常用 5%～10% 葡萄糖液。

③观察指标：监测每小时尿量是判断血容量是否充足的简便而可靠的指标，也是调整输液速度最有效的观察指标。成人每小时尿量 30～50ml，小儿每公斤体重每小时不低于 1ml。此外，还应观察精神状态（无烦躁不安，无明显口渴）、皮肤黏膜颜色、血压（不低于 90mmHg）和心率（不高于 120 次/分）等，有条件者应监测肺动脉压、中心静脉压（5～12cmH$_2$O）和心输出量，随时调整输液的量和成分。

（3）维持有效呼吸

①保持呼吸道通畅：及时清除呼吸道分泌物，鼓励患者深呼吸、有效咳嗽、咳痰；密切观察呼吸情况，患者出现刺激性咳嗽、咳炭末样痰、呼吸困难、血氧分压下降等表现，做好气管插管或气管切开准备。

②吸氧：吸入性损伤常伴缺氧，一般鼻导管或面罩给氧，氧浓度 40%，氧流量 4～5L/min。

（4）创面护理

①包扎疗法的护理：抬高患肢，维持各关节功能位，保持敷料清洁干燥。注意观察创面有无感染及肢体末梢血液循环情况。

②暴露疗法的护理：注意隔离，防止交叉感染。保持病室清洁、室内温度维持在 28～32℃，湿度适宜，接触物品应无菌。保持创面干燥，拭干渗液，表面涂抗菌药物。注意保护创面，定时翻身，避免创面长时间受压。

（5）防治感染：密切观察有无感染征象，若创面出现黄绿色分泌物伴有恶臭味或紫黑色出血性坏死斑，提示铜绿假单胞菌感染。遵医嘱选用有效抗生素，做好消毒隔离工作。

（6）饮食护理：加强营养，给予高蛋白、高热量、高维生素、清淡、易消化饮食，少量多餐。必要时肠内或肠外补充营养。

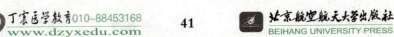

1. 重度烧伤是指总烧伤面积达到
   A. 10%～29%
   B. 20%～39%
   C. 30%～49%
   D. 40%～59%
   E. 50%～69%

2. 伤口愈合时，伤口由肉芽组织填充并有瘢痕增生，此类愈合属
   A. 一期愈合
   B. 二期愈合
   C. 三期愈合
   D. 原发愈合
   E. 延迟愈合

3. 烧伤深度的估计，最常采用的是
   A. 三度三分法
   B. 三度法
   C. 三度四分法
   D. 四度法
   E. 六度法

4. 影响创伤愈合的因素<u>不包括</u>
   A. 性别
   B. 年龄
   C. 伤口特点
   D. 感染和异物
   E. 营养状况

5. 关于烧伤患者休克期的护理，<u>不正确</u>的是
   A. 成人每小时尿量应维持在 30ml 以上
   B. 婴儿每小时尿量应维持在 20ml 以上
   C. 设专人护理
   D. 尽早给予补液
   E. 至少每 2 小时监测生命体征

6. 关于烧伤九分法的面积估算，错误的是
   A. 头颈面各为 3%
   B. 双上肢为 18%
   C. 躯干为 27%
   D. 双下肢为 44%
   E. 会阴为 1%

7. 烧伤局部有水疱，基底潮红并剧痛，其深度是
   A. Ⅰ度
   B. 浅Ⅱ度
   C. 深Ⅱ度
   D. Ⅲ度
   E. Ⅱ～Ⅲ度

（8－10 题共用题干）

　　患者，男，30 岁。体重 60kg，双上肢全部及胸腹、腰背部Ⅱ度烧伤。

8. 问题 1：其烧伤面积是
   A. 22%
   B. 31%
   C. 39%
   D. 44%
   E. 49%

9. 问题 2：其烧伤严重程度为
   A. 轻度
   B. 中度
   C. 中重度
   D. 重度
   E. 特重度

10. 问题 3：第 1 个 24 小时补液中晶体和胶体总量为
    A. 2000ml
    B. 3000ml
    C. 4000ml
    D. 5000ml
    E. 6000ml

答案：1. C。2. B。3. C。4. A。5. B。6. D。7. B。8. D。9. D。10. C。

# 第十二章　器官移植

## 一、概　述

1. **概念**　移植术是指将某一个体有活力的细胞、组织或器官用手术或其他的方法移植到自体或另一个体（异体）的体表或体内某一部位。

2. **器官移植术前准备**

（1）供者的选择

①免疫学方面的选择：目前同种异体移植的最大障碍是免疫排斥反应。为防止排斥反应，移植前应完善各项检查，包括血型、预存抗体的检测（淋巴细胞毒交叉配合试验和群体反应性抗体检测）、人类白细胞抗体（HLA）配型。

②其他方面的选择：移植器官功能正常。供者年最好小于 50 岁，无其他病变。

（2）移植器官的保存

①保存原则：器官保存应遵循低温、预防细胞肿胀和避免生化损伤的原则，以保持器官的最大活力。器官摘除后迅速改变热缺血（在常温下无血液供应）为冷缺血（在低温下无血液供应）。

②保存方法：从器官切取时即开始保存器官的低温状态。热缺血时间不宜超过 10 分钟，超过 30 分钟器官可发生不可逆损害。用特制的 $0 \sim 4$℃器官灌注液对器官进行冷灌洗，以 4℃为宜，使其迅速均匀降温，浸没并保存于 $0 \sim 4$℃保存液中直至移植。注意无菌操作。

（3）受者的准备

①心理准备：做好患者的心理护理，减少患者的恐惧与不安，增强信心。

②完善术前检查：除常规检查外，还包括肝、肾、心、肺和神经系统功能、肝炎病毒相关指标、HIV 及水电解质水平、尿及咽拭培养、血型和 HLA 配型等。

③应用免疫抑制药：具体用药应根据移植器官的种类及患者情况决定。

④预防感染：及时治疗呼吸道及泌尿道感染；遵医嘱预防性应用抗生素。

（4）病室的准备：术前 1 天及手术当日用 0.5% 过氧乙酸擦拭病房一切物品，同时应做好空气消毒，实施保护性隔离；准备好各种物品；专用药柜，准备免疫抑制药、抗生素、止血药等急救药物。

（5）排斥反应：排斥反应是受体免疫系统对具有抗原特异性的供体器官抗原的特异性免疫应反应。主要原因是供、受者之间主要组织相容性抗原（MHC）的不同，在人类又称人类白细胞抗原（HLA）。

①分类

a. 超级性排斥反应：主要发生在异种移植时，通常是由于受者体内预先存在针对供者特异性抗原的抗体。多发生于移植术后 24 小时之内。加速性急性排斥反应通常发生于术后 $3 \sim 5$ 天内。

b. 急性排斥反应：最常见，多发生于术后 $1 \sim 2$ 周，主要是由细胞介导的免疫反应。

c. 慢性排斥反应：可发生在手术后数月甚至数年，病程进展慢，主要表现为移植器官功能逐渐减退。免疫抑制剂对慢性排斥反应无效，是目前器官移植的最大障碍之一。

d. 移植物抗宿主反应：移植物中特异性淋巴细胞识别宿主抗原所致，可导致多器官功能衰竭，

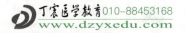
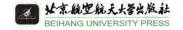

常见于骨髓和小肠移植。

②排斥反应的防治

a. 配型应首选血型相同者，其次进行组织配型试验。组织配型若相同，移植有可能获得成功。

b. 采用免疫抑制的方法可推迟排斥反应的发生，以延长移植物的存活时间。

# 二、肾移植

肾移植是治疗终末期肾病的有效方法。在各类器官移植中，肾移植开展较早，治疗效果好。

1. 术前护理

（1）皮肤准备：保持皮肤清洁，做好备皮工作，术日前晚用消毒液擦身。

（2）透析治疗：术前最后一次血液透析距手术时间不应超过24小时。

（3）完善术前检查：如血型、HLA抗原、混合淋巴细胞培养、淋巴细胞毒性试验等。其他术前准备见本章概述。

2. 术后护理

（1）一般护理：术后应置于单人隔离病室，最好安置在空气层流病室，实行保护性隔离；患者应取平卧位，肾移植侧下肢屈曲15°～25°，以减少切口疼痛和血管吻合口张力。

（2）病情观察

①监测生命体征：开始时每小时测量1次，待平稳后逐渐减少测量次数。体温如＞38℃，应注意是否发生排斥反应或感染。

②监测尿量：尿量是反映移植肾功能状况及体液平衡的重要指标，术后早期维持在200～500ml/h为宜。保持尿管通畅。监测记录尿液的量、颜色、性质。多数患者肾移植术后早期（一般是3～4天内）为多尿期，每天尿量达到5000～10 000ml。尿量＜100ml/h，应及时通知医师，警惕移植肾发生急性肾小管坏死或急性排斥反应。

（3）合理补液

①输液原则：遵循"量出为入"的原则。根据尿量和CVP及时调整补液速度与量，保持出入量平衡。后1小时的补液量与速度依照前1小时排出的尿量而定。一般当尿量＜200ml/h、200～500ml/h、500～1000ml/h和＞1000ml/h时，补液量分别为等于尿量、尿量的4/5、2/3和1/2。血容量不足时应加速扩容。24小时出入量差额一般不能超过1500～2000ml。

②输液种类：除治疗用药外，以糖和盐交替或0.45%氯化钠溶液补给。当尿量＞300ml/h时，应加强盐的补充，盐、糖的比例为2∶1。术后早期一般不补钾，出现低钙血症应适当补钙。

（4）饮食指导与营养支持：术后第2天如胃肠道功能恢复，可给予少量饮食，以后逐渐加量。对肾功能恢复较好的患者给予适量优质蛋白、高热量、高维生素、低脂、低盐、少渣、易消化的饮食，提高机体免疫力。严格记录饮食和饮水量。

（5）并发症的护理

①出血：常于术后72小时内发生。

②感染：是器官移植最常见的致命并发症。以预防为主，合理使用抗生素，严格无菌操作，做好基础护理，预防交叉感染，定期做各项检查，及早发现感染症状。

③急性排斥反应：多发生于术后1～2周。观察患者的生命体征、尿量、肾功能及移植肾区的情况，及早发现排斥反应。遵医嘱行抗排斥反应的冲击治疗，如甲基泼尼松龙（MP）、莫罗莫那CD$_3$（OKT$_3$），警惕应激性消化道溃疡的发生。观察用药效果。如体温下降至正常，尿量增多，体重稳定，移植肾肿胀消退、质变软、无压痛，全身症状缓解或消失，血肌酐、尿素氮下降，提示排斥逆转。

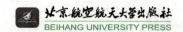

1. 肾移植术后患者体位正确的是

A. 平卧位，肾移植侧下肢屈曲 15°～25°

B. 平卧位，肾移植侧下肢屈曲 30°～45°

C. 患侧卧位

D. 健侧卧位

E. 半卧位

2. 肾移植术后患者死亡的主要原因是

A. 出血或血肿　　　　　　　　B. 感染　　　　　　　　C. 尿瘘

D. 消化道应激性溃疡　　　　　E. 骨髓抑制

3. 肾移植术后 23 小时，患者出现少尿、血肌酐持续升高，并伴有高热、寒战，肾区胀痛，该患者可能出现

A. 感染　　　　　　　　　　　B. 超急性排斥反应　　　C. 急性排斥反应

D. 慢性排斥反应　　　　　　　E. 消化道出血

（4－6 题共用题干）

患者，男，36 岁。因肾功能衰竭移植了其 33 岁的弟弟的肾脏。

4. 问题 1：患者肾移植术后 22 小时，出现少尿，血肌酐持续升高，并伴高热、寒战，提示患者出现的并发症是

A. 加速性排异　　　　　　　　B. 抗宿主反应　　　　　C. 超急性排斥反应

D. 急性排斥反应　　　　　　　E. 感染

5. 问题 2：该器官移植属于

A. 原位移植　　　　　　　　　B. 同质移植　　　　　　C. 支架移植

D. 结构移植　　　　　　　　　E. 同种异体移植

6. 问题 3：慢性排斥反应的特点是

A. 突发寒战高热　　　　　　　B. 术后 1～2 周发生　　C. 移植器官功能逐渐减退

D. 移植器官肿大，局部疼痛　　E. 移植器官微血管内广泛血栓形成

答案：1. A。2. B。3. B。4. C。5. E。6. C。

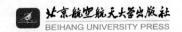

# 第十三章 肿 瘤

## 一、概 述

肿瘤是各种始动与促进因素引起组织细胞异常增生和分化而形成的新生物。其生长不受正常生理调节，可破坏正常组织与器官。

**1. 分类** 按肿瘤的形态和对机体的影响，可分为良性肿瘤和恶性肿瘤两大类（表1-12）。良性肿瘤一般称为"瘤"。恶性肿瘤来自上皮组织称为"癌"，来自间叶组织称为"肉瘤"。此外，少数肿瘤形态上属良性，但浸润性生长，易复发，甚至转移，称为交界性肿瘤；癌变细胞局限于上皮层，未突破基底膜的早期癌为原位癌。

表1-12　良性肿瘤和恶性肿瘤鉴别

| | 良性肿瘤 | 恶性肿瘤 |
|---|---|---|
| 细胞分化程度（根本区别） | 高，成熟 | 低，不成熟 |
| 生长速度 | 缓慢 | 较快 |
| 生长方式 | 膨胀性生长有包膜，与周围组织分界清楚，能推动；外生性生长 | 浸润性生长无包膜，与周围组织分界不清，不能推动；外生性生长常伴侵袭性生长 |
| 继发改变 | 很少发生坏死、出血 | 常发生出血、坏死、溃疡 |
| 转 移 | 无 | 常有 |
| 复 发 | 很少 | 容易 |
| 对机体影响 | 局部压迫或阻塞 | 局部压迫、阻塞，破坏原发处和转移处组织，造成恶病质和死亡 |

**2. 临床表现**

（1）局部表现

①肿块：是诊断肿瘤的重要依据，也是体表或浅表肿瘤的首要症状。

②疼痛：出现局部隐痛、跳痛、灼热痛或放射痛，夜间明显。晚期疼痛常难以忍受。

③溃疡：体表或空腔器官的肿瘤易发生溃疡，可有恶臭及血性分泌物。

④出血：肿瘤自身破溃或侵犯血管可致出血，如呕血、黑便、血尿、咯血等。

⑤阻塞：常发生于空腔脏器，也可因肿瘤直接压迫邻近器官所致。

（2）全身表现：良性及早期恶性肿瘤多无明显全身症状，或仅有非特异性表现，如低热、贫血、乏力、消瘦等，晚期可出现全身衰竭、恶病质。

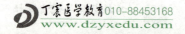
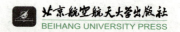

3. **分期** 目前常用的为国际抗癌联盟提出的 TNM 分期法：T 指原发肿瘤，N 指区域淋巴结，M 指远处转移。根据不同 TNM 的组合，诊断为Ⅰ、Ⅱ、Ⅲ、Ⅳ期。

4. **治疗要点** 良性肿瘤及临界性肿瘤以手术切除为主。恶性肿瘤大多采用以手术治疗为主的综合治疗，包括化学治疗、放射治疗、生物治疗和中医治疗等。

（1）手术疗法：手术切除对实体肿瘤是首选的、最有效的治疗方法。

①预防性手术：用于治疗癌前病变，防止其发生恶变或发展为进展期癌。

②诊断性手术：包括切除活检术、切取活检术、剖腹探查术，为治疗提供可靠依据。

③根治手术：切除全部肿瘤组织及肿瘤可能累及的周围组织和区域淋巴结，适用于早、中期肿瘤。

④姑息手术：非彻底切除肿瘤，仅解除或减轻症状，适用于部分晚期肿瘤。

⑤减瘤手术：适用于原发病灶大部切除后，残余肿瘤能用其他治疗方法有效控制者。

（2）化学疗法：是中、晚期肿瘤患者综合治疗中的重要手段。分为全身给药（静脉、肌注、口服）和局部给药（外敷、手术区冲洗、腔内或瘤内注射）。治疗方法有大剂量冲击治疗、小剂量维持治疗。应根据患者身高和体重选择药物的剂量，并遵医嘱多疗程治疗。常用化疗药物分类及其主要不良反应见表 1-13。

（3）放射疗法：是利用放射线破坏或杀灭肿瘤细胞，对肿瘤和正常组织器官产生同样的破坏作用。不同肿瘤对放射线的敏感性有所区别，见表 1-14。放射治疗的全身反应轻重主要与照射部位、面积和剂量有关。

**表1-13 常用化疗药物分类及其主要不良反应**

| 分　类 | 常用药物 | 主要不良反应 |
|---|---|---|
| 影响核酸生物合成药（抗代谢药） | | |
| 二氢叶酸还原酶抑制剂 | 甲氨蝶呤 | 骨髓抑制；消化道反应如口腔炎；肝、肾损害 |
| 嘌呤核苷酸互变抑制剂 | 巯嘌呤 | 骨髓抑制和消化道黏膜损害；黄疸、肝损害 |
| 胸苷酸合成酶抑制剂 | 氟尿嘧啶 | 骨髓抑制和消化道毒性大，严重腹泻，脱发 |
| 核苷酸还原酶抑制剂 | 羟基脲 | 骨髓抑制和轻度消化道反应，致畸胎 |
| DNA多聚酶抑制剂 | 阿糖胞苷 | 骨髓抑制严重，胃肠道反应，静脉炎，肝损害 |
| 影响DNA结构与功能药 | | |
| 烷化剂 | 氮芥<br>环磷酰胺<br>白消安 | 恶心、呕吐，骨髓抑制，脱发，听力损害<br>骨髓抑制，消化道反应，脱发，出血性膀胱炎<br>消化道反应，骨髓抑制，肺纤维化 |
| 破坏DNA的铂类配合物 | 顺铂<br>卡铂 | 消化道反应，骨髓抑制，大剂量致持久肾毒性<br>骨髓抑制 |
| 破坏DNA的抗生素类 | 丝裂霉素<br>博来霉素 | 骨髓抑制明显，消化道反应，心、肝、肾毒性<br>肺毒性最严重，发热，脱发，过敏反应 |
| 拓扑异构酶抑制剂 | 喜树碱 | 泌尿道刺激，消化道反应，骨髓抑制，脱发 |
| 干扰转录过程和阻止RNA合成药 | | |

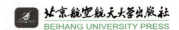

（续　表）

| 分　类 | 常用药物 | 主要不良反应 |
|---|---|---|
| | 放线菌素<br>多柔比星<br>柔红霉素 | 骨髓抑制，消化道反应，漏出血管致组织坏死<br>心脏毒性最严重，骨髓抑制，消化道反应，脱发<br>骨髓抑制，消化道反应，心脏毒性 |
| 抑制蛋白质合成和功能药 | | |
| 微管蛋白活性抑制剂 | 长春新碱<br>紫杉醇 | 外周神经毒性，静脉炎及致组织坏死，骨髓抑制轻<br>骨髓抑制，神经毒性，心脏毒性，过敏反应 |
| 干扰核蛋白体功能药 | 高三尖杉酯碱 | 骨髓抑制，消化道反应，脱发，偶有心脏毒性 |
| 影响氨基酸供应药 | L-门冬酰胺酶 | 过敏反应，肝损害、胰腺炎，消化道反应 |
| 分子靶向药 | 维A酸 | 头痛、头晕，口干，脱屑 |

表1-14　常见肿瘤对放射线的敏感程度

| 敏感程度 | 常见肿瘤 |
|---|---|
| 高度敏感 | 淋巴造血系统肿瘤、性腺肿瘤、多发性骨髓瘤 |
| 中度敏感 | 基底细胞癌、鼻咽癌、乳腺癌、食管癌、肺癌 |
| 低度敏感 | 胃肠道腺癌、软组织及骨肉瘤 |

# 二、肿瘤护理

**1. 肿瘤患者的心理特点**　符合临终患者的心理特点。

（1）否认期：是临终患者心理反应的第一期。患者得知自己病重面临死亡，常见的心理反应是"不，怎么可能是我？一定是他们搞错了"。极力否认患病的事实，心存侥幸，四处求医，希望是误诊。否认反应是一种防御机制，可使患者暂时逃避现实。

（2）愤怒期：当患者对其病情的否认无法继续，出现气愤、怨恨和嫉妒的情绪，心理反应常表现为"为什么是我？老天太不公平！我怎么这么倒霉！"。怨天尤人，或迁怒于家属、医护人员，对医院的住院制度及治疗护理百般挑别。

（3）协议期：患者开始接受病重或临终事实，希望奇迹能够出现。为了延长生命，做出许多承诺作为交换条件。心理反应常表现为"请让我好起来，我一定……""假如给我一年的时间，我会……"患者求生欲望强烈，能够努力配合治疗。

（4）忧郁期：又称为抑郁期。患者的身体更虚弱，病情恶化，内心被强烈的失落感所占据。"好吧，那就是我！"出现悲伤、情绪低落、抑郁和绝望，希望家人、朋友能够时常陪伴在身旁。逐渐对周围事物失去兴趣，少言寡语，反应迟钝。

（5）接受期：是临终心理反应的最后阶段。患者最终开始坦然接受面临死亡的现实，"好吧，既然是我，那就去面对吧""我准备好了"。喜欢独处，表情淡漠，睡眠时间增加甚至嗜睡，静静等待死亡的到来。

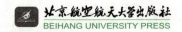

**2. 肿瘤手术治疗患者的护理**

（1）术前准备：为患者备皮时，动作轻柔。便秘者遵医嘱行灌肠。教会患者锻炼的方法，术后及早开始锻炼。

（2）术后锻炼

①乳腺癌根治术：进行握拳、屈腕、屈肘、上举和肩关节活动范围的锻炼。注意开始活动的时间。详见外科护理学第十五章乳房疾病的相关内容。

②开胸手术：术后患者因怕痛而不敢活动，鼓励其加强患侧手臂上举及肩关节活动，注意纠正肩下垂。

③颈淋巴结清扫术：伤口愈合后进行肩关节及颈活动范围的锻炼，特别注意随时保持术侧肩略高于健侧。

④截肢术：患者术前学会使用拐，锻炼手臂拉力，预防失用性萎缩，做好安装义肢的准备，此外，应做好患者的心理护理。

⑤全喉切除术：术后训练患者自行吸痰、清洗气管导管，更换喉垫的方法，指导患者练习食管发音或使用人工喉。

**3. 肿瘤放射治疗患者的护理**

（1）放疗的护理：放疗前做好心理护理，放疗时注意调整治疗方法及剂量，保护不必照射的部位。放疗后保持局部皮肤清洁干燥，清洗时应轻柔，禁用力擦洗和使用肥皂，避免摩擦、搔抓及冷、热、日光直射等理化刺激。

（2）放疗反应的护理

①皮肤反应的护理：皮肤反应可分为3度，其临床表现及护理措施，见表1-15。

②黏膜反应的护理：加强局部黏膜清洁，如口腔漱口、阴道冲洗、鼻咽用抗生素及润滑剂滴鼻等。

③器官反应的护理：治疗期间加强对照射器官功能状态的观察，对症护理，反应严重时报告医生，暂停放疗。

④骨髓移植的护理：每周查一次血常规，白细胞计数低于 $3×10^9/L$，血小板计数低于 $80×10^9/L$ 时，需暂停放疗。

表1-15　放疗皮肤反应的表现及护理

| | 一度反应（干反应） | 二度反应（湿反应） | 三度反应 |
|---|---|---|---|
| 临床表现 | 红斑，烧灼和刺痒感，继续照射变为暗红色，有脱屑 | 高度充血、水肿，水疱形成，有渗出液、糜烂 | 溃疡形成或坏死，难以愈合 |
| 护理措施 | 涂0.2%薄荷淀粉或羊毛脂止痒 | 涂2%甲紫或氢化可的松乳膏，不必包扎。有水疱时，涂硼酸软膏，包扎1~2天，待渗出吸收后改用暴露疗法 | |

**4. 肿瘤化学治疗患者的护理**

（1）给药途径：大剂量冲击疗法、中剂量短程疗法、小剂量长程给药法。

（2）给药途径

①静脉：一般刺激性药物宜静脉推注，注药时要确保针头在血管内，注药完毕抽少量回血，保持注射器内有一定的负压再拔针，压迫针眼1~2分钟；强刺激性药物宜静脉冲入；抗代谢药宜静脉点滴，一般静滴4~8小时。

②肌内注射：肌内注射宜深，适于对组织无刺激性的药物。

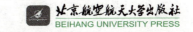

③口服：减轻药物对胃黏膜的刺激，防止被胃酸破坏。

④腔内注射：主要用于癌性胸、腹水和心包积液。

⑤动脉注射：直接将药物注入供应肿瘤的动脉，适于某些晚期不宜手术或复发而局限性肿瘤。注意保持导管通畅，防止动脉血回流，预防气栓、血栓、缺血性坏死和感染。

（3）常见毒性反应和护理：化疗药物的常见毒性反应见表1-16。

**表1-16  化疗药物的常见毒性反应**

| 系统或器官 | 常见毒性反应 | 常见药物 |
| --- | --- | --- |
| 造血系统 | 骨髓抑制，白细胞和血小板减少 | 绝大多数化疗药均有不同程度的骨髓抑制 |
| 消化系统 | 恶心、呕吐 | 大多数抗肿瘤药最常见的毒性反应 |
| 头 发 | 脱发 | 大多数抗肿瘤药都可引起不同程度的脱发 |
| 心 脏 | 心肌退行性变和心肌间质水肿 | 多柔比星（阿霉素），柔红霉素，高三尖杉酯碱 |
| 呼吸系统 | 间质性肺炎和肺间质纤维化 | 博来霉素，白消安，丝裂霉素，甲氨蝶呤 |
| 肝 脏 | 肝脏损害 | L-门冬酰胺酶，甲氨蝶呤，巯嘌呤，放线菌素 |
| 泌尿系统 | 出血性膀胱炎<br>肾小管损害 | 环磷酰胺<br>顺铂 |
| 神经系统 | 外周神经病变 | 长春新碱，顺铂，甲氨蝶呤，氟尿嘧啶 |
| 免疫系统 | 过敏反应 | L-门冬酰胺酶，博来霉素 |
| 血管或局部组织 | 组织坏死和血栓性静脉炎 | 长春新碱，多柔比星，丝裂霉素 |

①组织坏死和血栓性静脉炎：预防组织坏死，保护静脉。掌握静脉穿刺及注射刺激性药物的技术。药液不慎溢出需立即停止注药或输液，保留针头接注射器回抽后，皮下注入解毒剂再拔针，局部涂氢化可的松，冰敷24小时，做好记录。刺激性药物应加以稀释，长期治疗时应交替使用左右臂，促进静脉恢复。

②胃肠道反应：提供营养丰富、可口的饮食。重者可在饭后给予镇静止吐药。

③骨髓抑制：绝大多数化疗药均有不同程度骨髓移植，应定期查血常规。白细胞计数降至$3.5 \times 10^9$/L，血小板计数降至$80 \times 10^9$/L时，需暂停药，给补血药物，增加营养；白细胞计数降至$1.0 \times 10^9$/L，做好保护隔离，预防感染；重度骨髓抑制的患者应住无菌室或层流无菌室。

④口腔黏膜反应：保持口腔清洁。合并真菌感染时，可用1%～4%碳酸氢钠溶液、制霉菌素漱口。

⑤皮肤反应：叮嘱患者不要抓挠，瘙痒时可用炉甘石洗剂止痒。

⑥脱发：做好心理护理，指导患者正确对待脱发。注药前可在头部放置冰帽，注药后待30分钟左右摘除，宜减少药物对毛囊的刺激。

---

1. 患者，女，58岁。放射治疗后局部皮肤出现高度充血、水肿，水疱形成，有渗出、糜烂。该皮肤反应为

A. 一度反应　　　　　　　B. 二度反应　　　　　　C. 三度反应

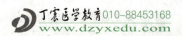 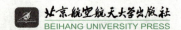

D．四度反应      E．干反应

2．放疗区域出现皮肤三度反应，表现为

A．红斑      B．水肿      C．溃疡

D．水疱      E．脱屑

3．肿瘤患者常见的临床表现是

A．疼痛      B．肿块      C．消瘦

D．低热      E．食欲下降

4．对放疗不敏感的肿瘤是

A．造血系统肿瘤      B．性腺肿瘤      C．多发性骨髓瘤

D．胃癌      E．淋巴肉瘤

5．关于恶性肿瘤的特性，不正确的是

A．分化成熟      B．生长快      C．浸润性生长

D．无规律持续增长      E．转移

6．属于良性肿瘤局部表现的是

A．生长较快      B．形状规则      C．边界不清

D．活动度小      E．表面不平

7．关于放射治疗的全身反应，正确的是

A．反应轻重与照射部位无关      B．大面积照射反应小

C．反应轻重与照射剂量有关      D．照射后立即活动有助于预防全身反应

E．不出现骨髓抑制

答案：1．B。2．C。3．B。4．D。5．A。6．B。7．C。

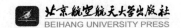

# 第十四章 颈部疾病

## 一、甲状腺功能亢进症

甲状腺腺体本身功能亢进，合成和分泌甲状腺激素增加所导致的甲状腺毒症称为甲状腺功能亢进症，简称甲亢。

1. **临床表现** 原发性甲亢患者甲状腺呈弥漫性对称性肿大，患者性情急躁、容易激动、失眠、食欲亢进反而消瘦、脉快有力、脉压增大、突眼征等。

2. **治疗要点** 手术治疗是治疗甲亢的有效方法。妊娠期甲亢药物控制不佳者，可以在妊娠中期（第 13～24 周）进行手术治疗。青少年、病情较轻者及老年人或伴有其他严重疾病者不宜手术。

3. **术前护理**

（1）活动与饮食：减少活动，适当卧床，以免体力消耗；给予高热量、高蛋白、高维生素的饮食。

（2）用药护理：是术前用于降低基础代谢率的重要环节，可提高患者对手术的耐受性，预防术后并发症，也是甲亢术前最重要的护理措施。

①通常用碘剂进行术前准备。每天 3 次，第 1 天每次 3 滴，第 2 天每次 4 滴，依此逐日每次增加 1 滴至每次 16 滴止，然后维持此剂量。服药 2～3 周后甲亢症状可得到基本控制，表现为患者情绪稳定，睡眠好转，体重增加，脉率稳定在每分钟 90 次以下，脉压恢复正常，基础代谢率 +20% 以下，便可进行手术。碘剂具有刺激性，可在饭后经凉开水稀释服用，或把碘剂滴在饼干、面包片上吞服，以减少对口腔和胃黏膜的刺激。由于碘剂主要抑制甲状腺素的释放，凡不准备施行手术治疗的甲亢患者不宜服用碘剂。

②对于甲亢严重者可遵医嘱先选用硫脲类药物治疗，待甲亢症状基本控制，再单独服用碘剂 1～2 周后行手术。由于硫脲类药物能使甲状腺肿大充血，增加手术出血的可能，而碘剂能减少甲状腺的血流量，减少腺体充血，使腺体缩小变硬，因此服用硫脲类药物后必须加用碘剂。

③对碘剂或硫脲类药物不耐受或无反应的患者，主张单用普萘洛尔或与碘剂合用做术前准备。用药后不引起腺体充血、增大变脆，有利于手术操作。最后 1 次须在术前 1～2 小时服用，术后继续口服 4～7 天。术前不用阿托品，以免引起心动过速。

（3）其他措施：术前练习将头放低、肩垫高，使患者能够适应术时颈过伸的体位。指导患者深呼吸及有效咳嗽，有助于术后保持呼吸道通畅。患者送往手术室后备麻醉床，床旁备引流装置、无菌手套、拆线包及气管切开包等。

4. **术后护理**

（1）引流护理：常规引流 24～48 小时，术后伤口引流量一般不超过 100ml，注意观察引流液的量、颜色和性质。

（2）用药护理：甲亢患者术后继续服用复方碘化钾溶液，每天 3 次，以每次 16 滴开始，逐日每次减少 1 滴，直至病情平稳。年轻患者术后常口服甲状腺素，以抑制促甲状腺激素的分泌和预防复发。

丁香医学教育 010-88453168
www.dzyxedu.com

北京航空航天大学出版社
BEIHANG UNIVERSITY PRESS

（3）术后并发症的观察与护理

①呼吸困难和窒息：是最危急的并发症，多发生于术后48小时内。常见原因有切口内出血，喉头水肿，气管塌陷，双侧喉返神经损伤等。临床表现为烦躁，进行性呼吸困难，发绀，甚至窒息。须立即进行床边抢救，剪开缝线，敞开伤口，迅速除去血肿，结扎出血的血管，必要时行气管切开、给氧。待病情好转，再送手术室作进一步检查、止血和其他处理。喉头水肿者立即应用大剂量糖皮质激素。

②喉返神经损伤：多因手术处理甲状腺下极时损伤。术中切断、缝扎可引起永久性损伤，立即出现症状。术中挫夹、牵拉、血肿压迫多为暂时性，术后数日出现症状，在3～6个月内可逐渐恢复。单侧喉返神经损伤引起声音嘶哑，可由健侧声带向患侧过度内收而代偿。双侧喉返神经损伤可引起两侧声带麻痹、失声或呼吸困难，甚至窒息，需立即行气管切开。

③喉上神经损伤：多在处理甲状腺上极时损伤喉上神经所致。若损伤外支，可使环甲肌瘫痪，引起声带松弛、声调降低。若损伤内支，则使喉部黏膜感觉丧失，患者饮水时易发生误咽或呛咳。喉上神经损伤者应取坐位或半坐位进食，试进半流质或干食，吞咽不可过快。一般经理疗后可自行恢复。

④甲状旁腺功能减退：多于术后1～2天出现。与手术时甲状旁腺被误伤引起甲状旁腺功能低下、血钙浓度下降有关。多数患者仅有面部、唇部或手足部的针刺感、麻木感或强直感，经2～3周后症状可消失。严重者可出现面肌和手足伴有疼痛的持续性痉挛，甚至窒息死亡。预防的关键在于切除甲状腺时注意保留腺体背面的甲状旁腺。一旦发生，应适当限制肉类、乳品和蛋类等高磷食物，以免影响钙的吸收。症状轻者口服钙剂，并加用维生素$D_3$；症状较重者，最有效的治疗是口服双氢速甾醇油剂，能迅速提高血钙含量。抽搐发作时，立即遵医嘱静脉注射10%葡萄糖酸钙或氯化钙10～20ml，可重复使用。

⑤甲状腺功能低下：须长期补充甲状腺素。按时服药，不可自行停药或调整用药剂量，出现心慌、多汗、乏力、精神萎靡、嗜睡、食欲减退等甲状腺激素过多或过少的表现时，应及时报告医生。每年复查1次，调整药物剂量。

⑥甲状腺危象：与术前准备不足、甲亢症状未能很好控制及手术应激有关。

a. 多发生于术后12～36小时内，患者出现高热（＞39℃）、心率增快（＞120～140次/分），可出现烦躁不安、谵妄甚至昏迷，也可表现为神志淡漠、嗜睡、呕吐、腹泻，以及全身红斑及低血压。

b. 一旦发现立即通知医生处理。口服复方碘化钾溶液首次3～5ml或紧急时将10%碘化钾5～10ml加入10%葡萄糖溶液500ml中静脉滴注，以降低循环血液中甲状腺素水平；给予氢化可的松静脉滴注，以拮抗应激反应；肾上腺素能阻滞药利血平1～2mg肌注，以降低周围组织对甲状腺素的反应；给予镇静药；降温以保持体温在37℃左右；静脉大量输入葡萄糖溶液；吸氧；心力衰竭者加用洋地黄制剂。

⑦用药指导：告知患者遵医嘱按剂量、按疗程服药，不可随意减量或停药。服用抗甲状腺药物的开始3个月，每周查血象1次，每隔1～2个月做甲状腺功能测定，每天清晨起床前自测脉搏，定期测量体重。脉搏减慢、体重增加是治疗有效的标志。

⑧生育指导：妊娠可加重甲亢，宜治愈后再妊娠。妊娠期甲亢者，宜选用抗甲状腺药物治疗，禁用 [131]I 治疗，慎用普萘洛尔，加强胎儿监测。产后如需继续服药，则不宜哺乳。

# 二、甲状腺肿瘤

**1. 概述**　与甲状腺有关的肿瘤区别于其它颈部肿块的特点是随吞咽上下移动。

（1）甲状腺腺瘤：是最常见的甲状腺良性肿瘤。多见于40岁以下的妇女。按形态可分为滤泡状和乳状囊性腺瘤两种，滤泡状腺瘤多见。颈部出现圆形或椭圆形结节，多为单发，稍硬，表面光滑，

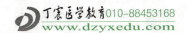
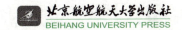

**无压痛，随吞咽上下移动。**大部分患者无任何症状，腺瘤生长缓慢。当乳头状囊性腺瘤因囊壁血管破裂发生囊内出血时，肿瘤可在短期内迅速增大，局部出现胀痛。

（2）甲状腺癌：**是最常见的甲状腺恶性肿瘤。**组织学分型主要包括乳头状癌、滤泡状癌、未分化癌及髓样癌4类。

①分类

a. 乳头状癌：**最常见。**30～45岁女性多见，**生长缓慢，低度恶性，**较早出现颈部淋巴结转移，但预后较好。

b. 滤泡状癌：50岁左右女性多见，中度恶性，有侵犯血管倾向，常有血行转移，预后较乳头状癌差。

c. 未分化癌：70岁左右老年人多见，**高度恶性，**50%早期发生颈淋巴结转移，也常血行转移至肺、骨等处，**预后最差。**

d. 髓样癌：来源于滤泡旁细胞，恶性程度中等，较早发生淋巴和血行转移，预后较乳头状癌及滤泡状癌差，但较未分化癌好。

②临床表现：发病早期多无明显症状，**腺体内单发肿块，固定、质硬、表面高低不平、边界不清，增长较快，吞咽时上下活动度降低。晚期可压迫气管、食管或神经而出现呼吸困难、吞咽困难、声音嘶哑、Horner综合征（患侧上睑下垂、瞳孔缩小、眼球内陷、额部少汗等）等。可有颈淋巴结肿大及远处器官转移症状。**髓样癌组织可产生激素样活性物质（5-羟色胺和降钙素等），常有腹泻、心悸、颜面潮红和血钙降低等症状。

**2. 护理措施** **手术切除是各型甲状腺癌（除未分化癌）的基本治疗方法。**手术治疗包括甲状腺本身的切除及颈淋巴结的清扫。未分化癌转移早、恶性程度高，多采用放射线外照射治疗。甲状腺次全或全切除后应终身服用左甲状腺素，预防甲状腺功能减退。

（1）术前护理：指导患者练习术时体位，即将软枕垫于肩部，保持头低、颈过伸位。术前1天剃除患者耳后毛发并清洗干净。术前晚遵医嘱适当应用镇静催眠药。

（2）术后护理

①病情观察：严密监测生命体征，尤其是呼吸、脉搏情况。注意识别并发症，观察有无呼吸困难、声音嘶哑、音调降低、误咽、呛咳等症状。及时发现创面渗血情况，并估计渗血量。

②术后并发症护理：详见本章甲状腺功能亢进的相关内容。

---

1. 患者，女，18岁。甲状腺大部切除术后第3天，饮水时发生呛咳、误咽，可能的原因是

A．一侧喉返神经损伤　　　B．双侧喉返神经损伤　　C．喉上神经内支损伤

D．喉上神经外支损伤　　　E．喉头水肿

2. 放射性碘治疗<u>不适宜</u>的患者是

A．年龄30岁以上的弥漫性甲亢患者　　B．抗甲状腺药物治疗无效或复发患者

C．有心肾疾病不适宜手术患者　　　　D．孕妇及哺乳期甲亢患者

E．高功能性甲状腺腺瘤患者

3. 与甲状腺有关的肿瘤特点是

A．位于顶部　　　　　　　B．具有对称性　　　　　　C．常多囊性

D．局部胀痛　　　　　　　E．随吞咽上下移动

4. 甲状腺手术患者术前应练习的体位是

A．仰卧位　　　　　　　　B．头颈过伸位　　　　　　C．侧卧位

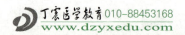
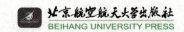

D. 膀胱截石位　　　　　　　　E. 侧俯卧位

5. 甲状腺舌管囊肿多见于

A. 新生儿　　　　　　　B. 儿童　　　　　　　C. 青年

D. 中年　　　　　　　　E. 老年

**（6-8题共用题干）**

　　患者，男，42岁。因中度甲状腺功能亢进而行甲状腺大部切除术，术后48小时出现声音嘶哑，手足抽搐的症状。

6. 问题1：患者可能出现的并发症中，最危急的是

A. 甲状腺危象　　　　　　　B. 手足抽搐　　　　　　C. 呼吸困难和窒息

D. 声音嘶哑　　　　　　　　E. 单侧喉返神经损伤

7. 问题2：该患者出现声嘶最可能的原因是术中误伤了

A. 甲状旁腺　　　　　　　　B. 喉上神经　　　　　　C. 单侧喉返神经

D. 双侧喉返神经　　　　　　E. 迷走神经

8. 问题3：针对该患者手足抽搐，护理措施<u>不正确</u>的是

A. 保证营养，大量进食肉、蛋、乳类食品

B. 适量应用镇静剂

C. 指导患者口服葡萄糖酸钙

D. 可适量应用解痉剂

E. 遵医嘱给予双氢速甾醇油剂

**（9-10题共用备选答案）**

A. 乳头状癌　　　　　　　B. 滤泡状癌　　　　　　C. 未分化癌

D. 髓样癌　　　　　　　　E. 弥漫性癌

9. 甲状腺癌中，生长缓慢且低度恶性的是

10. 甲状腺癌中，最常见的类型是

**答案**：1. C。2. D。3. E。4. B。5. B。6. C。7. C。8. A。9. A。10. A。

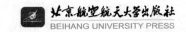

# 第十五章 乳房疾病

## 一、乳腺癌

乳腺癌是主要由乳腺导管上皮发生的恶性肿瘤，是女性最常见的恶性肿瘤之一，也是女性最常见的肿瘤死亡原因。

1. **临床表现** 多发于 40 ～ 60 岁的女性。

（1）乳房肿块：为最常见的症状，早期为无痛、单发的小肿块，质硬，表面不光滑，与周围组织分界不清，活动度差，以乳房外上象限最常见。

（2）乳房外形改变

①"酒窝征"：癌细胞累及 Cooper 韧带，使其缩短而致皮肤表面凹陷，是乳腺癌的特征性体征。

②乳头改变：癌细胞侵入乳管使之缩短，把乳头牵向癌肿方向，造成乳头内陷、扁平、回缩而致两侧乳头不对称。

③"橘皮样"改变：癌细胞堵塞皮下淋巴管，导致局部淋巴回流障碍。

④铠甲胸：晚期结节彼此融合，弥漫成片，延伸至背部和对侧胸壁，使胸壁紧缩，呈铠甲状，限制呼吸。

⑤卫星结节：晚期出现多个坚硬小结节，呈卫星样围绕原发病灶。

⑥皮肤破溃：晚期癌肿侵及皮肤，易出血，伴恶臭。

（3）疼痛和乳头溢液：晚期累及骨膜或神经后疼痛明显。少数患者乳头溢出血性分泌物。

（4）转移症状：出现转移部位的相应症状。

2. **分期** 目前常用的临床分期方法是国际抗癌联盟（UICC）制定的 TNM 分期，分为 0 ～Ⅳ期。

3. **治疗要点** 早期以手术治疗为首选，中、晚期以综合治疗为主。手术治疗是乳腺癌最根本的治疗方法，常见的手术方式有乳腺癌根治术、乳腺癌扩大根治术、乳腺癌改良根治术、全乳房切除术和保留乳房的乳腺癌切除术 5 种。目前以保留乳房的术式最常用。乳腺癌扩大根治术最容易损伤胸膜。

4. **护理措施**

（1）术前护理：给予营养丰富、易消化食物，以储备能量。保持大便通畅，必要时应用缓泻药。妊娠期及哺乳期患者应立即停止妊娠或哺乳，以减轻激素的作用。局部皮肤破溃者应注意保持清洁，遵医嘱应用抗生素。

（2）术后护理

①病情观察：严密观察生命体征及切口敷料有无渗血、渗液。向患者解释胸壁加压包扎可致呼吸压迫感。乳腺癌扩大根治术损伤胸膜易致气胸，术后应加强观察，若出现胸闷、呼吸困难，及时报告医生。

②维持有效引流：术后皮瓣下常规放置引流管，持续负压吸引，及时、有效地吸出残腔内的积液、积血，使皮瓣紧贴胸壁，便于皮瓣建立新的血液循环。妥善固定引流管，保持引流通畅，密切观察

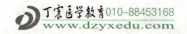
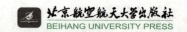

引流液的量、颜色和性质。术后 4 ～ 5 天每天引流量＜ 10 ～ 15ml，按压伤口周围皮肤无空虚感，即可拔除引流管。如出现皮瓣下积液，应及时穿刺或引流，加压包扎。若皮瓣边缘发黑坏死，应及时报告医生将其切除，后期植皮。

③预防患侧上肢肿胀：术后患侧腋窝淋巴结切除后，易发生上肢淋巴回流不畅。避免在患侧上肢测血压、抽血、静脉穿刺或皮下注射，避免患肢过度负重或受伤。术后患侧上肢用软枕垫高 10°～ 15°，按摩患侧上肢或进行握拳、屈腕、伸肘运动，以促进淋巴回流。肿胀严重者，可使用弹力袖或弹力绷带，以利于回流。局部感染者，遵医嘱给予抗生素。

④防止皮瓣坏死：手术部位加压包扎，使皮瓣紧贴胸壁，便于皮瓣建立新的血液循环，防止皮瓣坏死，维持 7 ～ 10 天。包扎松紧度要适当，以能容纳 1 指、维持正常血运、不影响呼吸为宜。若绷带松脱，应及时重新加压包扎。术后 3 天内患侧肩部制动，以免皮瓣移动影响愈合。下床活动时用吊带或健侧手托扶患肢，需他人扶持时只能扶健侧，防止皮瓣移动。

⑤功能锻炼：早期功能锻炼可减少瘢痕牵拉，恢复患侧上肢功能。术后 24 小时内开始做手指和腕部的屈曲和伸展运动。术后 1 ～ 3 天，进行上肢肌肉等长收缩运动，开始屈肘、伸臂活动，促进血液和淋巴回流。术后第 4 天开始做肩关节的小范围前屈、后伸活动。术后 4 ～ 7 天，鼓励患者自行用患侧手洗脸、刷牙、进食，用患侧手摸到对侧肩部或同侧耳朵。术后 1 ～ 2 周，待皮瓣基本愈合后，开始活动肩关节，以肩部为中心，前后摆臂。术后 10 天，皮瓣黏附较牢固后开始全范围的肩关节活动，抬高患侧上肢，手指爬墙运动（直至患侧手指能高举过头），梳理头发。以患侧手能越过头顶摸到对侧耳朵为功能锻炼的理想目标。注意术后 7 天内不上举、10 天内不外展肩关节，避免患侧肢体支撑身体。

# 二、乳房良性肿块

常见乳房良性肿块及其对比见表 1-17。

**表1-17　常见乳房良性肿块**

| 疾　病 | 病因病理 | 好发部位 | 临床特点 | 治疗要点 |
|---|---|---|---|---|
| 乳腺纤维腺瘤 | 可能与纤维细胞所含雌激素受体的量或质的异常有关。好发于20～25岁青年女性 | 乳房外上象限 | 无痛肿块，圆形或扁圆形，质坚韧，表面光滑或结节状，分界清楚，活动度大 | 手术切除 |
| 乳腺囊性增生病 | 女性激素代谢障碍，特别是雌、孕激素比例失调；部分乳腺实质成分中女性激素受体的质和量异常。好发于中年妇女 | 乳房外上象限或分散于整个乳房 | 肿块大小与质地可随月经周期变化，增厚区与周围组织分界不明显。周期性乳房胀痛，月经前疼痛加重，月经来潮后减轻或消失 | 首选非手术治疗，如中医中药；乳房切除术 |
| 乳管内乳头状瘤 | 与癌的发生有一定的关系，是乳腺癌发生的危险因素之一。好发于40～50岁的经产妇 | 大乳管近乳头的壶腹部 | 瘤体很小，常不可触及，带蒂，有绒毛，血管壁薄，易出血。乳头溢液为血性、暗棕色或黄色液体 | 手术切除 |

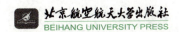

1. 患者，女，27岁。产后哺乳3周，感觉左乳胀痛1周，局部胀痛性肿块，中心有波动感，伴寒战、高热。患侧腋窝淋巴结肿大，白细胞计数明显增多。最有效的治疗方法是

A. 停止哺乳      B. 局部热敷      C. 应用大剂量抗生素

D. 及时排空乳汁      E. 及时切开引流

2. 中年妇女，月经前乳房胀痛并可触及颗粒状的多个结节，月经后疼痛消退，应考虑为

A. 乳腺癌      B. 乳房纤维腺瘤      C. 乳管内乳头状瘤

D. 乳房囊性增生病      E. 乳房肉瘤

3. 有周期性疼痛的是

A. 乳腺纤维腺瘤      B. 急性乳腺炎      C. 乳房囊性增生病

D. 乳管内乳头状瘤      E. 乳腺癌

4. 乳管内乳头状瘤的主要表现是

A. 乳房肿块      B. 乳头溢液      C. 乳房胀痛

D. 乳头抬高      E. 乳头内陷

5. 乳腺癌最常见的部位是

A. 乳头及乳晕      B. 内下象限      C. 外上象限

D. 内上象限      E. 外下象限

6. 以乳头溢暗棕色血性液体为特点的乳房肿块多见于

A. 乳房纤维腺瘤      B. 急性乳房炎      C. 乳管内乳头状瘤

D. 乳房囊性增生病      E. 乳腺癌

7. 乳房自我检查的间隔时间为

A. 1周      B. 半个月      C. 1个月

D. 3个月      E. 半年

8. 乳腺癌术后功能锻炼，描述错误的是

A. 术后3天内患肢制动，置于功能位    B. 术后1天手指可以主动或被动活动

C. 术后3～5天活动肘部      D. 术后1周可开始进行肩部活动

E. 术后3天可开始进行肩部活动

（9-10题共用备选答案）

A. 乳房胀痛，红、肿、发热、压痛，高热、寒战

B. 乳房皮肤红、肿、热且硬，无明显肿块，无发热

C. 乳房肿块表面皮肤破溃形成溃疡，似弹坑状

D. 乳房包块质地硬，表面不光滑

E. 乳房包块表面光滑，质地硬有弹性感

9. 符合急性乳腺炎患者临床表现的是

10. 符合乳腺纤维瘤患者临床表现的是

**答案：** 1. E。2. D。3. C。4. B。5. C。6. C。7. C。8. E。9. A。10. E。

 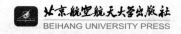

# 第十六章　腹外疝

## 一、概　述

腹外疝是由腹腔内的脏器或组织连同壁腹膜，经腹壁薄弱点或孔隙向体表突出而形成的。分为易复性疝、难复性疝、嵌顿性疝和绞窄性疝。

1. **易复性疝**　疝内容物在患者站立、行走、腹内压增高时突出进入疝囊，平卧、休息或用手轻推即可回纳腹腔者。

2. **难复性疝**　疝内容物不能或不能完全回纳腹腔内，但不引起严重症状的疝。疝内容物多为大网膜，多因疝内容物反复突出致损伤粘连、疝内容物多和滑动性疝引起。病程长、疝环大的腹外疝，因疝内容物进入疝囊时产生的下坠力量，导致盲肠、乙状结肠、膀胱等随腹膜滑入疝囊，并成为疝囊壁的一部分，即为滑动性疝。

3. **嵌顿性疝**　疝环较小而腹内压突然增高时，疝内容物强行扩张囊颈而进入疝囊，因疝囊颈的弹性收缩，将内容物卡住，使其不能回纳。可有某些临床症状，如腹痛和消化道梗阻等表现，但尚未发生血运障碍。若不能及时解除嵌顿，终将发展成为绞窄性疝。

4. **绞窄性疝**　嵌顿时间过久，肠管及其系膜受压程度不断加重可使动脉血流减少，甚至完全阻断，疝内容物缺血坏死，导致绞窄性疝。若处理不及时，可发生肠穿孔、腹膜炎等严重并发症。继发感染还可引起疝外被盖组织的急性蜂窝织炎，甚至脓毒症。

## 二、常见腹外疝

1. **临床表现**　根据其发生部位，腹外疝可分为腹股沟疝、股疝、脐疝、切口疝、白线疝等，以腹股沟斜疝最多见。常见腹外疝的临床特点见表1-18。

表1-18　腹外疝的临床特点鉴别

| | 腹股沟斜疝 | 腹股沟直疝 | 股疝 | 脐疝 |
|---|---|---|---|---|
| 好发人群 | 儿童、青壮年男性 | 老年男性 | 40岁以上妇女 | 婴儿、中年以上妇女 |
| 突出途径 | 经腹股沟管突出，可进阴囊 | 由直疝三角突出，不进阴囊 | 经股管向股部卵圆窝突出 | 经脐环突出 |
| 疝块外形 | 椭圆或梨形，上部呈蒂柄状 | 半球形，基底较宽 | 半球形 | 球形 |
| 嵌顿机会 | 较多 | 极少 | 最易绞窄 | 婴儿极少，成人较易 |

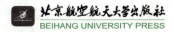

（1）腹股沟斜疝：是腹内脏器或组织自腹股沟管深环（内环），向内、向下、向前斜行经腹股沟管，穿出腹股沟管浅环（皮下环），突向阴囊或大阴唇者。精索在疝囊后方，疝囊颈在腹壁下动脉外侧，回纳疝块后压住深环疝块不再突出。腹股沟斜疝是最多见的腹外疝，多见于男性，儿童、青少年多见。行走、咳嗽、强力劳动或排便等腹内压骤增是其主要原因，疝块呈椭圆形或梨形，上部呈蒂柄状，易发生嵌顿。腹股沟斜疝发生绞窄时，肠系膜动脉搏动消失，动脉血流减少，肠壁逐渐失去蠕动能力，疝内容物出血坏死，疝囊内液变为淡红色或暗红色（红褐色），若继发感染，囊液的性质则为脓性，表现为淡黄色。

（2）腹股沟直疝：多见于老年男性或体弱者，是腹内脏器或组织经腹壁下动脉内侧的直疝三角区突出而形成的疝，精索在疝囊前外方，疝囊颈在腹壁下动脉内侧，回纳疝块后压住深环疝块仍可突出。患者站立时，在腹股沟内侧端、耻骨结节外上方出现一半球形肿块，不伴有疼痛或其他症状；因疝囊颈宽大，平卧后肿块多能自行消失；直疝不进入阴囊，故极少发生嵌顿。

（3）股疝：腹内脏器或组织自股环、经股管向股部卵圆窝突出形成的疝，称为股疝。疝块不大，多在腹股沟韧带下方卵圆窝处有一半球形的突起。多见于40岁以上妇女，妊娠导致的腹内压增高是引起股疝的主要原因。平卧回纳内容物后，疝块可消失或不完全消失。股疝极易嵌顿，一旦嵌顿又可迅速发展为绞窄性疝。嵌顿后除引起局部明显疼痛外，常伴有明显的急性机械性肠梗阻症状。

（4）脐疝：疝囊通过脐环突出的疝称脐疝。婴儿脐疝多属先天性，成人一般是后天性。脐疝多属易复性，极少发生嵌顿和绞窄。有时小儿脐疝可因外伤或感染而溃破。啼哭是小儿腹压增高的常见原因，在成年人则以过于肥胖、妊娠为多。疝内容物在脐疝早期多为大网膜。

（5）切口疝：腹腔内器官或组织自腹壁手术切口突出形成。表现为腹壁切口处逐渐膨隆，平卧时缩小或消失。疝环一般较宽大，很少嵌顿。

**2. 治疗要点**

（1）腹股沟疝

①非手术治疗：1岁以下婴幼儿可暂不手术，观察病情发展情况，腹肌强壮后疝可自行消失。年老体弱或伴有其他严重疾病而不能耐受手术者，可在回纳疝内容物后佩戴医用疝带，防止疝内容物脱出。

②手术治疗：腹股沟疝最有效的治疗方法是手术。手术方法有传统疝修补术、无张力疝修补术和经腹腔镜疝修补术3种。

a. 传统疝修补术：婴幼儿或儿童可进行单纯的疝囊高位结扎术。成年人在疝囊高位结扎的基础上，加强或修补腹股沟管管壁。

b. 无张力疝修补术：在无张力情况下，利用人工高分子修补材料进行缝合修补，具有创伤小、术后疼痛轻、康复快、复发率低等优点。

c. 经腹腔镜疝修补术。

③嵌顿性疝与绞窄性疝的处理原则

a. 手法复位：仅适用于嵌顿性疝时间在3～4小时，局部压痛不明显，无腹膜刺激征者；或年老体弱或伴有其他较严重疾病而估计肠袢尚未绞窄坏死者。复位手法应轻柔，严禁粗暴。手法复位后密切观察腹部体征变化，一旦出现腹膜炎或肠梗阻的表现，应尽早手术探查。

b. 手术治疗：除上述情况，嵌顿性疝原则上应紧急手术治疗，预防疝内容物坏死，并解除肠梗阻。绞窄性疝的内容物已坏死，更须紧急手术治疗。

（2）股疝：股疝诊断明确后，应及时手术治疗。发生嵌顿性或绞窄性股疝者，更应进行紧急手术。

（3）脐疝：未闭锁的脐环迟至2岁时多能自行闭锁，故小儿2岁前可采取非手术疗法。回纳疝块后用一大于脐环的、外包纱布的硬币或小木片抵住脐环，用胶布或绷带加以固定，6个月以内的婴

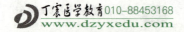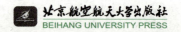

儿疗效较好。满 2 岁后脐环直径仍大于 1.5cm 者应手术治疗，5 岁以上儿童的脐疝均应采取手术治疗。

（4）切口疝：不能自愈，需手术修补。

# 三、腹外疝的护理

**1．术前护理**

（1）休息活动护理：疝块较大者，应卧床休息，减少活动或活动时用疝带压住疝环口，防止发生嵌顿。

（2）病情观察：密切观察腹部症状，若出现明显腹痛，疝块突然增大、紧张发硬且触痛明显，不能回纳，应怀疑嵌顿性疝的发生，立即报告医生并配合紧急处理。

（3）消除引起腹内压增高的因素：有慢性咳嗽、长期便秘、排尿困难等腹内压增高因素者，给予对症处理，待症状控制后方可手术。术前 2 周戒烟，注意保暖。多饮水、多吃水果蔬菜等粗纤维食物，保持大便通畅。

（4）年老体弱、腹壁肌肉薄弱或复发疝的患者，术前加强腹壁肌肉锻炼，练习卧床排便。

（5）嵌顿疝和绞窄性疝术前禁食、胃肠减压，做好急诊手术准备；若未发生嵌顿和绞窄，可不必放置胃管和胃肠减压。

**2．术后护理**

（1）病情观察：严密观察生命体征，注意有无伤口渗血、感染和阴囊血肿的表现。

（2）预防阴囊血肿：最主要的护理措施是在斜疝修补术后，伤口部位压沙袋 12～24 小时，用丁字带或阴囊托托起阴囊，减轻渗血，促进淋巴回流和吸收。

（3）预防腹内压增高：术后注意保暖，以免受凉而致咳嗽。咳嗽时指导患者用手掌按压保护切口，以免缝线撕脱。保持排便通畅，便秘者遵医嘱适当应用通便药物，避免用力排便。

（4）预防切口感染：切口感染是疝复发的主要原因，术前严格备皮，术后遵医嘱应用抗生素，保持切口敷料清洁干燥，及时更换污染或脱落的敷料。

---

1．绞窄疝与嵌顿疝的主要区别在于

A．疝块的大小　　　　　　　　　B．疝内容物能否回纳

C．有无肠梗阻表现　　　　　　　D．疝块有无压痛

E．疝内容物有无血运障碍

2．腹外疝术后宜采用的体位是

A．去枕平卧位　　　　　　B．仰卧屈膝位　　　　　　C．患侧卧位

D．健侧卧位　　　　　　　E．半坐位

3．临床上最容易引起嵌顿的疝为

A．切口疝　　　　　　　　B．股疝　　　　　　　　　C．脐疝

D．腹股沟直疝　　　　　　E．易复疝

4．临床最常见的腹外疝是

A．脐疝　　　　　　　　　B．股疝　　　　　　　　　C．切口疝

D．腹股沟斜疝　　　　　　E．腹股沟直疝

（5－6 题共用备选答案）

A．腹股沟斜疝　　　　　　B．腹股沟直疝　　　　　　C．股疝

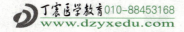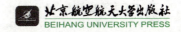

D. 睾丸鞘膜积液 　　　　　　　　E. 隐睾

5. 患者，男，25 岁。腹股沟内侧肿块，下降至阴囊，平卧后消失。可能是

6. 患者，女，45 岁。腹股沟内下方突然出现包块，疼痛不能回纳。可能是

**答案**：1．E。2．B。3．B。4．D。5．A。6．C。

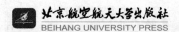

# 第十七章　急性化脓性腹膜炎

## 一、急性化脓性腹膜炎

**1. 临床表现**　腹膜炎的症状可以是突然发生，也可能是逐渐出现的。

（1）症状

①腹痛：是最主要的临床表现，深呼吸、咳嗽、转动身体时疼痛加剧。疼痛先从原发病变部位开始，随炎症扩散至全腹腔。

②恶心、呕吐：腹膜受到刺激，可引起反射性恶心、呕吐。发生麻痹性肠梗阻时可吐出黄绿色胆汁或棕褐色粪便状肠内容物。

③体温、脉搏：开始正常，以后体温逐渐升高、脉搏逐渐加快。脉搏多加快，若脉搏快体温反降，提示疾病恶化。

④感染中毒症状：可出现高热、脉速、呼吸浅快、大汗、口干等症状。病情进一步发展，可有呼吸急促、口唇发绀、体温骤升或下降、血压下降，神志恍惚或不清等表现，表示已有重度脱水、代谢性酸中毒及休克。

（2）体征：腹部压痛、腹肌紧张和反跳痛是腹膜炎的标志性体征，尤以原发病灶所在部位最为明显。若有穿孔，可引起强烈的腹肌紧张，甚至呈"木板样"强直。幼儿、老人及极度虚弱患者腹肌紧张不明显。腹部叩诊时胃肠胀气呈鼓音。

**2. 治疗原则**

（1）非手术治疗/术前：适用于病情较轻，或病程较长超过 24 小时，且腹部体征已减轻或有减轻趋势者，或伴有心肺等脏器疾患而禁忌手术者。

（2）手术治疗：绝大多数继发性腹膜炎患者需手术治疗。应先处理原发病，探查明确病因后决定处理方法；彻底清洁腹腔、充分引流。其适应证为：

①经非手术治疗 6～8 小时后（一般不超过 12 小时），腹膜炎症状和体征不缓解或反而加重。

②腹腔内原发病严重，如胃肠道、胆囊坏死穿孔、绞窄性肠梗阻等。

③腹腔内炎症较重，有大量积液，出现严重的肠麻痹或中毒症状。尤其有休克表现者。

④腹膜炎病因不明且无局限趋势者。

## 二、腹腔脓肿

### （一）膈下脓肿

**1. 临床表现**

（1）全身症状：发热，初为弛张热，脓肿形成后多为持续高热。脉率增快、乏力、衰弱、盗汗、厌食、消瘦、白细胞计数升高、中性粒细胞比例增加。

（2）局部症状：脓肿部位可有持续钝痛，深呼吸时加重。脓肿刺激膈肌时可引起呃逆。膈下感染

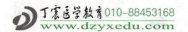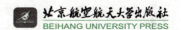

可引起胸膜、肺反应，出现胸水、咳嗽、胸痛。严重时出现局部皮肤凹陷性水肿，皮肤温度升高。

**2. 治疗要点**

（1）经皮穿刺插管引流术：较多采用，优点是手术创伤小、可在局部麻醉下施行。一般不会污染游离腹腔，且引流效果较好，适用于与体壁贴近的、局限的单房脓肿。

（2）切开引流术：根据脓肿位置选择适当切口。脓肿引流后鼓励患者深呼吸，以促进脓液的排出和脓腔的闭合。

### （二）盆腔脓肿

盆腔脓肿是急性腹膜炎治疗过程中最常见的残余脓肿。因盆腔腹膜面积小，吸收毒素能力较低，故盆腔脓肿时全身中毒症状较轻。

**1. 临床表现**　急性腹膜炎治疗过程中、阑尾穿孔或结直肠手术后，出现体温下降后又升高、典型的直肠或膀胱刺激症状，如里急后重、大便频而量少、有黏液便、尿频、排尿困难等，应考虑盆腔脓肿。

**2. 治疗要点**　脓肿较小或未形成时，可以采用非手术治疗。包括应用抗生素，辅以热水坐浴、中药煎服或灌肠，温热水灌肠及物理透热等疗法，某些脓肿患者脓液可自行完全吸收。脓肿较大者，须手术切开引流。

# 三、急性化脓性腹膜炎的护理

**1. 术前护理 / 非手术治疗护理**

（1）一般护理：观察腹部症状和体征的变化。

（2）体位活动：取半卧位，利于腹腔渗液流入盆腔，减轻中毒症状。休克患者取中凹卧位。

（3）饮食护理：腹腔脓肿患者应鼓励多饮水和高营养饮食，以改善全身中毒症状。胃肠道穿孔患者禁食，并持续胃肠减压。

（4）纠正水、电解质紊乱：遵医嘱补充液体和电解质等，以纠正水、电解质及酸碱失衡。必要时输入全血、血浆或白蛋白。感染中毒症状明显或休克患者，给予抗休克治疗。

（5）用药护理：高热患者采取物理降温或药物降温，遵医嘱给予有效抗生素。疼痛严重者，给予镇静处理，对于已经确诊者，可使用哌替啶类镇痛药；对于不明确或需要进行观察的患者，慎用镇痛药，以免掩盖病情。

**2. 术后护理**

（1）一般护理：密切监测生命体征，记录 24 小时出入量，危重者注意循环、呼吸。肾功能的监测。注意腹部体征变化，观察肠蠕动的恢复情况，如有异常，及时通知医师处理。

（2）体位活动：术后全麻清醒前，采取去枕平卧位，头偏向一侧，防止呕吐物堵塞呼吸道。清醒后取平卧位，6 小时后，待血压、脉搏平稳，改为半卧位。

（3）饮食护理：术后禁食、胃肠减压，根据营养状况，给予肠外营养支持，待胃肠蠕动恢复后可逐步经口饮食。空肠造口者可给予肠内营养。禁食期间做好口腔护理，每天 2 次。

---

1. 急性化脓性腹膜炎常见的并发症为
A．膈下脓肿　　　　　　　　B．盆腔脓肿　　　　　　　　C．肺炎
D．切口感染　　　　　　　　E．肠间脓肿

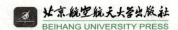

2．诊断急性腹膜炎最可靠的依据是

A．腹肌紧张，反跳痛　　　　　B．血压下降　　　　　C．脉搏细弱

D．恶心、呕吐　　　　　　　　E．体温升高

3．盆腔脓肿的临床表现，错误的是

A．体温升高　　　　　　　　　B．膀胱刺激症状　　　　C．直肠刺激症状

D．腹部触及肿块　　　　　　　E．直肠指诊可触及肿块

（4－5题共用题干）

　　患者，男，56岁。结肠癌术后7天，体温39℃，右肋缘下钝痛，呼吸时加重。查体：右肋下有叩击痛。

4．问题1：为明确诊断，应采取的辅助检查不包括

A．血常规　　　　　　　　　　B．X线拍片　　　　　　　C．CT

D．钡灌肠　　　　　　　　　　E．B超引导下行诊断性穿刺

5．问题2：最可能的诊断是

A．膈下脓肿　　　　　　　　　B．急性胰腺炎　　　　　　C．急性肝炎

D．急性胆囊炎　　　　　　　　E．消化道穿孔

答案：1．B。2．A。3．D。4．D。5．A。

# 第十八章　腹部损伤

腹部内脏中最容易受伤的器官是脾，其次是肝。

## 1. 临床表现

（1）单纯腹壁损伤：局限性腹壁疼痛、压痛、肿胀和皮下瘀斑。

（2）实质脏器损伤：主要表现为腹腔内（或腹膜后）出血。常出现面色苍白、脉率加快或微弱，血压不稳，甚至休克。若胆管、胰管断裂，胆汁、胰液溢入腹腔，出现明显的腹痛和腹膜刺激征。肩部放射痛提示肝（右）或脾（左）损伤。出血量大者可有移动性浊音，是内出血的晚期体征。

（3）空腔脏器损伤：主要表现是弥漫性腹膜炎。多出现持续性剧烈腹痛，恶心、呕吐。伴全身性感染症状。最突出的体征是腹膜刺激征，胃液、胆汁、胰液刺激性最强，肠液次之，血液最轻。结肠破裂因结肠内容物液体成分少而细菌含量多，故早期症状轻，常只有局限腹膜炎，晚期较严重。

## 2. 治疗与护理措施

（1）急救护理：首先处理危及生命的症状，如心搏呼吸骤停、大出血、张力性气胸等，及时补液抗休克，并紧急手术。内脏脱出时，不能强行纳回腹腔，可用消毒碗覆盖。诊断未明确前，禁用镇痛药。而诊断明确者，使用镇痛药可减轻疼痛，防止神经源性休克。

（2）非手术治疗的护理措施

①休息与活动：绝对卧床休息，不随便搬动伤者。病情稳定者取半卧位，有利于引流和呼吸。病情不稳定时取平卧或休克卧位。

②四禁：严格执行外科急腹症的"四禁"，即禁食禁饮、禁忌灌肠、禁用泻药、禁用吗啡等镇痛药物。

③胃肠减压：明显腹胀或疑有空腔脏器损伤者，尽早行胃肠减压。可减少胃肠内容物漏出，减轻肠壁水肿、促进肠壁血液循环恢复、胃肠功能恢复及胃肠吻合口的愈合，减轻腹痛。

④观察：密切观察生命体征、腹部症状和体征。补充足够的液体，并遵医嘱使用抗生素。

（3）术后护理

①饮食护理：术后继续禁食禁饮，胃肠减压。肛门排气后，可拔除胃管，摄入少量流质饮食，逐渐过渡到半流质饮食或普食。

②病情观察：定时监测生命体征，观察腹部症状体征、腹腔引流和伤口敷料情况。

③预防感染：遵医嘱使用抗生素，指导有效咳嗽，翻身拍背，痰液黏稠时多饮水，防止肺部感染。

④腹腔引流护理：妥善固定，保持引流通畅。普通引流袋每天更换，严格执行无菌操作。注意观察并记录引流液的性质和量。

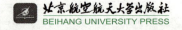
丁震医学教育 010-88453168
www.dzyxedu.com
北京航空航天大学出版社
BEIHANG UNIVERSITY PRESS

1. 患者，男，23 岁。上腹部撞伤 2 小时，面色苍白，四肢厥冷，血压 60/40mmHg，心率 140 次 / 分，全腹轻压痛、反跳痛、肌紧张，肠鸣音减弱，应首先考虑

A. 胆囊破裂　　　　　　　　　B. 小肠破裂　　　　　　C. 严重腹壁软组织挫伤

D. 肝、脾破裂　　　　　　　　E. 胰、十二指肠破裂

2. 腹部损伤治疗中，最重要的措施是

A. 禁食　　　　　　　　　　　B. 使用抗生素　　　　　C. 预防休克

D. 禁用镇痛剂　　　　　　　　E. 术前准备

3. 腹部内脏中最容易受伤的器官是

A. 肝脏　　　　　　　　　　　B. 脾脏　　　　　　　　C. 胰腺

D. 小肠　　　　　　　　　　　E. 结肠

4. 腹部外伤合并出血性休克患者的处理原则是

A. 补液，恢复血容量　　　　　B. 紧急剖腹探查　　　　C. 控制感染

D. 抗休克与手术治疗同时进行　E. 积极抗休克治疗

5. 腹部手术后拔除胃管的指征是

A. 术后 3 天　　　　　　　　　B. 肠蠕动恢复，肛门排气

C. 可下床活动　　　　　　　　D. 肠鸣音亢进

E. 无胃液抽出

**（6 - 8 题共用题干）**

患者，男，56 岁。腹部外伤后 1 小时。持续性腹痛，面色苍白，心率 116 次 / 分，血压 90/55mmHg。

6. 问题 1：患者术后血压平稳，采取的正确体位是

A. 半卧位　　　　　　　　　　B. 平卧位　　　　　　　C. 坐位

D. 中凹位　　　　　　　　　　E. 侧卧位

7. 问题 2：在闭合性损伤中最易受伤的器官是

A. 脾　　　　　　　　　　　　B. 肾　　　　　　　　　C. 肠系膜

D. 小肠　　　　　　　　　　　E. 胰

8. 问题 3：观察期间处理措施错误的是

A. 不随便搬动患者　　　　　　B. 密切观察生命体征变化

C. 流质饮食　　　　　　　　　D. 输液、输血

E. 给予胃肠减压

**（9 - 10 题共用备选答案）**

A. 腹穿有凝固性血液　　　　　B. 腹穿有不凝固血液　　C. 腹穿有粪臭味

D. 腹穿有胆汁　　　　　　　　E. 腹穿有脓性液体

9. 下消化道穿孔可出现

10. 可出现膈下游离气体的是

**答案**：1. D。2. C。3. B。4. D。5. B。6. A。7. A。8. C。9. C。10. E。

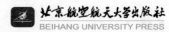

# 第十九章 胃、十二指肠疾病

## 一、胃、十二指肠溃疡的外科治疗

**1. 临床表现** 以慢性、周期性发作、节律性上腹部疼痛为特点，伴反酸、嗳气、烧心、恶心、食欲减退等消化不良症状，但缺乏特异性。部分患者无症状。十二指肠溃疡比胃溃疡更多见，周期性和节律性更明显，秋冬和冬春之交更易发病，常可被进食或服用抗酸药所缓解。胃溃疡与十二指肠溃疡的鉴别见表1-19。

表1-19 胃溃疡与十二指肠溃疡的鉴别

| | 胃溃疡 | 十二指肠溃疡 |
|---|---|---|
| 好发人群 | 中壮年男性 | 青壮年男性 |
| 好发部位 | 胃小弯，胃角或胃窦 | 球部，前壁较常见 |
| 胃酸分泌 | 正常或偏低 | 增高 |
| 发病机制 | 防御修复因素减弱为主 | 侵袭因素增强为主 |
| 疼痛部位 | 中上腹或剑突下稍偏左 | 中上腹或稍偏右 |
| 疼痛性质 | 烧灼、隐痛、钝痛、胀痛或饥饿样不适感 | |
| 疼痛节律 | "进餐—餐后疼痛—空腹缓解"规律，即餐后30分钟至1小时疼痛，1～2小时后缓解，下次进餐后再重复上述规律 | "进餐—餐后缓解—空腹疼痛"规律，即餐后3～4小时疼痛，若不服药或进餐则持续至下次进餐后才缓解 |
| 空腹痛 | 无 | 有 |
| 午夜痛 | 少有 | 多有（半数患者） |
| 可否癌变 | 可能 | 极少 |

**2. 常见并发症**

（1）出血：消化性溃疡最常见的并发症是上消化道出血，消化性溃疡也是上消化道出血最常见的病因。十二指肠溃疡出血的发生率比胃溃疡高，出血量的多少主要与被溃疡侵蚀基底血管的大小有关。十二指肠溃疡出血多位于球部后壁，胃溃疡出血多位于胃小弯。轻者仅表现为排柏油样便，重者可出现呕血甚至低血容量性休克。出血前常有腹痛加重现象，出血后疼痛多缓解。肠腔内积血刺激肠蠕动增加，肠鸣音增强。

（2）急性穿孔：典型表现为骤发刀割样剧烈腹痛，持续性或阵发性加重，初始位于上腹部，很

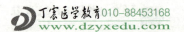
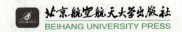

快波及全腹，有时伴肩胛部牵涉痛。患者出现恶心、呕吐、面色苍白、四肢冰冷、出冷汗，脉搏快、呼吸浅等。病情进一步发展还可出现血压下降、发热、白细胞增高等全身感染中毒表现及腹胀、肠麻痹症状。查体见急性痛苦面容，取屈曲体位，仰卧拒动，腹式呼吸减弱或消失，出现全腹压痛、反跳痛、腹肌紧张呈"木板样"强直等急性腹膜炎的体征。叩诊肝浊音界缩小或消失，移动性浊音阳性。听诊肠鸣音减弱或消失。B超示腹腔有液性暗区。腹部立位X线检查见膈下新月状游离气体影最具特征性，是急性穿孔最重要的诊断依据。腹腔穿刺可抽出黄色浑浊液体或食物残渣。

（3）瘢痕性幽门梗阻：呕吐是最为突出的症状，呕吐物为发酵隔夜食物，且量很大，有大量黏液，不含胆汁，有腐败酸臭味。呕吐后自觉腹胀明显缓解。患者常有低氯、低钾性碱中毒，严重时还可出现低镁血症、酮症、脱水及营养不良。典型体征为上腹可见胃型及自左肋下向右腹的蠕动波、晃动上腹部时可闻及振水声。X线钡剂造影检查和胃镜检查可明确诊断，但钡剂可造成梗阻加重。

（4）癌变：少数胃溃疡患者可发生癌变，十二指肠溃疡则一般不会癌变。发生癌变时，疼痛节律可变为无规律性。对45岁以上、溃疡久治不愈、大便隐血试验阳性者，应高度警惕。

### 3. 治疗要点

（1）药物治疗：目的在于去除病因、控制症状、促进溃疡愈合、预防复发和防治并发症。

（2）手术治疗

①胃大部切除术：是消化性溃疡的主要术式，术中采取仰卧位。其原理是切除胃窦部，减少G细胞分泌的促胃液素所引起的体液性胃酸分泌；切除大部分胃体，减少了分泌胃酸、胃蛋白酶的壁细胞和主细胞数量；切除了溃疡本身及溃疡的好发部位。适用于非手术治疗无效或并发穿孔、出血、幽门梗阻、癌变者。切除范围为胃的远端2/3～3/4并包括幽门和近胃侧部分十二指肠球部。

a. 毕Ⅰ式：残胃与十二指肠直接吻合，多用于胃溃疡。优点是重建后的结构接近于生理状态，避免胆汁、胰液反流入胃，减少残胃炎和残胃癌的发生。缺点是因吻合口张力大常难以完成。

b. 毕Ⅱ式：残胃与近端空肠吻合，十二指肠残端关闭。优点是不必担心吻合口张力问题，术后吻合口溃疡发生率低。缺点是术后胆汁、胰液易反流。

②胃迷走神经切断术：原理为消除了迷走神经引起的胃酸分泌，治疗效果与胃大部切除术相似。

### 4. 护理措施

（1）一般护理

①饮食护理

a. 进餐方式：指导患者规律进食，定时定量，少量多餐，细嚼慢咽，每天进餐4～5次，以中和胃酸。

b. 食物选择：溃疡活动期以清淡、营养丰富、无刺激的饮食为主。缓解期给予高热量、高蛋白、高维生素、易消化的饮食。

②疼痛护理：停用非甾体抗炎药及糖皮质激素类药物；遵医嘱服用抑制胃酸分泌、弱碱抗酸及保护胃黏膜等药物。

（2）非手术治疗护理及术前护理

①急性穿孔护理

a. 最重要的护理措施是禁食和胃肠减压。

b. 无休克者取半卧位，合并休克者应采取平卧位。

c. 监测生命体征，密切观察腹痛、腹膜刺激征及肠鸣音的变化。进行抗休克治疗的同时做好急症手术准备。

②急性出血护理：取平卧位，下肢抬略高，以保证脑部供血；呕吐时头偏向一侧，防止窒息或误吸。密切监测生命体征，特别注意观察血压变化。

③幽门梗阻护理：不完全梗阻者给予无渣半流食，完全梗阻者术前禁食。观察呕吐情况，给予输

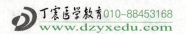
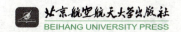

液和营养支持，纠正低氯低钾性碱中毒。完全梗阻者术前3天每晚用300～500ml温等渗盐水洗胃，以减轻胃壁水肿和炎症，利于术后吻合口愈合。

（3）术后一般护理：胃大部切除术后3天最重要的措施是密切观察胃管引流液和血压的变化。

①病情观察：每30分钟测量一次血压、脉搏和呼吸，直到血压平稳。注意观察患者神志、体温、尿量、切口渗液及引流量等。

②体位护理：常取平卧位，待全麻清醒、血压平稳后改为低半卧位。

③引流管护理：引流管应妥善固定，避免脱出，一旦脱出不可自行重新插回。保持引流管通畅，防止受压、打折、扭曲。胃管的负压要适当，为防堵塞，可用手轻轻挤压；若堵塞，应在医生指导下用注射器抽取生理盐水冲洗。注意观察胃液的颜色、性质和量，术后24小时内胃管引流少量暗红色或咖啡色液体属正常，一般100～300ml，以后渐少并转清。术后3～4天，引流量减少、肛门排气后，可拔出胃管。

④维持体液平衡：禁食期间应详细记录24小时液体出入量，为合理输液提供依据。患者术后由手术室返回病房后，病房护士应重点了解术中的液体出入量。维持水、电解质平衡，给予静脉营养支持，必要时输血，以利于切口和吻合口愈合。

⑤休息活动护理：病情允许时，应鼓励患者早期离床活动，预防肠粘连等并发症。

⑥饮食护理：拔除胃管当天可少量饮水或米汤；第2天进半量流质饮食，每次50～80ml；若无不适，第3天进全量流食，每次100～150ml；第4天可进半流质饮食，如稀饭；第10～14天可进软食。饮食恢复后，忌生、冷、硬和刺激性食物，少进食牛奶、豆类等产气食物，少食多餐，循序渐进。

（4）术后近期并发症的表现和护理

①胃出血：术后短期从胃管引流出大量鲜血，或24小时后仍有鲜血。多采用非手术疗法，应用止血药，输新鲜血。如出血量大或止血效果不理想，应尽早手术止血。术后4～6天发生的出血，常由吻合口黏膜坏死脱落导致。

②胃排空障碍：也称胃瘫。可能与手术切断迷走神经等有关。多见于术后4～10天。患者出现持续性饱胀、钝痛、呕吐含有胆汁的胃内容物。多数患者经禁食、胃肠减压、肠外营养、纠正低蛋白及应用促胃肠动力药（多潘立酮、红霉素）等保守治疗好转。

③十二指肠残端破裂：是毕Ⅱ式胃大部切除术后近期最严重的并发症，多发生于术后24～48小时。表现为右上腹突发剧痛、发热、腹膜刺激征，腹腔穿刺可有胆汁样液体。一旦确诊应立即手术。

④吻合口破裂或瘘：常在术后5～7天发生，贫血、水肿、低蛋白血症的患者更易发生，与吻合口张力过大、缝合技术不当等有关。如出现高热、脉速、腹痛及弥漫性腹膜炎的表现，需立即手术修补；症状较轻无弥漫性腹膜炎时，可先行保守治疗，必要时手术治疗。

⑤术后梗阻：多发生于毕Ⅱ式术后，共同特征是呕吐。

a. 吻合口梗阻：多在术后由流食改为半流食时出现，常由于吻合口过小或吻合时内翻过多、术后吻合口水肿所致。表现为进食后上腹饱胀，溢出性呕吐。呕吐物为食物，含或不含胆汁。一般经禁食、胃肠减压、输液后可缓解。

b. 输入袢梗阻：若为急性完全性梗阻，表现为上腹部剧烈腹痛伴频繁呕吐，量少不含胆汁，呕吐后症状不缓解；梗阻近端为十二指肠残端，易发生绞窄，应及早手术解除梗阻。

c. 输出袢梗阻：多因粘连、大网膜水肿或炎性肿块压迫等所致。表现为上腹饱胀，呕吐物含食物和胆汁。先行保守治疗，若不缓解，应手术解除梗阻。

（5）术后远期并发症的表现和护理

①早期倾倒综合征：多发生于毕Ⅱ式术后，主要由于胃大部切除术后大量高渗食物快速进入空肠，刺激肠道分泌多种活性物质，引起大量细胞外液渗入肠腔，使循环血量骤然减少，同时胃肠功能紊

乱。主要表现为进食半小时内出现上腹胀满、腹泻、心悸、大汗、头晕、乏力、面色苍白甚至晕厥等。预防应少食多餐,避免过甜、过咸、过浓、过热流食,宜进低糖类、高蛋白饮食,餐时限制饮水。进餐后平卧 10 ～ 20 分钟,多数患者 6 ～ 12 个月能逐渐自愈。

②晚期倾倒综合征:又称低血糖综合征,多在餐后 2 ～ 4 小时出现,表现为患者出现心慌、无力、眩晕、出汗、手颤等。原因为含糖食物快速进入空肠,快速吸收,血糖急速升高,刺激胰岛素大量释放。血糖下降后,胰岛素仍保持在高水平,而出现低血糖反应。此时稍进食即可缓解。预防应减少饮食中糖类比例,少量多餐。

③碱性反流性胃炎:是指胆汁、肠液、胰液等反流入胃,毕Ⅱ式手术后数月至数年发生。表现为上腹部及胸骨后烧灼样痛,进食后加重,呕吐胆汁样液,抑酸药治疗无效。首先给予保守治疗,少食多餐,餐后勿平卧,给予胃黏膜保护药和促胃肠动力药。重者应手术治疗。

# 二、胃　癌

**1. 临床表现**　50 岁以上好发,男性多见。

(1)症状:早期胃癌无明显症状,首发症状多为上腹部不适、食欲减退等非特异性症状。进展期胃癌最早期的临床表现是上腹部隐痛。贲门部胃癌有胸骨后疼痛和进行性哽噎感。胃窦部癌有呕吐宿食等幽门梗阻表现。癌肿破溃或侵犯血管时,可有呕血和黑便。患者逐渐出现贫血、消瘦,晚期呈恶病质。

(2)体征:早期无明显体征,晚期可扪及上腹部质硬、固定的肿块,有压痛。远处转移时可有肝大、腹水、锁骨上淋巴结肿大等表现。

**2. 治疗要点**　手术治疗是首选方法,也是目前治愈胃癌的唯一方法。中、晚期胃癌辅以化疗、放疗及免疫治疗提高疗效。

**3. 护理措施**

(1)术前护理

①饮食护理:给予高热量、高蛋白、高维生素、低脂肪、易消化的少渣饮食。必要时遵医嘱静脉输液提供营养。

②术前准备:幽门梗阻者在禁食的基础上,术前 3 天起每晚用温生理盐水洗胃,并口服肠道不吸收的抗生素。做好术前检查和其他术前常规准备。

(2)术后护理:详见本章胃、十二指肠溃疡外科治疗的相关内容。

---

1. 提高胃癌疗效的关键是
A. 扩大根治手术　　　　　　　B. 根治性手术附加化疗　C. 根治性手术附加放疗
D. 早期治疗　　　　　　　　　E. 定期复查

2. 胃癌的癌前疾病<u>不包括</u>
A. 胃溃疡　　　　　　　　　　B. 萎缩性胃炎　　　　　　C. 胃息肉
D. 胃酸缺乏症　　　　　　　　E. 应激性溃疡

3. 易与慢性胆囊炎相混淆的疾病是
A. 肾结石　　　　　　　　　　B. 肠梗阻　　　　　　　　C. 胃十二指肠溃疡
D. 急性胰腺炎　　　　　　　　E. 胆道蛔虫症

---

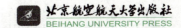

4. 溃疡病幽门梗阻患者的主要临床表现是

A. 腹胀      B. 食欲减退      C. 营养不良

D. 阵发性腹部绞痛      E. 呕吐大量宿食

5. 胃癌的好发部位是

A. 贲门部      B. 幽门部      C. 胃大弯

D. 胃小弯      E. 胃窦部

6. 胃大部切除术的远期并发症<u>不包括</u>

A. 碱性反流性食管炎      B. 吻合口溃疡      C. 营养不良

D. 残胃癌      E. 十二指肠残端破裂

（7-8题共用题干）

患者，女，45岁。上腹隐痛不适5年，近一个多月来逐渐加重，服用制酸剂后有所改善，食欲尚可，粪便隐血（++），胃肠钡餐摄片见胃小弯水平部黏膜纹理紊乱，胃壁僵直不规则。

7. 问题1：应考虑的诊断是

A. 胃溃疡      B. 慢性萎缩性胃炎      C. 胃窦炎

D. 胃黏膜脱垂      E. 胃癌

8. 问题2：其治疗原则应该是

A. 手术      B. 内科治疗      C. 针灸

D. 营养支持      E. 对症治疗

（9-10题共用题干）

患者，男，39岁。突然左上腹剧痛并迅速波及全腹，患者面色苍白，出冷汗，全腹压痛、反跳痛、呈板状腹。

9. 问题1：该患者最可能的诊断是

A. 急性阑尾炎      B. 急性胆囊炎      C. 急性胰腺炎

D. 急性胃肠炎      E. 胃十二指肠溃疡穿孔并腹膜炎

10. 问题2：为明确该诊断，应立即进行的检查是

A. 血淀粉酶      B. 腹部 CT      C. 腹部 X 片

D. 血常规      E. 大便常规

（11-12题共用题干）

患者，男，34岁。有多年消化性溃疡病史，近半年来发生瘢痕性幽门梗阻。

11. 问题1：<u>不符合</u>患者实际情况的临床表现是

A. 呕吐量大，多发生于傍晚      B. 呕吐物含食物和胆汁

C. 呕吐物有酸臭味      D. 有胃型和胃蠕动波

E. 消瘦，脱水，低氯低钾性碱中毒

12. 问题2：该患者拟行手术治疗，术前为消除幽门水肿需洗胃，洗胃的溶液应选择

A. 高渗盐水      B. 等渗盐水      C. 低渗盐水

D. 抗生素溶液      E. 温开水

（13－14 题共用备选答案）

A．有腹膜刺激征　　　　　　　B．呕血和柏油样便　　　C．出现失血性休克

D．血红蛋白明显下降　　　　　E．患者呈贫血貌

13．不符合胃十二指肠溃疡大出血表现的是

14．脾破裂出血时一般不会出现

（15－16 题共用备选答案）

A．呕吐食物，不含胆汁

B．呕吐食物和胆汁

C．呕吐胆汁，不含食物

D．进食 15～30 分钟后心慌、心悸、大汗，平卧后缓解

E．进食 2～4 小时后心慌、无力、眩晕、出汗

15．输出段梗阻的症状是

16．早期倾倒综合征的症状是

（17－19 题共用备选答案）

A．疼痛－进食－疼痛　　　　　B．疼痛－进食－缓解　　　C．进食－疼痛－疼痛

D．进食－疼痛－缓解　　　　　E．疼痛无一定规律

17．十二指肠球部溃疡的疼痛规律为

18．胃癌的疼痛规律为

19．胃溃疡的疼痛规律为

答案：1．D。2．E。3．C。4．E。5．E。6．E。7．E。8．A。9．E。10．C。11．B。12．B。
　　　13．A。14．B。15．B。16．D。17．B。18．E。19．D。

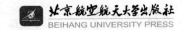

# 第二十章  肠疾病

## 一、急性阑尾炎

急性阑尾炎是外科最常见的急腹症。致病菌多为肠道内的各种革兰阴性杆菌和厌氧菌。

### 1. 临床表现

（1）症状

①转移性右下腹痛：是急性阑尾炎的典型症状。腹痛始发于上腹部，由于内脏神经反射，逐渐转移至脐周，2 小时～1 天后当阑尾炎症涉及壁层腹膜时，转移并局限于右下腹，腹痛呈持续性。穿孔性阑尾炎随着阑尾腔压力骤然降低，腹痛可暂时缓解，但之后出现腹膜炎，腹痛加剧，范围扩大。

②胃肠道症状：常见恶心、呕吐、食欲缺乏。一般在腹痛开始后数小时内出现呕吐。

③全身症状：早期可有乏力，严重时出现全身中毒症状，脉搏增快，体温达到 38℃，穿孔时可达到 39～40℃，但体温升高不会发生在腹痛之前。发生门静脉炎时，出现寒战、高热和轻度黄疸；发生弥漫性腹膜炎时，可出现感染性休克。

（2）体征

①右下腹麦氏点固定压痛：是急性阑尾炎的最常见和最重要的体征。麦氏点位于脐与右髂前上棘连线中外 1/3 处。

②腹膜刺激征、右下腹肿块。

（3）特殊类型急性阑尾炎的特点

①小儿急性阑尾炎：常无典型的转移性右下腹疼痛，右下腹体征不明显、不典型，小儿阑尾壁薄，穿孔率高，并发症和死亡率也较高，应尽早手术。

②老年人急性阑尾炎：老年人对疼痛反应较迟钝，体征不典型，临床表现轻而病理改变却很重，且常常合并其他疾病，如高血压、冠心病、糖尿病，易坏死穿孔，引起腹膜炎，应及时手术治疗。

③妊娠期急性阑尾炎：腹痛和压痛部位随子宫增大而上移，大网膜不易局限，腹膜炎不易局限，炎症刺激子宫，易诱发流产或早产，治疗以早期阑尾切除为主，临产期的急性阑尾炎并发阑尾穿孔可考虑经腹剖宫产术，同时行阑尾切除术。

（4）诊断性试验

①结肠充气试验：患者仰卧位，用右手压迫左下腹部，再用左手反复挤压近侧结肠，结肠内积气可传至盲肠和阑尾，引起右下腹疼痛者为阳性。

②腰大肌试验：患者左侧卧位，使右大腿后伸，腰大肌紧张，引起右下腹疼痛者为阳性，提示阑尾位于腰大肌前方，为盲肠后位或腹膜后位。

③闭孔内肌试验：患者仰卧位，使右髋及右膝各屈曲 90°，然后被动向内旋转，若引起右下腹疼痛者为阳性，提示靠近闭孔内肌的阑尾发炎，阑尾位置较低。

### 2. 治疗要点

（1）手术治疗：首选手术治疗，绝大多数急性阑尾炎一经确诊，应及早施行阑尾切除术，早期手

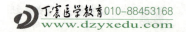
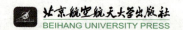

术操作简单，术后并发症少。阑尾坏疽或穿孔后手术操作困难，术后并发症多。阑尾周围脓肿如病情较稳定，宜应用抗生素治疗或同时联合中药治疗促进脓肿吸收消退，也可在超声引导下穿刺抽脓或置管引流；如无局限趋势可行切开引流手术，如阑尾显露方便，应切除阑尾，否则待 3 个月后再做阑尾切除术。

（2）非手术治疗：仅适用于单纯性阑尾炎或发病已超过 72 小时、已形成炎性肿块等有手术禁忌证者。

### 3. 护理措施

（1）术前护理：禁食，但不必胃肠减压。安置患者半卧位，使腹肌松弛，减轻腹痛。疾病观察期间遵医嘱给予抗生素控制感染，体温达到 39℃或以上时，应警惕患者阑尾穿孔。禁服泻药及灌肠，防止穿孔或炎症扩散。诊断不明确前禁用吗啡、哌替啶等镇痛药，以免掩盖病情。

（2）术后护理

①病情观察：密切监测生命体征，预防术后并发症。保持切口敷料清洁、干燥，腹腔引流管应保持通畅。

②用药护理：遵医嘱应用抗生素控制感染。

③并发症护理

a. 切口感染：是阑尾切除术后最常见的并发症，表现为术后 2～3 天体温升高，切口胀痛或跳痛，局部红肿、压痛等。可采取穿刺抽脓、局部拆线、放置引流、定期换药等方法促进切口愈合，并遵医嘱给予抗生素、理疗等。

b. 出血：一旦确诊，应迅速建立静脉通路，输血、补液，紧急再次手术。

c. 腹腔脓肿：发生在盆腔的脓肿由于刺激直肠，可有大便次数增多，混有黏液，伴里急后重。治疗方法有超声引导下穿刺抽脓、手术切开引流等。

d. 粘连性肠梗阻：经积极抗感染治疗及全身支持疗法多数患者的梗阻可缓解。如为完全性肠梗阻，应手术治疗。

e. 肠瘘：多因阑尾残端结扎线松脱所致。

# 二、肠梗阻

任何原因引起肠内容物通过障碍，并有腹胀、腹痛等临床表现时，称为肠梗阻，是外科常见急腹症之一。

### 1. 临床表现

（1）症状：主要表现为腹痛、呕吐、腹胀和停止排气排便。其中，停止排便排气是最典型的症状。

①腹痛：腹痛由梗阻部位以上肠管强烈蠕动所致，蠕动呈间歇性，故机械性肠梗阻的腹痛特点是阵发性剧烈绞痛。如腹痛间歇缩短，表现为持续性剧烈绞痛，应警惕为绞窄性肠梗阻。麻痹性肠梗阻的肠壁呈弛缓状态，不会有阵发性腹痛，只有持续性胀痛。

②呕吐：高位肠梗阻的呕吐出现较早，呕吐频繁，呕吐物主要为胃及十二指肠内容物。低位肠梗阻呕吐出现较迟，呕吐物初为胃内容物，后期为经肠内腐败、发酵的肠内容物。结肠梗阻呕吐到晚期才出现，呕吐物如呈棕褐色或血性，是肠管血运障碍的表现。麻痹性肠梗阻的呕吐呈溢出性。

③腹胀：发生在腹痛之后。高位性肠梗阻腹胀不明显，低位肠梗阻和麻痹性肠梗阻腹胀明显，遍及全腹。

④停止排气排便：完全性肠梗阻由于肠内容物不能通过梗阻部位，梗阻以下肠管呈空虚状态，表现为肛门停止排气排便。梗阻的早期，尤其是高位肠梗阻，梗阻以下肠管尚有气体和粪便积存，易

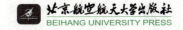

误诊为非肠梗阻或不完全性肠梗阻。

（2）体征

①视诊：机械性肠梗阻可见肠型和肠蠕动波，肠扭转时腹胀不对称。麻痹性肠梗阻腹胀均匀。

②触诊：单纯性肠梗阻可有轻度压痛。绞窄性肠梗阻可有固定压痛和腹膜刺激征。麻痹性肠梗阻触不到肿块。

③叩诊：绞窄性肠梗阻有移动性浊音阳性。

④听诊：机械性肠梗阻肠鸣音亢进，有气过水音或金属音。麻痹性肠梗阻肠鸣音减弱或消失。

**2. 常见的机械性肠梗阻**　见表1-20、表1-21。

**3. 治疗要点**　基本原则是解除梗阻和纠正因梗阻引起的全身性生理紊乱。

（1）非手术治疗：禁食，胃肠减压，纠正水、电解质及酸碱平衡紊乱，应用抗生素防治腹腔感染，解痉镇痛，低压灌肠。

（2）手术治疗：去除病因，如松解粘连、解除疝环压迫、扭转复位、切除病变肠管等。

**4. 护理措施**

（1）非手术治疗护理

①禁食、胃肠减压：机械性肠梗阻在非手术治疗期间，最重要的护理措施是保持有效的胃肠减压。胃肠减压可抽出肠腔内积存的气体和液体，降低肠腔压力，有利于肠壁血液循环恢复；减轻肠壁水肿，使部分因肠壁肿胀、肠管扭曲导致的梗阻得以恢复或复位；减轻腹内压，改善因膈肌抬高导致的循环和呼吸障碍；抽出的胃肠引流液还可作为判断梗阻性质的依据。

②病情观察：最重要的是区分单纯性肠梗阻和绞窄性肠梗阻，关系到治疗方法的选择和预后。梗阻解除的重要标志是肛门排便、排气。注意观察患者的神志、生命体征、腹痛、腹胀、呕吐、排气排便、腹膜刺激征、肠鸣音及肠蠕动等情况。胃肠减压期间，应严密观察胃肠液的性质，记录引流量。

③维持体液平衡：准确记录液体出入量，根据血清电解质和血气分析结果合理输液。平衡盐溶液（乳酸钠林格液）是最接近细胞外液的液体，适合于迅速补充有效循环血量，防治休克。

④用药护理：防治感染性休克，使用有效、足量抗生素控制感染。腹痛时可使用阿托品、山莨菪碱等解痉药，但在病情未明确时，禁用吗啡、哌替啶止痛。

### 表1-20　单纯性肠梗阻与绞窄性肠梗阻鉴别

| | 单纯性肠梗阻 | 绞窄性肠梗阻 |
|---|---|---|
| 发　病 | 较缓慢 | 急骤，发展迅速 |
| 腹痛特点 | 阵发性绞痛 | 持续性剧烈绞痛 |
| 腹　胀 | 均匀全腹胀 | 不对称，有局部隆起的肿块 |
| 压　痛 | 轻，部位不固定 | 腹膜刺激征：固定压痛，反跳痛，腹肌紧张 |
| 全身情况 | 尚好 | 全身中毒症状及感染性休克 |
| 腹腔穿刺 | 无特殊 | 可见血性液体或炎性渗出液 |
| 血性粪便 | 无 | 可有 |
| 腹部X线检查 | 小肠袢扩张呈鱼骨刺状、梯形排列，结肠显示结肠袋 | 孤立扩大的肠袢 |
| 治疗原则 | 先行非手术治疗 | 手术治疗 |

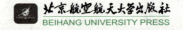

表1-21　常见的机械性肠梗阻鉴别

| | 粘连性肠梗阻 | 蛔虫性肠梗阻 | 肠扭转 | | 肠套叠 |
| --- | --- | --- | --- | --- | --- |
| | | | 小肠扭转 | 乙状结肠扭转 | |
| 发病特点 | 腹腔内手术、炎症、创伤、出血、异物等引起 | 多见于小儿,因蛔虫聚集成团堵塞肠腔,驱虫不当是主要诱因。多为单纯性不完全性肠梗阻 | 多见于青壮年,常因饱食后剧烈运动而发病。闭袢性肠梗阻加绞窄性肠梗阻,发病急骤,发展迅速 | 多见于乙状结肠冗长、有便秘的老年人 | 肠的一段套入其相连的肠管腔内,小儿多见。饮食不当、腹泻、感染等致肠蠕动正常节律紊乱是最主要原因,可发生绞窄,回结肠套叠最常见 |
| 典型表现 | 典型的机械性肠梗阻表现 | 脐周阵发性疼痛,伴呕吐,腹部柔软,可扪及条索状包块 | 突然发作的持续性剧烈腹部绞痛,腰背牵涉痛,呕吐频繁,腹胀不对称,可触及扩张的肠袢,肠鸣音减弱,休克出现早,病死率高;乙状结肠 | 腹部持续胀痛,左腹部明显膨胀,可见肠型。腹部压痛及肌紧张不明显。钡剂灌肠X线检查见扭转部位钡剂受阻,钡影尖端呈"鸟嘴"形 | 三大典型症状是腹痛、果酱样血便、腊肠形光滑有压痛的腹部肿块。钡灌肠是最有意义的检查,呈"杯口状"或"弹簧状"阴影 |
| 治疗原则 | 首选非手术疗法,发生绞窄应手术 | 主要采用非手术治疗 | 极易发生绞窄,应及时手术治疗 | | 是唯一可早期灌肠的外科急症。一旦发生尽早复位,早期主要采用空气灌肠或钡灌肠,效果好 |

（2）术后护理

①禁食、胃肠减压：术后仍应禁食，给予肠外营养支持。注意观察引流液的颜色、性质和量。

②饮食护理：肠蠕动恢复、拔除胃肠减压管后，逐步恢复进食，从仅饮水、流质、半流质，逐渐改为软食，少量多餐，禁食油腻。

# 三、肠　瘘

肠瘘是指肠管与其他脏器、体腔或体表之间存在病理性通道，肠内容物经此通道进入其他脏器、体腔或至体外，引起严重感染、体液失衡等改变。

### 1. 临床表现

（1）症状：手术后肠外瘘可于术后3～5天出现症状，由于肠内容物外漏，可对周围器官产生强烈刺激，可有腹痛、腹胀、恶心等，或出现麻痹性肠梗阻。继发感染者体温升高，可出现严重水电解质紊乱，甚至发生低血容量休克。可并发脓毒症、多器官功能衰竭。

（2）体征：腹壁可有一个或多个瘘口，瘘口排出物与瘘管位置有关，高位小肠瘘可含有大量胆汁、胰液等。低位肠瘘可含有粪渣，有臭味，强腐蚀性肠液可致瘘口周围红肿、糜烂。

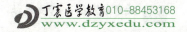
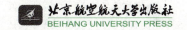

2. **治疗要点**　控制感染，纠正水电解质紊乱。使用药物如生长抑素制剂，降低胃肠液分泌量，减少体液丢失。或采用手术治疗。

3. **护理措施**

（1）非手术治疗

①维持体液平衡：纠正水电解质紊乱。

②控制感染：取半坐卧位，利于积液积聚盆腔，减少毒素吸收。遵医嘱合理使用抗生素。

③营养支持：发病初期应禁食，给予全胃肠外营养支持，减少消化液分泌，使漏出物减少。

④负压引流：持续负压吸引，以充分稀释肠液，促进局部炎症消散。调节负压至 10 ～ 20kPa 为宜。每天灌洗量为 2000 ～ 4000ml，速度为 40 ～ 60 滴 / 分，保持灌洗液温度在 30 ～ 40℃。

⑤皮肤护理：及时清除漏出的肠液，保持瘘口清洁干燥，局部清洁后可涂抹复方氧化锌软膏保护。

（2）手术治疗

①术前护理：行肠道准备，术前 3 天进食少渣半流质饮食，口服肠道不吸收的抗生素。

②术后护理：

a. 饮食护理：禁食 4 ～ 6 天，行全胃肠外营养支持。开始进食时以低脂、适量蛋白质、高糖、低渣饮食为主。

b. 引流护理：保持引流管通畅，根据引流情况调整引流负压大小。

c. 并发症护理：术后严密监测生命体征及切口渗血情况；早期床上活动，预防粘连性肠梗阻。

# 四、大肠癌

1. **临床表现**　早期无特异性症状，当病情发展或伴感染时，才出现明显症状。排便习惯改变和大便带血是最早出现的症状。

（1）结肠癌

①排便习惯和粪便性状改变：是首发症状，表现为大便次数增多，血便、腹泻、便秘等，其中以血便为突出表现，伴感染者可出现脓血便。病变位置越低，颜色越鲜红，血、便分离；位置越高，颜色越暗，且与粪便相混。

②腹痛：早期症状之一，为持续性隐痛或腹部不适。

③全身症状：由于慢性失血、癌肿溃烂、毒素吸收等，患者可出现贫血、消瘦、乏力、低热等。晚期可出现肝大、黄疸、水肿、腹水、锁骨上淋巴结肿大及恶病质等。

④左、右结肠癌特点对比：因癌肿部位及病理类型不同，结肠癌的临床表现存在差异：右半结肠肠腔较左侧大，癌肿多呈肿块型，即主要表现为腹部包块、便血和贫血，大便稀薄，腹泻和便秘交替出现，较少发生肠梗阻；而左半结肠癌主要表现为便血、腹泻、便秘和肠梗阻，因肠腔相对狭小，癌肿多呈浸润生长型，易引起环状缩窄，更容易发生肠梗阻，癌肿破溃时，可有便血。

（2）直肠癌

①直肠刺激症状：频繁便意和排便习惯改变，肛门下坠、里急后重和排便不尽感。

②黏液血便：为癌肿破溃感染所致，血便是最常见的早期症状。

③肠腔狭窄症状：粪便变形、变细。肠管梗阻后，有腹痛、腹胀、肠鸣音亢进等症状。

④转移症状：出现侵犯器官的相应症状。

2. **治疗要点**

（1）结肠癌治疗：以手术切除为主的综合治疗。

（2）直肠癌治疗：手术切除为主要治疗方法，根治手术包括 Dixon 手术和 Miles 手术。

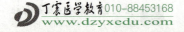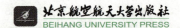

① Dixon 手术（经腹直肠癌切除术）：目前应用最多，适用于腹膜反折以上的直肠癌，癌肿距齿状线 5cm 以上，远端切缘距癌肿下缘 2cm 以上，保留正常肛门。

② Miles 手术（腹会阴联合直肠癌根治术）：适用于腹膜反折以下的直肠癌，切除乙状结肠、全部直肠、肛管及肛门周围 5cm 直径的皮肤及全部肛门括约肌，不能保留肛门，于左下腹行永久性结肠造口（人工肛门）。

**3. 护理措施**

（1）术前护理

①饮食护理：给予高蛋白、高热量、高维生素、易消化的少渣饮食，纠正水、电解质紊乱。

②肠道准备：是直肠癌根治术前重要的特殊护理，可减少或避免术中污染、术后感染等，一般通过控制饮食、口服肠道抗菌药物如新霉素或甲硝唑、多次清洁灌肠来实现。

a. 传统肠道准备法：术前 3 天少渣半流质饮食，术前 2 天无渣流质饮食，有肠梗阻者应禁食、补液。术前 1 天禁食，以减少并软化粪便。术前 3 天口服新霉素或甲硝唑，同时加服维生素 K。术前 3 天，每晚口服缓泻药液状石蜡或硫酸镁 15～20g，术前 1 天晚及术日晨清洁灌肠。灌肠时宜选细肛管，轻柔插入，禁用高压灌肠，以免癌细胞扩散。如用甘露醇灌肠，肠道内会产生气体，手术禁用电刀，以免引起爆炸。

b. 全肠道灌洗法和甘露醇口服肠道准备法

③其他准备：术前 2 天每晚用 1：5000 高锰酸钾溶液坐浴。女性患者术前 3 天每晚行阴道冲洗。术日晨留置胃管和尿管。

（2）术后护理

①病情观察：术后每 30 分钟测量生命体征，病情平稳后改为每小时 1 次。

②引流管护理：保持各种引流管通畅，避免受压、扭曲。留置尿管 1～2 周，每 4～6 小时或有尿意时开放，训练膀胱排尿功能。腹腔引流管留置 5～7 天，保持局部皮肤清洁干燥，定时更换敷料。

（3）结肠造口护理：为术后护理的重点。

①造口观察：注意有无肠黏膜颜色变暗、发黑和回缩等异常。

②保护局部皮肤：造口开放前，肠造口周围用凡士林纱条保护，术后 3 天拆除，及时更换渗湿的敷料，温水清洗并消毒造口周围皮肤，复方氧化锌软膏涂抹，防止浸渍糜烂。

③保护腹部切口：术后 2～3 天肠蠕动恢复后开放，取左侧卧位（造口侧卧位），并用塑料薄膜隔开腹部切口与造口，防止流出的粪便污染腹部切口。

④保持大便通畅：恢复饮食后，应适当增加活动量。若发生便秘，用液状石蜡或肥皂水经结肠造口做低压灌肠，插入造口的肛管不超过 10cm，以防肠管损伤。

⑤正确使用人工肛门袋：更换前用中性皂液或 0.5% 氯己定溶液清洁造口周围皮肤（不可用乙醇），再涂上氧化锌软膏。选择袋口合适的造口袋，造口袋内充满 1/3 排泄物时，应及时更换。人工造口袋不宜长期持续使用，粪便成形及养成定时排便的习惯后，可不佩戴人工肛门袋。

⑥并发症的预防

a. 造口狭窄：1 周后造口处拆线愈合时，每天扩张造口 1 次。

b. 切口感染：保持切口清洁干燥和引流管通畅，术后 4～7 天以 1：5000 高锰酸钾温水坐浴，每天 2 次，并预防性应用抗生素。

c. 吻合口瘘：注意观察，术后 7～10 天不可灌肠，一旦发生应禁食、胃肠减压，同时盆腔持续滴注、负压吸引，肠外营养支持。

（4）Dixon 术后护理：调整饮食，注意饮食卫生，进行肛门括约肌收缩训练，防止排便失禁。便后清洁肛门，涂氧化锌软膏保护肛周皮肤。

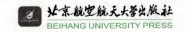

1. 左半结肠癌的临床特点是
A. 贫血、消瘦
B. 腹部包块出现早
C. 容易出现肠梗阻
D. 腹部持续性隐痛
E. 粪便带血、脓和黏液

2. 患儿，男，1岁。突发腹痛、呕吐、便血，并可触及腹部包块，应首先考虑的诊断是
A. 粘连性肠梗阻
B. 肠套叠
C. 肠扭转
D. 幽门梗阻
E. 肠系膜血栓形成

3. 肠梗阻中，体查时触不到肿块的是
A. 小儿肠套叠肠套叠
B. 小肠扭转
C. 蛔虫性肠梗阻
D. 麻痹性肠梗阻
E. 绞窄性肠梗阻

4. 直肠癌的好发部位是
A. 直肠上段
B. 直肠中段
C. 直肠下段
D. 直肠中下段
E. 齿状线以下

5. 最易引起绞窄的肠梗阻是
A. 粘连性肠梗阻
B. 蛔虫性肠梗阻
C. 肠扭转
D. 麻痹性肠梗阻
E. 肠套叠

6. 单纯性肠梗阻的临床表现是
A. 肠型及蠕动波
B. 腹膜刺激征
C. 腹胀不对称
D. 肠鸣音减弱
E. 腹部固定压痛

7. 人工肛门术后为防止粪便污染腹部切口，患者宜取
A. 右侧卧位
B. 左侧卧位
C. 平卧位
D. 低半坐位
E. 屈膝仰卧位

8. 长期便秘的老年人突发肠梗阻的症状时，应考虑
A. 肠粘连
B. 乙状结肠扭转
C. 蛔虫团堵塞
D. 麻痹性肠梗阻
E. 肠套叠

（9～11题共用题干）

患者，女，28岁。上腹部疼痛7小时后，转移至右下腹。体温38.4℃，白细胞 $1.6 \times 10^9/L$，中性粒细胞84%。临床诊断是急性阑尾炎。

9. 问题1：常见的病理类型不包括
A. 急性单纯性阑尾炎
B. 急性化脓性阑尾炎
C. 坏疽性及穿孔性阑尾炎
D. 急性外伤性阑尾炎
E. 阑尾周围脓肿

10. 问题2：常见的致病原因不包括
A. 淋巴组织明显增生至阑尾管腔阻塞
B. 暴饮暴食
C. 阑尾管腔细，开口狭小
D. 细菌入侵
E. 粪石阻塞阑尾管腔

11. 问题3：阑尾切除术后最常见的并发症是
A. 出血
B. 切口感染
C. 粘连性肠梗阻
D. 粪瘘
E. 门静脉炎

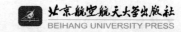

（12 - 13 题共用题干）

患儿，男，1 岁。阵发性哭闹 1 小时，伴有呕吐，呕吐物内有蛔虫，腹痛时右上腹部可触及一肿块，轻压痛，右髂窝空虚，肠鸣音亢进，大便呈果酱样，蛔虫卵阳性。

12. 问题 1：该患者的最可能的诊断是

A. 胆道蛔虫        B. 肠道蛔虫        C. 蛔虫性肠梗阻

D. 肠套叠        E. 肠扭转

13. 问题 2：其处理原则应当首先采取

A. 给予驱虫剂        B. 安置胃肠减压        C. 空气灌肠复位

D. 紧急手术        E. 给予止吐镇静剂

（14 - 15 题共用题干）

患者，男，44 岁。因高位小肠瘘入院。为保护局部皮肤，遵医嘱在瘘口处防止持续负压吸引管和滴液管行负压吸引和冲洗。

14. 问题 1：所用负压的压力应该为

A. 1 ~ 1.6kPa        B. 1.6 ~ 2kPa        C. 2 ~ 2.6kPa

D. 3.6 ~ 3kPa        E. 10 ~ 20kPa

15. 问题 2：每天的冲洗液量应为

A. 2000 ~ 3000ml        B. 2000 ~ 4000ml        C. 3000 ~ 5000ml

D. 4000 ~ 6000ml        E. 6000ml 以上

（16 - 17 题共用备选答案）

A. 腹胀均匀，肠鸣音减弱或消失        B. 肠鸣音亢进，有气过水声

C. 腹胀不对称，肠鸣音减弱或消失        D. 肠鸣音消失，腹部有移动性浊音

E. 腹胀不明显，腹膜刺激征阳性

16. 单纯性机械性肠梗阻可见

17. 麻痹性肠梗阻可见

答案：1. C。2. B。3. D。4. D。5. C。6. A。7. B。8. B。9. D。10. B。11. B。12. D。
    13. C。14. E。15. B。16. B。17. A。

# 第二十一章 直肠肛管疾病

## 一、直肠肛管周围脓肿

直肠肛管周围脓肿是指直肠肛管周围软组织或其周围间隙内的急性化脓性感染，并形成脓肿。

1. **临床表现** 由于脓肿形成部位不同，表现多样（表1-22）。

表1-22 直肠肛管周围脓肿鉴别

| | 肛门周围皮下脓肿 | 坐骨肛管间隙脓肿 | 骨盆直肠间隙脓肿 |
|---|---|---|---|
| 发 病 | 最常见 | 较常见 | 较少见 |
| 全身症状 | 不明显 | 较重，高热、头痛、乏力 | 严重，持续性高热、头痛 |
| 局部表现 | 肛周持续性跳痛，局部红肿，有压痛，脓肿形成可有波动感 | 脓肿大而深，持续性胀痛，排便、行走时加重，可扪及局部隆起，波动感 | 不明显，位置深，空间大，可触及隆起肿块，深压痛和波动感 |
| 伴随症状 | 无 | 里急后重，排尿困难 | 直肠坠胀感，便意不尽，排尿困难 |

2. **诊断与治疗要点** 直肠指检对直肠肛管周围脓肿有重要意义。局部穿刺抽出脓液即可确诊。发病早期给予抗生素控制感染，局部理疗，热水坐浴，口服缓泻药或液状石蜡促进排便。脓肿形成后尽早切开引流。

## 二、肛 瘘

肛瘘是指直肠远端或肛管与肛周皮肤间形成的肉芽肿性管道。

1. **临床表现**

（1）症状：肛门周围外口流出少量脓性、血性或黏液性分泌物，肛门周围皮肤潮湿、瘙痒、湿疹，常自觉有粪便及气体排出。急性感染或瘘管中有脓肿形成时，出现明显疼痛，伴发热等全身症状。脓肿破溃或切开引流后症状缓解。脓肿反复形成是肛瘘的特点。

（2）体征：肛周皮肤可见单个或多个外口。挤压时外口可有少量脓液或脓血性分泌物排出。

2. **治疗要点** 肛瘘极少自愈，必须及时治疗，可采用堵塞法和手术治疗。

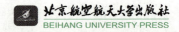北京航空航天大学出版社 BEIHANG UNIVERSITY PRESS

# 三、肛　裂

肛裂是指齿状线以下的肛管皮肤裂伤后所形成的小溃疡。

**1. 临床表现**　好发于青中年人，以肛管后正中线的肛裂最多见。

（1）症状：常有长期便秘史，典型表现是疼痛、便秘、出血。

①疼痛：典型的周期性剧烈疼痛，有两次高峰。排便时疼痛多因干硬粪便刺激裂口内神经末梢；排便后疼痛由肛门括约肌反射性痉挛所致。

②便秘：由于惧怕疼痛不敢排便，导致便秘，便秘又加重肛裂，形成恶性循环。

③出血：表现为排便时粪便表面、手纸上少量鲜血，或排便过程中滴出鲜血。

（2）体征：肛门检查常有肛管后正中线溃疡裂隙，肛裂患者严禁直肠指检或直肠镜检查。

**2. 治疗要点**

（1）非手术治疗：一般采取非手术治疗。保持大便通畅，必要时口服缓泻药，排便后坐浴。局部麻醉后，扩肛以解除括约肌痉挛，促进溃疡愈合。

（2）手术治疗：非手术治疗无效、经久不愈且症状较重的陈旧性肛裂可采取肛裂切除术和肛管内括约肌切断术。

# 四、痔

痔是肛垫的支持结构病理性肥大和移位，直肠下端黏膜下和（或）肛管皮肤下的静脉丛淤血、扩张和纡曲所形成的局部团块，是最常见的直肠肛管疾病。

**1. 临床表现**

（1）内痔：最常见，位于齿状线以上，表面覆盖直肠黏膜，好发于截石位 3 点、7 点、11 点位置（图1-1）。主要表现为无痛性、间歇性便后出鲜血和痔块脱出。按病情轻重可分为 4 度（表1-23）。

（2）外痔：位于齿状线下方，表面覆盖肛管皮肤。主要表现为肛门不适、潮湿，有时伴局部瘙痒。若发生血栓形成及皮下血肿则有剧痛，肛周可见暗紫色椭圆形肿物，触痛明显，排便、咳嗽时疼痛加剧。

（3）混合痔：由内痔静脉丛和相应部位的外痔静脉丛相互融合而形成，位于齿状线上下，内痔和外痔的症状可同时存在。

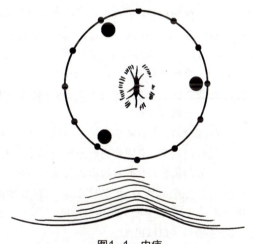

图1-1　内痔

表1-23　内痔分度及其临床特点

| 分　度 | 临床特点 |
| --- | --- |
| Ⅰ度 | 排便时无痛性出血，便后出血可自行停止，无痔脱出 |
| Ⅱ度 | 便血加重，严重时呈喷射状，排便时有痔脱出，便后可自行回纳 |
| Ⅲ度 | 偶有便血，排便、久站、咳嗽、劳累、负重时痔脱出不能自行回纳，需用手托回 |
| Ⅳ度 | 偶有便血，痔块长期脱出于肛门外或回纳后又即脱出 |

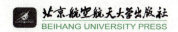

2. **治疗要点** 治疗原则以非手术治疗为主，无症状的痔无须治疗，有症状的痔治疗重点在于减轻或消除症状，而非根治。

（1）非手术治疗：分为一般治疗、注射疗法和胶圈套扎疗法。

（2）手术治疗：适用于保守治疗无效、出血严重、痔核脱出严重者。常见的手术方式有痔单纯切除术、吻合器痔上黏膜环行切除术、血栓性外痔剥离术。

# 五、直肠肛管疾病的护理

### 1. 术前护理

（1）多摄入富含粗纤维的新鲜蔬菜、水果，多饮水，少吃辛辣刺激性食物，避免饮酒。

（2）养成定时排便的习惯，适当增加运动量，促进肠蠕动，必要时使用缓泻药。

（3）便后热水坐浴，可清洁肛门，改善局部血液循环，促进炎症吸收，并缓解括约肌痉挛、减轻疼痛。选择适宜的盆具并事先消毒，水温以 43～46℃为宜，每天 2～3 次，每次持续 20～30 分钟，自觉头晕不适立即停止坐浴。必要时可用 1：5000 高锰酸钾溶液或 0.1% 苯扎溴铵溶液坐浴。

### 2. 术后护理

（1）病情观察：严密监测生命体征，注意有无敷料渗血、渗液，警惕内出血发生。

（2）疼痛护理：肛周神经末梢丰富，大多患者疼痛剧烈，术后 1～2 天遵医嘱应用镇痛药，必要时去除多余敷料。

（3）排便护理：术后 2～3 天内通过饮食管理尽量避免排便，也可于术后 48 小时内口服阿片酊，减少肠蠕动，以促进伤口愈合。3 天后无排便者，可口服缓泻药通便，保持大便通畅。但术后 7～10 天禁止灌肠。

（4）坐浴与换药：术后注意保持肛门局部清洁，先排便，排便后坐浴，清洁会阴部，最后换药，促进伤口愈合。坐浴可使用 1：5000 高锰酸钾溶液。

（5）预防并发症

①尿潴留：术后 8 小时仍未排尿，可行诱导排尿、针刺等促进排尿，必要时导尿。

②肛门狭窄：密切观察有无排便困难、大便变细，术后 5～10 天可用食指扩肛，每天 1 次。

③肛门失禁：手术中如切断肛管直肠环，可引起肛门失禁，表现为粪便自行外溢。处理原则为保持肛周皮肤清洁、干燥，涂抹氧化锌软膏，勤换内裤。轻度失禁者于术后 3 天开始做肛门收缩舒张运动；严重失禁者行肛门成形术。

④伤口渗血或出血。

---

1. 肛裂好发的部位是

A. 肛门外括约肌      B. 肛门内括约肌      C. 肛管皮肤

D. 肛提肌      E. 骶直肠肌

2. 患者，男，45 岁。反复排便时无痛性出血、痔块脱出，行痔切除。术后护理正确的是

A. 术后当天即应尽早下床活动

B. 术后进普食，增加食物纤维，预防便秘

C. 术后 24 小时内，每 4～6 小时排尿 1 次

D. 术后便秘者应立即灌肠

E. 术后 24 小时予扩肛，防止肛门狭窄

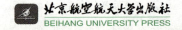

3. 直肠周围脓肿的治疗是

A. 应用抗生素  B. 高锰酸钾液坐浴  C. 切开引流

D. 药物外敷  E. 理疗

（4－5题共用题干）

患者，男，52岁。肛周伤口反复破溃伴少量溢液，偶有气体溢出，直肠指诊可触及一较硬的条索状管道。

4. 问题1：该患者最可能的诊断是

A. 肛瘘  B. 肛裂  C. 内痔Ⅲ度

D. 混合痔  E. 直肠癌

5. 问题2：在该疾病前，该患者很可能患有

A. 内痔Ⅱ度  B. 血栓性外痔  C. 直肠肛管周围脓肿

D. 坐骨肛管间隙脓肿  E. 慢性肛裂

答案：1．C。2．C。3．C。4．A。5．C。

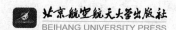

# 第二十二章  门静脉高压症

## 1. 临床表现

（1）脾大、脾功能亢进：早期即有脾充血、肿大，质软、活动度好。晚期脾内纤维组织和脾组织再生，脾脏变硬、活动度差。常伴有脾功能亢进。

（2）呕血、黑便：胃底 - 食管下段静脉破裂出血是门静脉高压症最严重的并发症。发生急性大出血时，患者呕吐鲜红色血液，排出柏油样黑便。因肝功能受损导致凝血障碍，而脾功能亢进又可造成血小板减少，故患者出血不易自行停止，易诱发肝性脑病、严重休克。

（3）腹水：是肝功能严重损害的表现，常有腹胀、食欲减退、移动性浊音。

（4）其他：黄疸、下肢水肿、蜘蛛痣、肝掌、男性乳房发育、睾丸萎缩等。

## 2. 治疗要点  主要目的为防治胃底 - 食管下段静脉破裂出血。

（1）非手术治疗：补充足够血容量，输新鲜血。药物止血首选生长抑素，能选择性地减少内脏血流量，降低门静脉压，且副作用较少。还可通过内镜注射硬化剂和套扎等方法止血。使用三腔二囊管压迫止血。

（2）手术治疗：无黄疸和明显腹水者发生大出血，经非手术治疗 24 ～ 48 小时无效者，应采用手术治疗。

①门体分流术：将肝门静脉系和腔静脉系的主要血管进行手术吻合，使肝门静脉血转流入腔静脉，降低门静脉压力，防止出血，但术后肠道吸收的氨部分或全部不通过肝解毒，直接影响大脑的能量代谢，故肝性脑病发生率高，易引起肝衰竭。

②断流手术：切除脾，同时阻断门奇静脉间的反常血流，以达到止血目的。脾切除加贲门周围血管离断术最有效，既离断食管胃底的静脉侧支，又保留门静脉的入肝血流。

③单纯脾切除术：适用于严重脾大、合并明显脾功能亢进者，常见于血吸虫晚期。

④肝移植：是治疗门静脉高压症最彻底的手术方法。

## 3. 护理措施

（1）术前保肝治疗期的护理

①消化道的准备：术前 2 ～ 3 天口服肠道抗菌药，预防术后肝性脑病；术前 1 天晚用酸性溶液清洁灌肠，避免手术后肠胀气压迫血管吻合口，但禁用肥皂水等碱性溶液灌肠。术前一般不放置胃管，若必须放置则选择细、软胃管，插入动作应轻柔。

②贫血及凝血障碍者遵医嘱输血、肌内注射维生素 K。严重肝胆疾病患者术前 1 周应用维生素 K。适当使用肌苷、辅酶 A 等保肝药物，避免应用有肝脏毒性作用的药物。

③脾 - 肾静脉分流术前应检查肾功能是否正常。

（2）术后护理

①饮食护理：术后早期禁食，24 ～ 48 小时肠蠕动恢复后，提供流质饮食，逐渐过渡到半流食及软食。分流术后易诱发肝性脑病，应限制蛋白质和肉类的摄入。

②病情观察：术后严密观察并记录生命体征、神志、面色、尿量、引流情况等，注意有无伤口或消化道出血征象。分流术后定时检测肝功能和血氨浓度，及时发现肝性脑病。脾切除术后 2 周内每天或隔天监测血小板计数。若血小板 $> 600 \times 10^9$/L 时，立即通知医生并遵医嘱应用肝素抗凝，以防静脉血栓形成。注意观察用药前后凝血时间的变化。

1. 能降低门静脉压的手术是

A. 贲门周围血管离断术　　　　B. 腹腔 - 静脉转流术　　C. 门 - 腔静脉分流术

D. 脾切除术　　　　　　　　　E. 肝移植

2. 门脉高压患者有脾功能亢进的表现是

A. 脾肿大　　　　　　　　　　B. 贫血、白细胞和血小板减少

C. 呕血、黑便　　　　　　　　D. 腹壁静脉曲张

E. 腹水

3. 门静脉高压症的门静脉压力超过

A. $20cmH_2O$　　　　　　　　B. $25cmH_2O$　　　　C. $30cmH_2O$

D. $35cmH_2O$　　　　　　　　E. $40cmH_2O$

4. 门静脉高压症分流术的主要问题是

A. 易感染　　　　　　　　　　B. 肝性脑病发生率较高　C. 容易发生血栓

D. 不能迅速纠正脾功能亢进　　E. 术后再出血发生率高

**答案：**1．C。2．B。3．B。4．B。

# 第二十三章　肝脏疾病

## 一、原发性肝癌

**1. 临床表现**　早期缺乏典型表现，中晚期可有局部和全身症状。

（1）症状

①肝区疼痛：是最常见和最主要的症状，也是半数以上患者的首发症状，多为持续性胀痛、钝痛或刺痛，夜间或劳累后加重。癌肿坏死、破裂可致腹腔内出血，表现为突发右上腹剧痛，有腹膜刺激征等急腹症表现。

②全身与消化道症状：无特异性，表现为消瘦、乏力、低热、食欲缺乏、腹胀等，晚期还可出现贫血、黄疸、腹水及恶病质等表现。

（2）体征

①肝大和肿块：为中、晚期肝癌最主要的体征。肝进行性肿大，质地坚硬，边缘不规则，表面凹凸不平，有明显结节，可伴有压痛。

②黄疸和腹水：晚期出现。

（3）并发症

①肝性脑病：为肝癌终末期最严重的并发症，约 1/3 的患者因此死亡。

②上消化道出血：约占肝癌死亡原因的 15%。多因食管 - 胃底静脉曲张破裂出血所致。

③肝癌结节破裂出血：约 10% 的患者因此致死。

④继发感染。

**2. 治疗要点**　早期诊断，早期采用以手术切除为主的综合治疗，是提高肝癌长期治疗效果的关键。

（1）手术治疗：以手术切除为首选，是目前根治原发性肝癌的最有效方法。

（2）肿瘤消融：具有微创、安全、简便和易于多次施行的特点。适合于瘤体较小而又无法或不宜手术切除者，特别是肝切除术后早期肿瘤复发者。

（3）肝动脉化疗栓塞（TACE）：是肝癌非手术疗法中的首选方法。

（4）其他治疗：包括放射治疗、分子靶向治疗、生物治疗、中医中药治疗等。

**3. 护理措施**

（1）疼痛护理：观察疼痛特点，帮助患者减轻疼痛，必要时应用镇痛药物。

（2）肝动脉栓塞化疗患者护理

①导管护理：妥善固定、严格遵守无菌原则，每次注药前消毒导管，注药后无菌纱布包扎，防止逆行感染。注药后为防导管阻塞用肝素稀释液 2 ～ 3ml（25U/ml）冲洗导管。

②术后护理：取平卧位，术后 24 ～ 48 小时卧床休息。穿刺部位压迫止血 15 分钟再加压包扎，沙袋压迫 6 ～ 8 小时，保持穿刺侧肢体伸直 24 小时，并观察穿刺部位和肢体远端皮肤情况。禁食 2 ～ 3 天，从流质饮食开始，少量多餐。肝动脉栓塞化学治疗后多数患者可出现发热、肝区疼痛、恶心、呕吐、心悸、

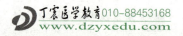
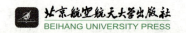

白细胞计数下降等临床表现及上消化道出血和胆囊坏死等并发症。当白细胞计数低于 $4×10^9/L$ 时，应暂停化学治疗并应用升白细胞药物；治疗后嘱患者大量饮水，以减轻肾脏毒副作用，注意观察排尿情况。

（3）手术前护理：密切观察病情变化，给予高蛋白、高热量、高维生素、易消化饮食，少量多餐。合并肝硬化有肝损害者，适当限制蛋白质摄入。术前 3 天给予维生素 $K_1$ 肌内注射，改善凝血功能，预防术中、术后出血。术前 2 天使用抗生素，预防感染。术前 3 天行必要的肠道准备。做好常规术前准备。

（4）手术后护理

①休息活动护理：病情平稳后宜取半卧位。术后 24 小时内卧床休息，不宜过早下床活动。避免剧烈咳嗽和打喷嚏，以减少出血。

②饮食护理：术后禁饮食，胃肠减压，静脉输入葡萄糖溶液，防止低血糖。术后 24 ～ 48 小时肠蠕动恢复后开始进流质饮食，逐步过渡到高蛋白、高热量、高维生素的正常饮食。

③预防感染：保持腹腔引流通畅是预防感染的重要措施，同时常规应用抗生素。

④引流管护理：应妥善固定，保持各种引流管通畅，观察并记录引流液的量、颜色和性状。肝叶切除术后肝周的引流管一般放置 3 ～ 5 天，渗液明显减少时应及时去除引流管。

⑤预防并发症：术后 48 小时专人护理，动态观察患者生命体征。

a. 出血：是肝切除术后最常见且最严重的并发症。术后当天可引流出鲜红血性液体 100 ～ 300ml。若血性液体增多，应警惕腹腔内出血，必要时做好再次手术止血的准备。

b. 胆汁渗漏：若出现腹痛、发热和腹膜刺激征，切口有胆汁渗出或引流液含胆汁，则高度怀疑胆汁渗漏，应立即调整引流管，保持引流通畅，无效时尽早手术。

c. 膈下积液及脓肿：膈下积液及脓肿多发生于术后 1 周，表现为体温下降后再升高，或术后持续发热，应行穿刺抽脓或置管引流，取半卧位，加强营养支持和抗感染。

# 二、肝脓肿

## （一）细菌性肝脓肿

细菌性肝脓肿是指由细菌侵入肝脏而形成的肝内化脓性感染疾病。

1. **临床表现**　主要表现为寒战、高热、肝区疼痛和肝大。细菌性肝脓肿和阿米巴肝脓肿鉴别见表 1-24。

2. **治疗要点**　细菌性肝脓肿是一种严重的疾病，必须早期诊断，早期治疗。

（1）全身支持疗法：加强营养支持，纠正水和电解质及酸碱平衡失调，补充足够的维生素，必要时反复多次少量输血或输注白蛋白。

（2）抗菌药物治疗：大剂量、联合应用抗菌药物。未确定病原菌前，首选青霉素、氨苄西林加氨基糖苷类抗生素或头孢菌素类、甲硝唑等药物。

（3）经皮肝穿刺脓肿置管引流术：适用于单个较大的脓肿。

（4）手术治疗：经腹腔切开引流，也可行肝叶切除术。

3. **护理措施**

（1）饮食护理：给予高蛋白、高热量、高维生素和高纤维素饮食，多饮水。

（2）病情观察：密切观察生命体征及胸、腹部情况，有无脓肿破溃导致的严重并发症。

（3）高热护理：体温＞ 39.5℃，给予物理降温，可用 4℃生理盐水灌肠，必要时遵医嘱药物降温。

（4）引流管护理：采取半卧位，妥善固定引流管，保持引流通畅。每天用生理盐水或含甲硝唑盐水多次或持续冲洗脓腔，注意观察脓腔引流液的性质和量。脓液引流量少于 10ml/d 时，可逐步拔除引流管。

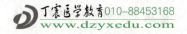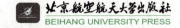

表1-24 细菌性肝脓肿和阿米巴脓肿的鉴别

| | 细菌性肝脓肿 | 阿米巴肝脓肿 |
|---|---|---|
| 病 理 | 单个或多个小脓肿，可融合 | 一般为单个大脓肿，多位于肝右叶顶部 |
| 起 病 | 急骤 | 缓慢 |
| 症 状 | 寒战、高热最常见、肝区疼痛、伴恶心、呕吐、乏力、食欲缺乏等全身症状 | 体温逐渐升高，以弛张热多见 |
| 体 征 | 肝区压痛和肝大，肝大常不显著 | 肝大显著，可有局限性隆起 |
| 脓 液 | 多为黄白色脓液，涂片和培养有细菌 | 呈巧克力色，无臭、可找到阿米巴滋养体 |
| 血液检查 | 白细胞计数、中性粒细胞增高 | 嗜酸性粒细胞可增加 |
| 诊断性治疗 | 抗生素治疗有效 | 抗阿米巴治疗有效 |
| 并发症 | 膈下脓肿、脓胸、支气管胆瘘、心包积脓、急性腹膜炎、上消化道出血 | |

## （二）阿米巴肝脓肿

阿米巴肝脓肿由溶组织内阿米巴通过门静脉到达肝脏，引起细胞坏死，从而形成脓肿，其主要继发于肠道阿米巴病，也可在没有阿米巴痢疾的患者中发生。

**1. 病因** 肠壁的溶组织内阿米巴滋养体经门静脉、淋巴管或直接蔓延侵入肝内。少数存活并繁殖，在肝门静脉内引起栓塞，使肝组织坏死形成脓肿。

**2. 治疗要点**

（1）一般治疗：卧床休息，给予易消化饮食。

（2）药物治疗：首选甲硝唑。可做肝穿刺引流，合并细菌感染者，脓液抽出后可注入抗生素。

（3）手术治疗：经内科治疗无效者，采取手术治疗。

**3. 护理措施** 同细菌性肝脓肿。

---

1. 原发性肝癌最常见的类型是

A. 小癌型      B. 结节型      C. 溃疡型

D. 巨块型      E. 弥漫型

2. 患者，男，58岁。肝癌，肿瘤直径约7cm，位于肝右叶近肝门区，肝功能检查：轻度异常，B超提示有少量腹水，首选的治疗方法是

A. 尽早手术切除肿瘤      B. 先改善肝功能再做手术

C. 肝动脉栓塞介入治疗      D. 化学药物治疗

E. 中医中药治疗

3. 肝脏手术后最严重的并发症是

A. 出血      B. 肺部感染      C. 腹腔感染

D. 胆汁性腹膜炎      E. 腹水

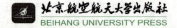

4. 原发性肝癌最常见、最早出现的症状是

A. 食欲缺乏　　　　　　　　B. 发热　　　　　　　C. 肝大

D. 肝区疼痛　　　　　　　　E. 黄疸

5. 治疗肝癌最有效的方法是

A. 肝部分切除术　　　　　　B. 肝动脉插管化疗　　　C. 肝动脉栓塞

D. 微波治疗　　　　　　　　E. 肝移植

**答案**：1．B。2．C。3．A。4．D。5．A。

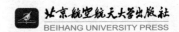

# 第二十四章  胆道疾病

## 一、胆石症和胆道感染

### （一）概述

1. **胆固醇类结石**　占结石种类比例较高，大多发生于胆囊。外观呈白黄、灰黄或黄色，质硬，表面多光滑。主要原因是胆汁成分改变、胆固醇过饱和析出；胆汁中成核过程异常；胆囊功能异常。

2. **胆色素类结石**　占结石种类比例较低，大多发生于胆管。主要发生在肝内、外胆管内。胆道感染和胆汁淤滞是胆色素结石形成的主要因素。

3. **其他结石**　碳酸钙、磷酸钙等为主要成分，少见。

### （二）胆囊结石及急性胆囊炎

1. **临床表现**

（1）症状：单纯胆囊结石多无症状，当结石嵌顿于胆囊颈部或并发胆囊炎时出现胆绞痛。

①胆绞痛：是典型症状，在饱餐、进食油腻食物或睡眠中体位改变时发生右上腹或上腹阵发性绞痛，向右肩背部放射。

②消化道症状：恶心、呕吐、食欲减退、腹胀等。

③寒战、高热少见，多为轻、中度发热。

（2）体征：Murphy 征（墨菲征）阳性是急性胆囊炎的典型体征。胆囊触诊的部位在右侧腹直肌外缘与肋弓交接处。

（3）并发症：最严重的是胆囊坏疽穿孔引起胆汁性腹膜炎，可出现弥漫性腹膜炎表现。

2. **治疗与护理措施**

（1）非手术治疗：急性期禁食，胃肠减压，营养支持，纠正水、电解质紊乱及酸碱失衡。应用对革兰阴性细菌及厌氧菌有效的抗菌药。使用解痉止痛、消炎利胆的药物。保守治疗时应重点观察腹部的症状和体征。

（2）手术治疗：胆囊切除术是最佳选择，首选腹腔镜胆囊切除术。还可行部分胆囊切除术、胆囊造口术等。

（3）一般需低脂饮食 1 个月以上，少量多餐，避免油腻食物及饱餐。

### （三）胆管结石及急性胆管炎

1. **临床表现**　肝内胆管结石可多年无症状或仅有上腹部和胸背部胀痛不适。胆总管结石合并感染时，表现为典型的 Charcot 三联症，即腹痛、寒战与高热、黄疸。

（1）腹痛：由结石下移嵌顿于胆总管下端或壶腹部，导致胆管平滑肌或 Oddi 括约肌痉挛所致，表现为剑突下或右上腹刀割样绞痛，呈阵发性发作，或持续性疼痛阵发性加剧。可向右肩或背部放射，

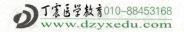
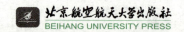

伴有恶心、呕吐。

（2）寒战与高热：多发生于剧烈绞痛后，体温可高达 39～40℃，呈弛张热。主要由胆管梗阻继发感染引起。

（3）黄疸：胆管梗阻后胆红素逆流入血可引起黄疸。其轻重程度、发生和持续时间取决于梗阻的程度、部位和有无继发感染。

**2. 治疗要点**

（1）非手术治疗：急性期禁食、胃肠减压，加强营养支持。应用抗生素，并解痉、利胆、护肝，纠正水、电解质紊乱及酸碱失衡。出现胆绞痛时最常用抗胆碱药物如山莨菪碱或阿托品，必要时使用哌替啶，但禁用吗啡。

（2）手术治疗

①肝外胆管结石：首选胆总管切开取石和 T 管引流术，也可行胆肠吻合术及 Oddi 括约肌切开成形术。T 管引流术可保留正常的 Oddi 括约肌功能，可引流胆汁、引流残余结石和支撑胆道，适用于单纯胆总管结石，胆管上、下端通畅，无狭窄或其他病变者。

②肝内胆管结石：最基本的方法为胆管切开取石，其他术式有胆肠吻合术、肝切除术（最有效）、肝移植术等。

**3. 护理措施**

（1）术前护理

①营养支持：给予低脂、高蛋白、高碳水化合物、高维生素普食或半流质饮食。

②纠正凝血功能：肝功能受损给予肌内注射维生素 $K_1$，纠正凝血功能，预防术后出血。

③皮肤护理：保持皮肤清洁，用温水擦浴，忌用碱性清洁剂，以防加重皮肤瘙痒。瘙痒剧烈者，可遵医嘱给予炉甘石洗剂、抗组胺药或镇静药等。

（2）术后护理

①病情观察：观察生命体征、腹部体征和引流情况。食欲好转，黄疸消退，引流量减少提示胆道远端通畅。术前有黄疸者，观察和记录大便颜色以判断患者胆总管通畅情况。

② T 管引流的作用

a. 引流胆汁和减压，以免胆汁排出受阻。

b. 引流残余结石。

c. 支撑胆道，防止胆总管切开处瘢痕狭窄。

d. 经 T 管溶石或造影。

③ T 管引流的护理要点

a. T 管用缝线固定于腹壁外，并在皮肤上加胶布固定，不可固定于床单。躁动者专人护理或适当约束，防止其拔出 T 管。

b. 保持引流通畅，避免引流管压迫、折叠、扭曲。如有阻塞，由近端向远端挤捏引流管，用 50ml 注射器负压抽吸或用少量无菌生理盐水缓慢冲洗，但禁止用力推注。

c. 预防感染，平卧时引流管的位置不可高于腋中线，活动或改变体位时注意引流管的位置不可高于腹部切口，以免胆汁反流而致感染。每天更换外接的引流袋和连接管，但不必每天或定时冲洗 T 管。T 管不慎脱出立即报告医生，禁止自行重新插回，以防逆行感染。

d. 观察胆汁的颜色、性状和量：正常胆汁呈黄绿色、透明、无沉淀。颜色过淡或稀薄提示肝功能不佳，浑浊可能有感染，有泥沙样沉淀可能有残余结石。术后 24 小时内引流量 300～500ml，恢复饮食后增至每天 600～700ml，之后逐渐减少至每天 200ml。量过少可能 T 管阻塞或肝功能衰竭，量过多应检查胆总管下段有无梗阻。

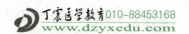
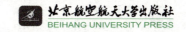

e．术后 10 ～ 14 天试行夹闭 T 管 1 ～ 2 天。若无腹胀、腹痛、发热及黄疸等症状,可行 T 管造影,造影后继续引流 24 小时以上。如胆道通畅、无结石和其他病变，再次夹闭 T 管 24 ～ 48 小时，无不适症状方可拔管。T 管造影无异常为可靠指征。

f．拔管后局部伤口用凡士林纱布堵塞，1 ～ 2 天会自行闭合。拔管后 1 周内，警惕有无胆汁外漏、腹膜炎等表现，主要观察有无腹痛和发热。如造影发现有残留结石，应在术后 6 周待窦道形成时，行胆道镜检查和取石。

④并发症：出血与胆瘘最常见。

### （四）急性梗阻性化脓性胆管炎

**1. 临床表现**　好发于青壮年，起病急骤，病情进展迅速。除 Charcot 三联症外，还有休克、神经中枢系统受抑制表现，称为 Reynolds 五联症。神经系统症状常有神情淡漠、嗜睡、神志不清，甚至昏迷；合并休克可出现躁动、谵妄等。

**2. 治疗与护理措施**　边抗休克边紧急手术解除胆道梗阻并引流。

（1）非手术治疗：既是治疗手段，也是术前准备措施，包括禁食，胃肠减压，抗休克，抗感染，纠正水、电解质和酸碱平衡紊乱，对症治疗等。诊断明确而疼痛剧烈者，遵医嘱使用解痉、镇静和镇痛药，如哌替啶、阿托品肌内注射，但避免应用吗啡，以免胆道下端括约肌痉挛而致胆道梗阻加重。

（2）紧急胆管减压引流：常选用胆总管切开减压、T 管引流术。

# 二、胆道肿瘤

**1. 临床表现**

（1）胆囊息肉：一般无症状。少数可出现右上腹部疼痛或不适，偶可伴恶心、呕吐等消化道症状。

（2）胆囊癌：以腺癌多见。早期常无特异性症状，合并胆囊结石常表现为胆囊结石和胆囊炎症状。晚期可触及右上腹肿块，并出现腹胀、体重减轻或消瘦、贫血、黄疸、腹水及全身衰竭等表现。

（3）胆管癌：主要表现为进行性加重的黄疸，表现为皮肤巩膜黄染、全身皮肤瘙痒、尿色深黄、大便呈灰白色或陶土样等。还可出现上腹部隐痛、胀痛，恶心、厌食、消瘦等症状。部分患者腹部检查可见肝大或肿大的胆囊。晚期可伴腹水和下肢水肿。

**2. 治疗要点**

（1）胆囊息肉

①定期复查：无症状可观察，定期复查。

②手术治疗：有明显症状、或无症状但直肠息肉大于 1cm；单发且基底宽大；息肉逐渐增大；伴胆囊结石和胆囊壁增厚，应手术治疗。伴有恶变者，按胆囊癌处理。

（2）胆囊癌：首选手术治疗。

（3）胆管癌：主要为手术治疗。

**3. 护理措施**　胆囊息肉和胆囊癌行单纯胆囊切除术患者护理，参见本章胆石症患者的护理相关内容。胆囊癌行胆囊癌根治性切除术和胆管癌行肝门胆管癌根治切除术的患者护理，参见第二十三章原发性肝癌患者的护理相关内容。胆管癌行胰十二指肠切除术的患者，参见第二十五章胰腺癌患者的护理相关内容。

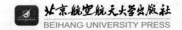

1. 患者，男。行内镜下逆行胰胆管造影术，术后 4 小时诉腹部胀痛，查体：生命体征平稳，上腹部轻压痛。处理<u>错误的</u>是

A. 患者卧床休息　　　　　　　B. 查血，尿淀粉酶　　　　C. 观察腹部体征变化

D. 嘱患者进全流食　　　　　　E. 静脉应用抗生素

2. "钻顶样"绞痛见于

A. Ⅰ期胆囊癌　　　　　　　　B. Ⅱ期胆囊癌　　　　　　C. 晚期胆囊癌

D. 胆囊息肉　　　　　　　　　E. 胆道蛔虫病

3. 胆道手术后 T 管留置时间通常为

A. 3 天　　　　　　　　　　　B. 7 天　　　　　　　　　C. 10 天

D. 14 天　　　　　　　　　　　E. 1 个月

4. T 管拔管前夹管时间一般为

A. 4～8 小时　　　　　　　　　B. 1～2 天　　　　　　　C. 3～4 天

D. 5～6 天　　　　　　　　　　E. 7 天以上

5. 患者，女，46 岁。胆囊切除、胆总管探查、T 管引流术后 12 天，T 夹闭管，其目的是

A. 观察胆总管通畅情况　　　　B. 减少胆汁流出量　　　　C. 有利于胆汁分泌

D. 减少胆汁分泌　　　　　　　E. 有利于食物消化吸收

6. 缓解胆绞痛禁用

A. 地西泮　　　　　　　　　　B. 曲马朵　　　　　　　　C. 哌替啶

D. 吗啡　　　　　　　　　　　E. 阿司匹林

7. 急性梗阻性化脓性胆管炎，最关键的治疗是

A. 手术解除胆道梗阻并减压　　B. 应用有效抗生素　　　　C. 纠正脱水和酸中毒

D. 输液补充血容量　　　　　　E. 急诊切除胆囊

（8－10 题共用题干）

　　患者，女，47 岁。有胆囊结石 5 年，昨天晚餐后突发上腹部疼痛，阵发性加剧，肩背部有放射痛，腰部有青紫色改变。血清、尿淀粉酶明显升高。诊断急性胰腺炎。

8. 问题 1：患者疼痛原因<u>不包括</u>

A. 胰腺包膜肿胀　　　　　　　B. 胰胆管梗阻和痉挛　　　C. 细菌感染炎症

D. 腹腔内化学性物质刺激　　　E. 腹腔神经丛受压

9. 问题 2：患者皮下出血的原因是

A. 患者受到外力伤害，皮肤受损，皮下毛细血管破裂出血

B. 外溢的胰液沿组织间隙到达皮下，溶解皮下脂肪使毛细血管破裂出血

C. 患者因疼痛不敢翻身，皮下长期受压所致出血

D. 病情严重，引起 DIC

E. 患者肝功受损，凝血机制障碍所致出血

10. 问题 3：急性胰腺炎患者出院指导正确的是

A. 吸烟　　　　　　　　　　　B. 戒酒、忌暴饮暴食　　　C. 情绪激动

D. 定期驱蛔虫　　　　　　　　E. 高热量、高蛋白、高脂肪饮食

**答案：** 1. D。2. E。3. D。4. B。5. A。6. D。7. A。8. C。9. B。10. B。

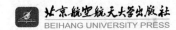

# 第二十五章　胰腺疾病

## 一、急性胰腺炎

急性胰腺炎是由多种病因导致胰酶在胰腺内被激活，引起胰腺及其周围组织水肿、出血甚至坏死等炎性损伤。

### 1. 临床表现

（1）症状

①腹痛：是主要表现和首发症状，多于暴饮暴食或酗酒后突然发作。疼痛剧烈而持续，可有阵发性加剧。腹痛多位于中、左上腹，向腰背部呈带状放射，取弯腰屈膝侧卧位可减轻疼痛，进食后疼痛加重，呕吐后疼痛不缓解，一般胃肠解痉药不能缓解。水肿型腹痛 3～5 天可缓解，坏死型腹部剧痛且持续时间较长，极少数年老体弱患者腹痛极轻微或无腹痛。

②腹胀：与腹痛同时存在，早期为反射性，继发感染后由腹膜后的炎症刺激引起。患者可停止排便、排气。

③恶心、呕吐：恶心、呕吐早期即可出现，呕吐物多为胃十二指肠内容物，偶有血液，呕吐后腹痛不缓解。

④发热：常为中度以上发热，持续 3～5 天。如持续不退 1 周以上且白细胞升高，应考虑有胰腺脓肿或胆道炎症等继发感染。

⑤水、电解质及酸碱平衡紊乱：呕吐频繁者出现代谢性碱中毒。重症者可有脱水和代谢性酸中毒，伴有低钾、低镁、低钙，血糖增高。严重低血钙可导致手足抽搐，提示预后不良。

⑥低血压或休克：多见于重症急性胰腺炎。急性胰腺炎早期以低血容量性休克为主，后期合并感染性休克。

（2）体征

①轻症急性胰腺炎：中上腹压痛，但无反跳痛、肌紧张，肠鸣音减弱，轻度脱水貌，与腹痛程度不相符。

②重症急性胰腺炎：急性重病面容，痛苦表情，脉搏增快，呼吸急促及血压下降。全腹压痛明显，有肌紧张和反跳痛。可出现移动性浊音，腹水多呈血性。胰酶、血液及坏死组织液穿过筋膜和肌层渗入腹壁下，可导致腰部两侧皮肤呈暗灰蓝色（Grey-Turner 征），或脐周皮肤出现青紫（Cullen 征）。胰头水肿压迫胆总管可引起黄疸。

（3）并发症

①局部并发症：胰瘘、胰腺脓肿和假性囊肿。

②全身并发症：心力衰竭、急性肾衰竭、急性呼吸窘迫综合征、消化道出血、高血糖、DIC、脓毒症和菌血症等。

### 2. 治疗要点　治疗原则为减轻腹痛，减少胰液分泌，防治并发症。

（1）减少胰液分泌：减少胰液分泌是治疗急性胰腺炎最主要的措施，而减少胰液分泌最主要的措

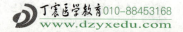
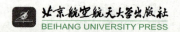

施是禁食、禁水和胃肠减压。

①禁食、禁水、胃肠减压：减少胃酸分泌，从而降低胰液分泌，减轻自身消化，减轻腹胀，降低腹内压。

②抗胆碱药及抑制胃酸分泌药：如阿托品、山莨菪碱（654-2）、$H_2$受体拮抗剂或质子泵抑制剂等。

③抑制胰腺外分泌：生长抑素、奥曲肽可抑制生长激素释放，还可抑制胃酸、胰腺内分泌（胰岛素和胰高血糖素）及外分泌（胰酶），对胰腺有保护作用。

（2）解痉止痛：在诊断明确的情况下给予解痉止痛药，常用药物有山莨菪碱、阿托品等。但抗胆碱药可诱发或加重肠麻痹，严重腹胀和肠麻痹者不宜使用。严重腹痛者可遵医嘱肌内注射哌替啶，但禁用吗啡，以免引起 Oddi 括约肌痉挛，加重病情。

（3）抗感染：早期使用对革兰阴性菌和厌氧菌敏感的抗生素，如喹诺酮类、头孢类或甲硝唑。还可应用 33% 硫酸镁或芒硝导泻清洁肠道，减少肠内细菌过生长，促进肠蠕动。

（4）静脉输液和营养支持：补充液体，抗休克，纠正水、电解质和酸碱平衡紊乱，加强营养支持。禁食期主要靠完全肠外营养，病情缓解后应尽早过渡到肠内营养。

（5）抑制胰酶活性：仅用于重症胰腺炎的早期，常用药物有抑肽酶、加贝酯。

（6）内镜下 Oddi 括约肌切开术、取石术：适用于胆源性胰腺炎，可迅速缓解症状，改善预后，防止急性胰腺炎复发。

（7）手术治疗：适用于胰腺和胰周坏死组织继发感染，伴胆总管下端梗阻或胆道感染，或合并肠穿孔、大出血及胰腺假性囊肿者。坏死组织清除加引流术是最常用的手术方式。术中彻底冲洗后可放置多根引流管，以便术后灌洗和引流。一般每天灌洗液体为 4000 ～ 20 000ml，以吸出渗液和坏死组织。还可行胆道探查、T 管引流和胃造口、空肠造口术等。

（8）并发症的处理：对急性坏死型胰腺炎伴腹腔内大量渗液者，或伴急性肾衰竭者，给予腹膜透析治疗；急性呼吸窘迫综合征者及时做气管切开或机械通气；并发糖尿病者可进行胰岛素治疗。

**3. 护理措施**

（1）休息活动护理：绝对卧床休息，协助患者取弯腰屈膝侧卧位，以减轻疼痛。因剧痛辗转不安者，做好安全防护，防止坠床，避免周围放置危险物品。

（2）饮食护理：禁食 3 ～ 5 天，明显腹胀者行胃肠减压。禁食期间行肠外营养支持。减少胰液分泌，轻症胰腺炎恢复饮食的条件是：症状消失、体征缓解、肠鸣音恢复正常、出现饥饿感，而不需要等待淀粉酶完全恢复正常。开始可给予少量无脂、低蛋白流质饮食。

（3）病情观察：严密观察生命体征、尿量及神志变化，注意呕吐物和胃肠减压引流物的量和性质，准确记录 24 小时出入量，定时监测血、尿淀粉酶及血糖、电解质的变化。

（4）缓解疼痛：注意观察用药前、后疼痛有无缓解，疼痛的性质和特点有无改变。

（5）防治低血容量性休克：禁食期间保证每天超过 3000ml 以上的液体摄入量。若患者出现血压下降、神志不清、尿量减少、面色苍白、皮肤湿冷等低血容量性休克的表现，立即配合医生进行抢救。

（6）术后护理：术后送入监护室，给予专人护理。

①引流管的护理：为冲洗脱落的坏死组织、脓液或血块，常用生理盐水加抗生素进行腹腔双套管灌洗引流，冲洗速度为 20 ～ 30 滴 / 分。其拔管指征为体温维持正常 10 天左右，白细胞计数正常，腹腔引流液少于 5ml/d，引流液的淀粉酶测定值正常，可考虑拔管。

②术后并发症的观察和护理

a. 出血：出现血性引流液，呕血、黑便等术后出血表现，应遵医嘱给予止血和抑酸药物，应激性溃疡出血用冰盐水加去甲肾上腺素胃内灌洗。

b. 胰瘘：若腹腔引流管或伤口流出无色透明液体或胆汁样液体，取半卧位，保持引流通畅，禁食、

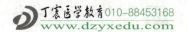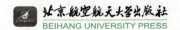

胃肠减压，保护瘘口周围皮肤，用凡士林纱布覆盖或氧化锌软膏涂抹。

c. 肠瘘：出现明显腹膜刺激征，引流出粪便样或营养液样液体，应持续灌洗，保持引流通畅，加强营养支持。

# 二、胰腺癌和壶腹部癌

## （一）胰腺癌

**1. 临床表现**　40岁以上好发，男性偏多。早期无特异性症状，仅有上腹不适、食欲减退等消化不良症状。

（1）上腹痛、不适：是最常见的首发症状。由于胰胆管梗阻，压力增高，疼痛可放射到肩背部和腰部。晚期腹痛加重难以忍受，患者不能平卧，屈膝卧位可稍缓解。

（2）黄疸：梗阻性黄疸是最突出的症状，呈进行性加重，伴皮肤瘙痒、茶色尿及白陶土色大便。黄疸出现的早晚和肿瘤的位置密切相关，癌肿距胆总管越近，黄疸出现越早。

（3）消化道症状：食欲缺乏、腹胀、腹泻或便秘等。

（4）消瘦、乏力：伴贫血、低蛋白血症，晚期可出现恶病质。

（5）腹部肿块：晚期体征，多见于上腹部，大小不一，质硬，固定，有压痛。

**2. 治疗要点**

（1）根治手术：早期手术切除是首选的、唯一有效的根治方法，包括胰十二指肠切除术（Whipple）手术、保留幽门的胰十二指肠切除术等。适用于无远处转移的胰头癌。

（2）姑息手术：如癌肿已不能根治，可行姑息性手术。

（3）辅助治疗：化学治疗、介入治疗、放射治疗及免疫治疗等。

**3. 护理措施**

（1）术前护理

①饮食护理：给予高蛋白、高热量、高维生素、低脂饮食，必要时肠内、肠外营养支持。

②保肝护理：遵医嘱保肝治疗，黄疸者静脉补充维生素K，改善凝血功能。

③血糖异常护理：术前常因胰岛素分泌不足合并糖尿病，通过饮食调节和胰岛素控制血糖。通过饮食调节和胰岛素控制血糖在8.0mmol/L以下，控制尿糖在（＋）～（－）的范围内。

④皮肤护理：每天可用温水拭浴，忌用碱性清洁剂，保持皮肤清洁。瘙痒者涂抹止痒药物，避免指甲抓伤皮肤，避免用力搓擦。衣着宽松柔软，床铺平整清洁。长期卧床者定时翻身，以防压疮。

⑤肠道准备：术前3天口服庆大霉素或新霉素，术前2天流质饮食，术前晚清洁灌肠。

（2）术后护理

①饮食护理：术后早期禁食，胃肠减压。

②病情观察：密切观察生命体征、伤口及引流情况，准确记录24小时液体出入量。胰腺大部分切除后，胰腺内分泌功能会大幅度下降，应密切监测血糖、尿糖变化。

③血糖异常护理：动态监测血糖水平，并及时调整。

④预防感染：术后易发生胆道感染，为逆行感染，餐后平卧更易引发。因此餐后15～30分钟保持坐位，利于胃肠内容物引流。严格执行无菌操作，合理使用抗生素。

⑤引流护理：妥善固定，保持引流通畅，密切观察引流液的量、颜色和性状。腹腔引流5～7天，胃肠减压直至胃肠蠕动恢复，胆管引流2周，胰管引流2～3周可拔除。

⑥出血护理：术后1～2天出血多因凝血障碍，术后1～2周由胰液、胆汁腐蚀所致。密切观察生命体征、伤口渗血及引流液。有出血倾向者及时通知医生。出血量少者可给予静脉补液，出血量

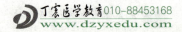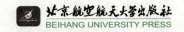

大应手术止血。

　　⑦胰瘘护理：是最常见的并发症和死亡的主要原因，术后 1 周左右多见。持续负压吸引，保持引流通畅，给予生长抑素抑制胰液分泌，注意保护周围皮肤。

　　⑧胆瘘护理：多发生于术后 5 ～ 10 天。

### （二）壶腹周围癌

　　壶腹周围癌是指发生于距十二指肠乳头 2cm 以内的肿瘤，主要包括壶腹癌、胆总管下端癌和十二指肠腺癌。病理以腺癌最多见，其次为乳头状癌、黏液癌。

　　1. 临床表现　常见临床症状为黄疸、腹痛和消瘦，黄疸可呈波动性。腹痛的原因可为胆总管下端开口阻塞导致的胆绞痛，也可为胰管阻塞引起的慢性胰腺炎所致疼痛。还可出现体重下降、食欲减退、乏力等非特异性症状。

　　2. 治疗与护理措施　同胰腺癌。手术切除是壶腹周围癌的首选治疗方法。

## 三、胰岛素瘤

　　胰岛素瘤是来源于胰岛 β 细胞的一种胰腺内分泌肿瘤。高发于 40 ～ 50 岁，多为单发良性。

　　1. 临床表现　主要表现为低血糖对中枢神经系统的影响和儿茶酚胺过度释放症状。常出现在清晨和运动后。中枢神经系统症状主要为头痛、焦虑、饥饿、复视、健忘，甚至出现昏睡、昏迷等表现；儿茶酚胺的释放可引起出汗、心慌、震颤、脉速和面色苍白等表现。

　　2. 处理原则　一旦确诊，应尽早手术切除。

---

1. 可出现脐周皮肤青紫称为 Cullen 征的疾病是
A. 急性阑尾炎　　　　　　　　B. 肝硬化　　　　　　　C. 急性腹膜炎
D. 急性胰腺炎　　　　　　　　E. 原发性肝癌

2. 胰头癌首选的根治性切除术是
A. 全胰切除术　　　　　　　　B. 胰头十二指肠切除术
C. 保留幽门的胰十二指肠切除术　　　D. 胆囊与空肠内引流术
E. 胆总管与空肠内引流术

3. 急性胰腺炎的治疗，禁用
A. 钙剂　　　　　　　　　　　B. 吗啡　　　　　　　　C. 胃肠减压
D. 生长抑素　　　　　　　　　E. 抗胆碱能药物

4. 胰头癌与壶腹周围癌的常见首发症状是
A. 上腹疼痛　　　　　　　　　B. 阻塞性黄疸　　　　　C. 饱胀、腹泻
D. 发热、消瘦　　　　　　　　E. 糖尿病症状

5. 不属于急性胰腺炎术后常见的并发症
A. 出血　　　　　　　　　　　B. 胰瘘　　　　　　　　C. 肠瘘
D. 脾肿大　　　　　　　　　　E. 急性肾衰

6. 胰头癌的突出临床表现是

---

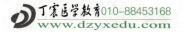
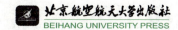

A. 梗阻性黄疸    B. 上腹部不适    C. 胆囊肿大

D. 上腹固定肿块    E. 腹水

7. 提示急性胰腺炎为重症且预后不良的标志是

A. 代谢性碱中毒      B. 代谢性酸中毒、低血钙

C. 白细胞计数增多     D. 血清淀粉酶值增高

E. 高血糖

8. 急性胰腺炎患者出现低钙反应的主要原因是

A. 禁食       B. 摄入不足    C. 钙磷代谢紊乱

D. 排泄过多     E. 腹腔脂肪组织消化后与钙结合

答案：1. D。2. B。3. B。4. B。5. D。6. A。7. B。8. E。

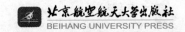

# 第二十六章　急腹症

急腹症是一组起病急、变化多、进展快、病情重，以急性腹痛为主要特征，需要紧急处理的腹部病症。

## 1. 临床表现

（1）腹痛：是最突出而重要的表现。腹痛开始的部位或最显著的部位常为病变器官的部位。根据腹痛的诱因、部位及范围、急缓、程度和性质等进行急腹症的鉴别诊断。空腔脏器梗阻疼痛初为阵发性绞痛，梗阻伴发炎症时为持续性疼痛伴阵发性加剧。外科腹痛的特点是常伴有腹膜刺激征。

（2）消化道症状：厌食、恶心、呕吐、腹胀、排便改变等。

（3）其他伴随症状：腹腔器官炎症性病变常有不同程度的发热；肝胆疾病或继发肝胆病变可有黄疸；泌尿系疾病可见尿频、尿急、血尿和排尿困难。

## 2. 诊断和鉴别诊断要点

（1）内科急腹症：肺炎、心肌梗死等可致上腹牵涉痛，急性胃肠炎、腹型过敏性紫癜等可致痉挛性腹痛。内科腹痛的特点是：一般先发热或先呕吐，后才腹痛，或呕吐、腹痛同时发生；腹痛或压痛部位不固定，程度较轻，无明显腹肌紧张；查体、实验室检查、X线、心电图等检查可明确疾病诊断。

（2）妇产科急腹症：异位妊娠、急性盆腔炎、卵巢肿瘤扭转等。妇科腹痛的特点是：以下腹部或盆腔内疼痛为主，向会阴部放射；常伴白带增多、阴道流血，或停经史、月经不规则、与月经周期有关等；妇科检查可明确疾病诊断。

（3）外科急腹症：一般先有腹痛，后才有发热等伴随症状；腹痛或压痛部位较固定，程度重；常出现腹膜刺激征，甚至休克；可伴有腹部肿块等外科特征性体征及辅助检查表现。急性阑尾炎为外科最常见的急腹症。

## 3. 治疗要点

（1）非手术治疗：适用于诊断明确，病情较轻者，或诊断不明，但无明显腹膜炎体征者。严密观察生命体征和腹部体征，禁食、胃肠减压，静脉补液，给予解痉和抗生素治疗。

（2）手术治疗：适用于诊断明确，病情严重需立即手术治疗者；诊断不明，疑有活动性、进行性出血，肠坏死或肠穿孔呈现全腹腹膜炎者，经非手术治疗无明显好转反而加重者应积极剖腹探查。

## 4. 护理措施

（1）体位护理：血压稳定、无休克时，采取半卧位。

（2）饮食护理：禁食、胃肠减压是治疗急腹症的重要措施之一。手术、禁食期间给予静脉营养支持。

（3）病情观察：严密观察生命体征、腹部症状和体征的变化，动态监测辅助检查结果，并记录24小时出入量。

（4）严格执行四禁：禁食、禁用镇痛药、禁服泻药、禁止灌肠。诊断未明确时，禁用吗啡、哌替啶等强镇痛药，以免掩盖病情。对诊断明确的单纯性胆绞痛、肾绞痛，或已决定手术的患者，可适当应用解痉药和镇痛药。禁止灌肠、禁服泻药，以免增加消化道负担，造成感染扩散或病情加重，但蛔虫性肠梗阻的口服液状石蜡、肠套叠的早期灌肠复位等治疗性措施除外。

（5）迅速建立静脉通路，遵医嘱输液或输血，纠正水、电解质、酸碱平衡紊乱。

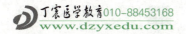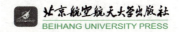

（1-3题共用备选答案）

A．阵发性绞痛　　　　　B．持续性钝痛　　　　C．刀割样锐痛

D．持续性胀痛　　　　　E．钻顶样剧痛

1．麻痹性肠梗阻时疼痛性质为

2．脾破裂时疼痛性质为

3．胃穿孔时疼痛性质为

**答案**：1．D。2．B。3．C。

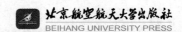

# 第二十七章　周围血管疾病

## 一、深静脉血栓形成

深静脉血栓形成是指血液在深静脉内不正常凝固，阻塞回流和引起静脉壁的炎症性改变。是常见的血栓类疾病。最常见于下肢。

**1. 临床表现**　主要表现肢体肿胀、疼痛、浅静脉曲张等血栓静脉远端回流障碍症状。

（1）上肢深静脉血栓：前臂和手臂肿胀，下垂时加重。

（2）上、下腔静脉血栓形成：上腔静脉血栓表现为面颈部肿胀、眼睑肿胀等上肢静脉回流障碍；下腔静脉血栓可有心肌、心慌等心功能不全表现和尿量减少，全身水肿等肾功能不全表现。

（3）下肢深静脉血栓形成

①患肢肿胀：是下肢静脉血栓形成后最常见症状。急性期呈凹陷性水肿，皮色泛红，皮温偏高，严重时可出现水疱。

②疼痛、压痛和发热：血栓引起局部炎症可使患者局部持续性疼痛；患侧肢体胀痛，直立时疼痛加重，急性期局部炎症反应和血栓吸收可引起低热。

③浅静脉扩张：属于代偿性反应，严重浅静脉曲张多见于下肢静脉血栓后遗症期。

④股青肿：下肢静脉血栓中最严重情况，临床表现为剧烈疼痛、患肢皮肤发亮，伴有水疱，皮肤呈青紫色，皮温冷，不能扪及足背动脉、胫后动脉搏动。

**2. 治疗要点**

（1）非手术治疗

①一般处理：卧床休息、抬高患肢。病情允许时，着医用弹力袜或弹力绷带后起床活动。

②抗凝治疗：是治疗深静脉血栓形成的基本治疗。

③溶栓治疗：溶栓疗法宜早期进行，应在发病后至少7天内。首选尿激酶。

（2）手术治疗：下肢深静脉血栓形成不常规手术取栓；股青肿常需手术取栓。手术方法主要是Fogarty 导管取栓术。

**3. 护理措施**

（1）病情观察：密切观察患肢疼痛的部位、持续时间、性质、程度，皮温、皮肤颜色、动静脉搏动及肢体感觉等。术后注意观察切口有无渗血、渗液，术后血管通畅程度。

（2）体位与活动：

①卧床休息 1～2 周，休息时患肢抬高 20～30cm，以改善静脉回流。

②禁忌患肢热敷、按摩，患肢禁忌输液，避免活动幅度过大、用力排便，以免血栓脱落。

③下床活动时穿医用弹力袜或弹力绷带，周围型使用 1～2 周，中央型可用 3～6 个月。

（3）并发症的护理

①肺栓塞：是下肢深静脉血栓最严重的并发症。注意患者有无胸痛、呼吸困难、咯血等表现，应立即嘱患者平卧、避免深呼吸、咳嗽，同时给予高浓度氧气吸入，立即通知医生，配合抢救。

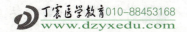
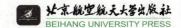

②出血：是抗凝、溶栓治疗的严重并发症。注意创口有无渗血和血肿；观察有无牙龈出血、皮肤瘀斑等出血倾向。发现异常，通知医生，给予鱼精蛋白对抗肝素，维生素 $K_1$ 对抗华法林。

（4）饮食护理：宜给予低脂、高纤维食物，多饮水，保持大便通畅，避免用力排便引起腹内压增高影响下肢静脉回流。

（5）保护患肢：指导患者正确使用弹力袜、弹力绷带。绝对戒烟，以防尼古丁引起血管收缩。

# 二、血栓闭塞性脉管炎

血栓闭塞性脉管炎是一种主要累及四肢远端中小动、静脉的慢性、节段性、周期性发作的血管炎性病变，又称 Buerger 病，简称脉管炎。

## 1. 临床表现

（1）局部缺血期：也称早期或一期。主要的病理变化是血管痉挛。表现为患肢苍白、发凉、酸胀无力、麻木、刺痛及烧灼感等。间歇性跛行是本期的典型表现，当患者行走一段后患肢疼痛，被迫停下，休息后疼痛缓解。少数患者可伴游走性浅静脉炎，表现为小静脉条索状炎性栓塞，局部红肿伴压痛。患肢足背动脉、胫后动脉搏动明显减弱。

（2）营养障碍期：也称中期或二期。主要的病理变化是血管壁增厚及血栓形成。特征性表现为出现静息痛，即休息时也不能满足局部组织的血液供应，患肢持续疼痛，夜间尤甚，彻夜难眠。为缓解疼痛，患者常屈膝抱足或将患肢垂于床沿下，以增加血供。体检患肢皮温明显下降，肢端苍白、潮红或发绀，皮肤干燥、脱屑、脱毛，指甲增厚变形，肌肉萎缩、松弛。患肢动脉搏动消失。

（3）组织坏死期：也称坏疽期、晚期或三期。主要的病理变化是动脉完全闭塞。肢体由远端向近端逐渐发生干性坏疽，肢端发黑，形成经久不愈的溃疡。继发感染后成为湿性坏疽，疼痛剧烈。病情严重时可出现全身感染中毒症状。

## 2. 治疗要点

（1）非手术治疗

①一般治疗：绝对戒烟，防止受寒，注意保暖但患肢不可局部热敷，以免加重组织缺氧。步行锻炼可以促进侧支循环的建立，缓解症状，适用于早期患者。

②止痛治疗：疼痛严重者可适当使用吗啡或哌替啶，但易成瘾，应慎用。还可给予普鲁卡因股动脉内注射或腰交感神经封闭术。如腰交感神经封闭术效果显著（阻滞后皮肤温度升高 $1 \sim 2℃$），可行腰交感神经切除术。

③扩血管及抗凝治疗：血管扩张药有烟酸、低分子右旋糖酐等。抑制血小板凝聚的药物有阿司匹林、双嘧达莫等。抗凝药物有华法林、肝素等。活血化瘀的中药也有效。

④高压氧治疗：可改善组织缺氧。

（2）手术治疗：目的是重建动脉血流通路，增加肢体血供。

## 3. 护理措施

（1）一般护理

①心理护理：由于剧烈疼痛的折磨，患者往往有悲观、焦虑的心理，对治疗失去信心。护士应关心、体贴患者，帮助其树立战胜疾病的信心，积极配合治疗与护理。

②患肢护理：绝对禁烟。肢体保暖，但不可使用热疗，因热疗一方面可增加组织需氧量，加重病情，另一方面由于患者对热的敏感性降低，热疗易导致烫伤。保持皮肤清洁干燥，防止受伤及感染。已发生皮肤溃疡者应保持创面清洁干燥，加强换药，遵医嘱使用抗感染药物。

（2）手术护理

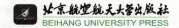

①动脉血管重建术后患肢平放，制动 2 周；静脉血管重建术后患肢抬高 30°，制动 1 周；血管造影检查后应平卧，患肢制动 6～8 小时，穿刺点加压包扎 24 小时。

②术后严密观察血压、脉搏，手术切口或穿刺点渗血情况。观察肢体远端双侧足背动脉搏动、皮肤温度、皮肤颜色及皮肤感觉，以判断血管的通畅程度。若术后动脉搏动消失，皮肤温度降低、颜色苍白、感觉麻木，提示有动脉栓塞；若动脉重建术后出现患肢肿胀，皮肤颜色发紫、温度降低，可能为重建部位的血管发生痉挛。预防感染，防止发生肌病肾病性代谢综合征，密切观察是否出现高钾血症，少尿、无尿及肌红蛋白尿等急性肾功能损害的表现；如已发生，及早做肌筋膜间隙切开术。

**4. 健康教育**

（1）疾病知识指导：告知患者若能及早绝对禁烟，多数患者可以避免截肢。

（2）做 Buerger（伯格）运动：指导患者做伯格运动，以促进侧支循环的建立。患者平卧，抬高患肢 45°，维持 2～3 分钟；双足下垂床边 2～3 分钟，进行足的背伸、跖屈和左右摇摆运动，足趾上翘尽量伸展，再向下收拢，反复多次；患肢恢复平放姿势，休息 5 分钟。如此反复运动 5～6 次，每天 3～4 次。但下肢已发生溃疡或坏死时，运动可增加组织耗氧；动脉或静脉已有血栓形成时，运动可致血栓脱落后栓塞，均不可运动。

（3）保持正确的体位及姿势：患者睡觉时取头高足低位，使血液易灌流至下肢。避免长时间保持同一坐姿或站姿，避免将一腿放在另一腿膝盖上，即"二郎腿"，防止血流受阻。

（4）保护患肢：防止足部外伤。穿合脚的棉质鞋袜，勤洗勤换，预防足部真菌感染。

---

1. 血栓闭塞性脉管炎的临床表现<u>不包括</u>
   A. 患肢疼痛　　　　　　　　　B. 患肢感觉和皮色改变
   C. 患肢出现游走性浅静脉炎　　D. 患肢远端动脉搏动减弱或消失
   E. 患肢肿胀

2. 目前治疗下肢深静脉血栓形成最主要的方法是
   A. 卧床休息　　　　　　　　　B. 抗凝治疗　　　　　C. 溶栓治疗
   D. 使用弹力绷带包扎　　　　　E. 手术切开取栓

3. 下肢静脉曲张最典型的早期表现是
   A. 下肢溃疡形成　　　　　　　B. 下肢静脉血栓　　　C. 曲张血管破裂出血
   D. 下肢静脉炎　　　　　　　　E. 下肢沉重感

4. 急性深静脉血栓形成最主要的治疗方法是
   A. 卧床休息两周　　　　　　　B. 抗凝治疗　　　　　C. 溶血栓治疗
   D. 应用抑制血小板聚集药物　　E. 手术治疗

**（5－6 题共用题干）**

患者，女，76 岁。因"左下肢肿胀 5 天"入院，患者左下肢肿胀明显，以大腿部为甚，左足背动脉搏动较右侧弱，可扪及。患者既往有心脏病病史，心功能二级。

5. 问题 1：引起该患者左下肢肿胀最可能的原因为
   A. 心源性水肿　　　　　　　　B. 低蛋白水肿　　　　C. 水电解质紊乱
   D. 肾功能衰竭　　　　　　　　E. 左下肢深静脉血栓形成

6. 问题 2：护理措施中<u>不正确</u>的是

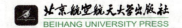

A. 观察患者呼吸情况　　　　B. 注意输液速度　　　C. 抬高患肢

D. 定时翻身　　　　E. 按摩患肢

答案：1. E。2. B。3. E。4. B。5. E。6. E。

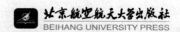

# 第二十八章　颅内压增高

## 一、颅内压增高

颅内压增高是指在病理状态下，颅腔内容物体积增加或颅腔容积减小，超出颅腔可代偿调节的范围，导致颅内压力超过 200mmH$_2$O（2.0kPa），常以头痛、呕吐、视神经乳头水肿为三大主症，是颅内多种疾病所共有的临床综合征。

1. **临床表现**　头痛、呕吐、视乳头水肿是颅内压增高的"三主征"。

（1）头痛：是最常见的症状，以早晨及晚间较重，多位于额部及颞部，表现为胀痛和撕裂痛，可从颈枕部向前放射至眼眶。程度可随颅内压增高而进行性加重，咳嗽、打喷嚏、用力、弯腰或低头活动时易加重。

（2）呕吐：呈喷射性，由迷走神经受激惹所致，常于剧烈头痛时发生，易发生于餐后。

（3）视神经乳头水肿：是颅内压增高的客观体征。表现为视神经乳头充血、边缘模糊、中央凹陷变浅或消失，视网膜静脉怒张、纤曲，严重时乳头周围可见火焰状出血。长期、慢性颅内压增高可致视神经乳头颜色苍白、视野向心缩水，引起视神经继发性萎缩，甚至失明。

（4）意识障碍：慢性颅内压增高时进展缓慢，有时不一定出现，表现为意识淡漠，嗜睡，反应迟钝。急性颅内压增高时出现早而明显，呈进行性意识障碍，甚至昏迷。

（5）生命体征变化：代偿期出现典型生命体征改变（库欣反应），"两慢一高"，即脉搏减慢，呼吸深慢，血压升高，尤其是收缩压增高、脉压增大。继而出现潮式呼吸，血压下降，脉搏细弱，最终死于呼吸循环衰竭。

（6）其他症状和体征：复视、头晕、猝倒、头皮静脉怒张等。小儿患者可有头颅增大、囟门饱满、颅缝增宽或分离。头颅叩诊可呈破罐声。

2. **治疗要点**

（1）病因治疗：去除病因是最根本的治疗原则，如手术切除颅内肿瘤、清除颅内血肿、处理大片凹陷性骨折等。可行脑脊液分流术或脑室穿刺引流术缓解颅内高压。颅内压增高已出现急性脑疝时，应进行紧急手术处理。

（2）脱水治疗：病因不明或一时不能解除病因时应首先限制液体入量，以起到降低颅内压的作用。常用高渗性脱水药 20% 的甘露醇 250ml，15 ～ 30 分钟静脉滴注完毕，若同时使用利尿性脱水药如呋塞米，降颅压效果好。

（3）激素治疗：糖皮质激素可通过稳定血 - 脑屏障，改善血管通透性，减少脑脊液生成，从而减轻脑水肿，缓解颅内压增高。

（4）预防或控制感染：伴有颅内感染者，根据致病菌药物敏感试验选用抗菌药物。术中、术后预防性应用广谱抗菌药物。

（5）冬眠低温疗法或亚低温疗法：降低脑的新陈代谢，减少脑组织氧耗，减轻脑水肿。适用于各种原因引起的严重脑水肿、中枢性高热患者。儿童和老年人应慎用，休克、全身衰竭或房室传导阻

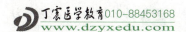
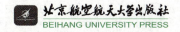

滞者应禁用。

**3. 护理措施**

（1）一般护理：床头抬高 15°～30°，以利于颅内静脉回流，减轻脑水肿；吸氧，改善脑缺氧，使脑血管收缩，减少脑血流量。控制液体摄入量，不能进食者，每天静脉入量在 1500～2000ml，每天尿量不少于 600ml。控制输液速度，防止输液过快加重脑水肿。遵医嘱使用抗生素预防感染。躁动不安者不可强制约束，以免患者挣扎导致颅内压增高。

（2）防止颅内压骤然升高：安静休息，避免情绪激动，防止血压骤升而升高颅内压。保持呼吸道通畅，避免剧烈咳嗽和用力排便。及时控制癫痫发作，一旦发生及时抗癫痫治疗。

（3）药物治疗的护理：使用脱水药物时控制好输液速度，观察脱水治疗效果，准确记录液体出入量。为防止颅内压反跳现象，停药前应逐渐减药或延长给药间隔时间。使用糖皮质激素治疗期间，应注意观察有无应激性溃疡出血、感染等药物不良反应。

（4）冬眠低温治疗的护理：使患者的体温维持于亚低温状态，从而降低脑组织新陈代谢，减轻脑水肿，降低颅内压。病房光线宜暗，室温 18～20℃。先给予足量冬眠药物，患者御寒反应消失后加用物理降温措施，以每小时下降 1℃为宜，体温降至肛温 32～34℃、腋温 31～33℃为理想。避免体温大起大落，在冬眠期间尽量减少体位改变。若脉搏＞100 次/分，收缩压＜100mmHg，呼吸减慢或不规则，应及时停止或更换冬眠药物。疗程常为 3～5 天，治疗结束时先停物理降温，再逐渐停用冬眠药物，任其自然复温。

（5）脑室引流的护理

①引流管的连接和位置：见图 1-2。严格无菌状态下连接固定引流瓶，引流管开口高于侧脑室平面 10～15cm，以维持正常的颅内压。搬动患者时暂时夹闭引流管，防止脑脊液反流而致颅内感染。

②观察引流速度和量：术后早期引流速度不宜过快，正常脑脊液每天分泌 400～500ml，故每天引流量宜不超过 500ml，颅内感染患者可适当增加引流量。可通过抬高或降低引流瓶的位置来控制引流速度和量。

③观察脑脊液的颜色、量及性状：正常脑脊液

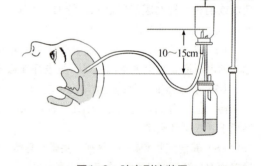

**图1-2　脑室引流装置**

无色透明，术后 1～2 天可略呈血性，后逐渐转为淡黄色。脑脊液量多呈血性提示脑室内出血，脑脊液浑浊提示颅内感染。脑室引流时间不宜过长，一般不超过 7 天，否则易增加颅内感染的风险。

④保持引流通畅：引流管不受压、成角、扭曲或折叠。可根据管内液面随患者的呼吸上下波动来判断引流管是否通畅。若引流管阻塞，可将血块等阻塞物挤出或用注射器抽吸，禁止用生理盐水冲洗。每天更换引流袋或引流瓶，但不必每天更换、冲洗或消毒引流管，脱出也不可重新插入，防止引起颅内感染或损伤脑组织。

⑤拔除引流管：无菌操作下拔管前可先试行抬高或夹闭引流管 2 小时，以了解脑脊液循环是否通畅，观察有无颅内压再次升高的表现。拔管后注意观察是否有颅内压反跳症状。

# 二、急性脑疝

由于颅内压增高导致脑组织从高压区向低压区移位，部分脑组织被挤入颅内生理空间或裂隙，当移位超过一定的解剖界限时，产生相应的临床症状，称为脑疝。脑疝是颅内压增高的严重后果。

脑疝是神经系统疾病最严重的症状之一，可直接危及生命。

**1. 分类**　小脑幕切迹疝（小脑幕裂孔疝或颞叶钩回疝）、枕骨大孔疝（小脑扁桃体疝）、大脑镰下疝（扣带回疝），见图1-3。

**2. 临床表现**

（1）小脑幕切迹疝

①颅内压增高症状：进行性加重的剧烈头痛，伴躁动不安，出现与进食无关的频繁喷射性呕吐。

②进行性意识障碍：意识是判断病情进展的重要指标，反映大脑皮质和脑干的功能状态。

③瞳孔改变：可判断病变部位的指标，主要表现

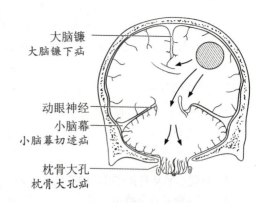

图1-3　脑疝形成示意

为一侧瞳孔进行性散大。脑疝初期由于患侧动眼神经受刺激导致患侧瞳孔缩小，随着脑疝进行性恶化，脑干血供受影响，动眼神经麻痹致患侧瞳孔散大，直接、间接对光反应消失，伴眼睑下垂及眼球外斜。脑疝晚期对侧动眼神经受脑干移位也受到推挤，表现为双侧瞳孔散大固定，对光反应消失。

④运动障碍：钩回疝压迫大脑脚导致锥体束受累，病变对侧肢体肌力减弱或瘫痪，病理征阳性，甚至出现去大脑强直发作，是脑干受损严重的信号。

⑤生命体征变化：先出现库欣反应，脑干受压后生命中枢功能紊乱或衰竭，可出现血压忽高忽低、脉搏快弱、心律不齐，呼吸浅而不规则，高热或体温不升，甚至死亡。

（2）枕骨大孔疝：为小脑幕下的小脑扁桃体及邻近小脑组织经枕骨大孔向椎管内移位。病情变化更快，常有进行性颅内压增高的临床表现，因脑干缺氧，瞳孔可忽大忽小，剧烈头痛、频繁呕吐、颈项强直或强迫头位，生命体征紊乱出现早，意识障碍出现较晚。因呼吸中枢受损严重，患者早期即可突发呼吸骤停而死亡。

**3. 治疗要点**　关键在于及时发现和处理。

（1）小脑幕切迹疝：患者出现典型的脑疝症状，首要的治疗措施为脱水降颅压，输入脱水药物，维持呼吸道通畅。确诊后尽快手术，去除病因，如清除颅内血肿或切除脑肿瘤。

（2）枕骨大孔疝：凡枕骨大孔疝诊断明确者，宜尽早术切除病变；症状明显且有脑积水者，应及时做脑室穿刺并给予脱水药物，待病情缓解后手术切除颅内病变。呼吸骤停患者应及时给予气管插管辅助呼吸，紧急开颅切除原发病灶。

**4. 急救护理**

（1）快速脱水降颅压，静脉输入甘露醇、山梨醇、呋塞米、糖皮质激素等药物。保持呼吸道通畅、吸氧，以保证适当的血氧浓度。呼吸功能障碍时立即行气管插管或人工辅助呼吸。

（2）密切观察病情变化，尤其注意意识变化、呼吸、心搏及瞳孔改变。

（3）迅速做好各项术前准备。

（4）急性脑疝时，禁忌腰椎穿刺。

---

1. 患者，女，45岁。头痛3个月，多见清晨，癫痫发作3次，经检查诊断为颅内占位性病变、颅内压增高，行开颅手术。该患者开颅术后当天最危险的并发症是

A. 出血　　　　　　　　　B. 感染　　　　　　　　　C. 中枢性高热

D. 癫痫发作　　　　　　　E. 尿崩症

2. 患者，男，72 岁。高血压病史多年，血压控制不理想，晨起患者频繁呕吐、头痛入院，查体：脉搏呼吸减慢，双侧瞳孔不等大，护士应考虑患者出现的情况是

A. 癫痫发作　　　　　　　　　B. 脑疝形成　　　　　　C. 高血压危象

D. 脑血栓形成　　　　　　　　E. 蛛网膜下腔出血

3. 颅内压增高最根本的治疗方法是

A. 对症处理　　　　　　　　　B. 去除病因　　　　　　C. 控制感染

D. 低温冬眠疗法　　　　　　　E. 立即手术

4. 出现小脑幕裂孔疝时，瞳孔的变化是

A. 双侧瞳孔逐渐缩小　　　　　B. 双侧瞳孔逐渐散大　　C. 健侧瞳孔逐渐缩小

D. 患侧瞳孔逐渐散大　　　　　E. 双侧瞳孔时大时小

5. 引起颅内压增高的病变<u>不包括</u>

A. 高碳酸血症　　　　　　　　B. 颅内血肿　　　　　　C. 颅中窝骨折

D. 凹陷性骨折　　　　　　　　E. 颅内肿瘤

6. 颅内压增高三主征是指

A. 头痛、头晕、呕吐　　　　　　　B. 头痛、呕吐、颈项强直

C. 血压升高、脉缓有力、呼吸深慢　　D. 头痛、呕吐、视神经乳头水肿

E. 昏迷、一侧瞳孔散大、对侧肢体瘫痪

7. 通过改善毛细血管通透性降低颅内压的治疗方法是

A. 脱水治疗　　　　　　　　　B. 过度换气　　　　　　C. 激素治疗

D. 冬眠低温治疗　　　　　　　E. 脑室穿刺外引流术

8. 临床上用 20% 甘露醇溶液降低颅内压，正确的输液方法是

A. 快速静推　　　　　　　　　　　B. 缓慢静滴，防止高渗液产生静脉炎

C. 1～2 小时内滴完 250ml　　　　　D. 15～30 分钟内滴完 250ml

E. 输液速度控制在 60～80 滴／分

（9－10 题共用备选答案）

A. 意识障碍　　　　　　　　　B. 脑脊液漏　　　　　　C. 双侧瞳孔不等大

D. 一侧瞳孔散大固定　　　　　E. 头痛、呕吐、视乳头水肿

9. 颅内压增高患者主要表现是

10. 颅底骨折可能出现

答案：1. A。2. B。3. B。4. D。5. C。6. D。7. C。8. D。9. E。10. B。

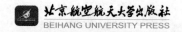

# 第二十九章　颅脑损伤

## 一、颅骨骨折

颅骨骨折是指颅骨受暴力作用引起颅骨结构的改变。其严重性并不在于骨折本身，而在于可能同时并发的脑、脑膜、颅内血管和脑神经的损伤。

1. **骨折机制**　按骨折部位分为颅盖骨折和颅底骨折。按骨折是否与外界相通分为开放性骨折和闭合性骨折。按骨折形态分为线形骨折和凹陷性骨折。

2. **临床表现**

（1）颅盖骨折

①线性骨折：发生率最高，常有局部压痛、肿胀，伴局部骨膜下血肿。

②凹陷性骨折：好发于额、顶部，局部可扪及颅骨下陷，骨折片损伤脑功能区，可出现相应的病灶症状和局限性癫痫。并发颅内血肿，可导致颅内压增高表现。

（2）颅底骨折：以线性骨折为主，易撕裂硬脑膜，产生脑脊液外漏，为开放性骨折。根据骨折部位分为颅前窝骨折、颅中窝骨折和颅后窝骨折（表1-25）。

表1-25　颅底骨折的临床表现

|  | 颅前窝骨折 | 颅中窝骨折 | 颅后窝骨折 |
|---|---|---|---|
| 脑脊液漏部位 | 鼻漏 | 鼻漏和耳漏 | 无 |
| 瘀斑部位 | 眶周、球结膜下瘀斑（熊猫眼） | 乳突区瘀斑（Battle征） | 乳突区、枕下部、咽后壁瘀斑 |
| 可能损伤的脑神经 | 视、嗅神经 | 面、听神经 | 第Ⅸ～Ⅻ对脑神经 |

3. **治疗要点**

（1）颅盖骨折：线形骨折或凹陷性骨折下陷较轻，无须特殊处理。手术治疗适应证主要包括：凹陷深度＞1cm；位于重要功能区；骨折片刺入脑内；骨折引起瘫痪、失语等功能障碍或局限性癫痫；开放性粉碎性凹陷性骨折。

（2）颅底骨折：若为闭合性，骨折本身一般不需处理。若为开放性骨折，合并脑脊液漏，应使用TAT及抗菌药物预防感染。多数漏口于伤后1～2周自行愈合。超过1个月仍未愈合者，可行手术修补硬脑膜。若骨折片或血肿压迫视神经，应在12小时内行手术减压。

4. **护理措施**

（1）预防颅内感染：预防因脑脊液逆行导致颅内感染是护理的重点。

①体位护理：绝对卧床，取半卧位，头偏向患侧，直至脑脊液漏停止3～5天后改为平卧位，目

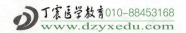
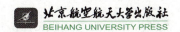

的是借重力作用使脑组织移向颅底，促进漏口封闭。

②保持局部清洁：每天 2 次清洁、消毒口腔、鼻腔或外耳道，注意棉球不可过湿，避免挖鼻、抠耳，禁止堵塞鼻腔和外耳道。

③脑脊液漏者，禁止经鼻腔或耳道冲洗、滴药，禁止经鼻腔吸痰、放置胃管及鼻导管给氧等护理操作，禁止做腰椎穿刺。

④避免颅内压骤升：避免咳嗽、擤鼻涕、打喷嚏、用力屏气排便等动作，防止颅内压骤升导致气颅或脑脊液逆流。

⑤密切观察有无颅内感染征象，如体温增高和脑膜刺激征等，遵医嘱使用抗菌药物及 TAT。

（2）病情观察：明确有无脑脊液外漏；记录 24 小时浸湿的棉球数，估计脑脊液外漏量；严密观察患者的意识、瞳孔、生命体征及肢体活动情况，及早识别颅内继发性损伤；注意有无剧烈头痛、呕吐、眩晕、脉搏细弱、血压偏低等颅内低压综合征的表现，头痛在立位时加重，卧位缓解。

（3）低颅压综合征：为脑脊液外漏过多导致。患者出现直立性头痛，多位于额、枕部。头痛与体位有关，坐起或站立时，头痛剧烈，平卧减轻或消失，常合并恶心、呕吐、眩晕、厌食、脉搏细弱、反应迟钝、血压偏低等。应立即卧床休息，取头低足高位，遵医嘱多饮水或静滴生理盐水补液。

# 二、脑损伤

按损伤后脑组织是否与外界相通，脑损伤分为开放性脑损伤和闭合性脑损伤。开放性脑损伤主要表现为头皮裂伤、颅骨骨折、硬脑膜破裂、脑脊液漏等。以下主要介绍闭合性脑损伤。

## （一）脑震荡

1. 临床表现　伤后立即出现短暂的意识障碍，一般不超过半小时。清醒后大多出现逆行性遗忘。意识障碍期间可有皮肤苍白、血压下降、心动徐缓、呼吸浅慢、肌张力降低、各生理反射迟钝或消失。此后可出现头痛、头晕、恶心、呕吐等症状。

2. 治疗要点　一般卧床休息，无须特殊治疗，短期内可自行好转。

## （二）脑挫裂伤

1. 临床表现

（1）意识障碍：是脑挫裂伤最突出的表现。伤后立即出现，绝大多数在半小时以上，重症者可长期持续昏迷。

（2）局灶症状和体征：受伤时当即出现，依损伤的部位和程度而不同。

（3）颅内压增高和脑疝：头痛与呕吐。

（4）原发性脑干损伤：是脑挫裂伤最严重的类型。受伤后立即出现长时间深度昏迷，可不伴有颅内压增高表现。

2. 治疗要点

（1）吸氧，严密病情观察，预防和控制感染，对症支持治疗。

（2）防治脑水肿。

（3）促进脑功能恢复。

（4）行脑减压术或局部病灶清除术，以处理颅内压增高、脑疝。

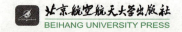

## （三）颅内血肿

颅内血肿是颅脑损伤中最常见、最严重的继发病变。按血肿的来源和部位，分为硬膜外血肿、硬膜下血肿和脑内血肿。按血肿引起颅内压增高或早期脑疝所需时间分型，分为急性型（72 小时以内）、亚急性型（3 天至 3 周）和慢性型（3 周以上）。

### 1. 临床表现

（1）硬膜外血肿：多由颅盖部特别是颞部的直接暴力导致，出血以脑膜中动脉最常见。颅内血肿导致颅内压增高，形成脑疝后有相应颅内压增高和脑疝表现。血肿引起的意识障碍可有以下 3 种类型。

①伤后昏迷有中间清醒期为典型表现，原发性脑损伤最初短时昏迷，之后中间意识清醒，后因脑疝形成继之昏迷。"中间清醒期"的长短主要取决于脑损伤的程度及血肿形成的速度。

②若原发性脑损伤较重，血肿形成迅速，则伤后昏迷进行性加重或持续昏迷。

③若无原发性脑损伤，早期可无意识障碍，当血肿引起脑疝时才出现意识障碍。

（2）硬膜下血肿：是临床最常见的颅内血肿类型。

①急性硬脑膜下血肿：多见于额颞部，常合并脑挫裂伤及继发的脑水肿，出血多来自挫裂的脑实质血管，表现为进行性加深的意识障碍，无中间清醒期。

②亚急性硬脑膜下血肿：脑挫裂伤较轻，血肿形成较慢，可有意识好转期。

③慢性硬脑膜下血肿：好发于老年人，有轻微或无明显外伤史，其血肿形成完整包膜，缓慢增大，进而出现颅内压增高症状。

（3）脑内血肿：多因脑挫裂伤致脑实质内血管破裂引起，常与硬脑膜下血肿同时存在，多伴有颅骨凹陷性骨折。表现为进行性加重的意识障碍，若血肿累及重要脑功能区，可出现偏瘫、失语、癫痫等症状。

### 2. 治疗要点

颅内血肿一经确诊，原则上应手术清除血肿，彻底止血。若血肿较小，患者无意识障碍和颅内压增高症状，可在严密病情观察的同时采用脱水等非手术治疗。

## （四）颅脑损伤的护理

### 1. 现场急救

争分夺秒地抢救患者生命，查明有无颅脑以外的合并伤，如开放性气胸、大出血等伤情。注意保持呼吸道通畅，补充血容量防治休克。开放性损伤时要妥善保护伤口或膨出的脑组织。

### 2. 一般护理

意识清醒患者适当抬高床头，以利于静脉回流，减轻脑水肿。昏迷患者去枕侧卧位或侧俯卧位，清除呼吸道分泌物及其他血污以免误吸。早期禁食，采用肠外营养，待肠蠕动恢复后，过渡到肠内营养支持。对躁动患者不可强加约束，避免因过分挣扎使颅内压升高。慎用镇痛、镇静药，以免影响病情观察。

### 3. 病情观察

（1）意识状态：采用格拉斯哥昏迷计分法（GCS），对睁眼、言语和运动 3 个方面评分，用相同程度的语言和疼痛刺激，对患者的反应作动态分析。最高 15 分表示意识清醒，低于 8 分表示昏迷，分数越低意识障碍越严重（表 1-26）。

（2）生命体征：出现库欣反应提示颅内压增高。伤后 1 周持续高热提示有继发感染。

（3）瞳孔改变：伤后立即出现一侧瞳孔散大提示原发性动眼神经损伤。伤后瞳孔正常，以后一侧瞳孔先缩小继之进行性散大，伴对光反射减弱或消失是小脑幕切迹疝的眼征。脑干损伤时双侧瞳孔时大时小，对光反射消失。脑桥出血时瞳孔呈针尖样。临终患者双侧瞳孔散大，对光反射消失，眼球固定。

（4）神经系统体征：原发性脑损伤表现为伤后立即出现一侧肢体运动障碍且相对稳定，为对侧大脑皮质运动区受损。继发性脑损伤表现为伤后一段时间才出现一侧肢体运动障碍且进行性加重，多由中脑受压、锥体束受损引起。

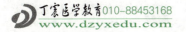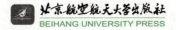

表1-26　格拉斯哥昏迷计分法（GCS）

| 睁眼反应 | 计　分 | 言语反应 | 计　分 | 运动反应 | 计　分 |
|---|---|---|---|---|---|
| 自动睁眼 | 4 | 回答正确 | 5 | 遵嘱活动 | 6 |
| 呼唤睁眼 | 3 | 回答错误 | 4 | 刺痛定位 | 5 |
| 刺痛睁眼 | 2 | 胡言乱语 | 3 | 躲避刺痛 | 4 |
| 不能睁眼 | 1 | 只能发声 | 2 | 刺痛肢屈 | 3 |
|  |  | 不能发声 | 1 | 刺痛肢伸 | 2 |
|  |  |  |  | 不能活动 | 1 |

**4. 手术护理**　术前完善术前准备。术后送 ICU 病房严密监护，继续实施降低颅内压的措施，常用药物有甘露醇、糖皮质激素及利尿药等。做好创口和引流管的护理，注意有无颅内再出血迹象。

**5. 预防并发症**　皮肤护理，预防压疮；加强会阴护理，留置导尿管不宜超过 3～5 天；做好气道管理，预防肺部感染；眼睑不能闭合者涂眼膏，预防角膜炎或角膜溃疡；预防失用综合征，每天行四肢关节被动活动及肌肉按摩。

**6. 用药指导**　嘱定期服用抗癫痫药物，不可突然停药，避免单独外出，以防意外发生。

---

1. 硬膜外血肿出现继发性昏迷的主要原因是

A. 脑水肿　　　　　　　　B. 脑脊液循环障碍　　C. 脑血管痉挛

D. 休克　　　　　　　　　E. 血肿增大，脑组织受压

2. 行开颅手术后患者出现脑脊液鼻漏，正确的护理方法是

A. 头低位　　　　　　　　B. 用无菌棉球阻塞鼻孔　C. 用无菌生理盐水冲洗

D. 避免用力咳嗽、打喷嚏　E. 用氯霉素眼药水滴鼻

3. 能造成面神经和听神经损伤的颅骨骨折是

A. 颅前窝　　　　　　　　B. 颅中窝　　　　　　　C. 颅后窝

D. 颅盖骨折　　　　　　　E. 颅顶骨折

4. 常伴有蛛网膜下腔出血而出现血性脑脊液的脑损伤是

A. 脑内血肿　　　　　　　B. 硬脑膜下血肿　　　　C. 硬脑膜外血肿

D. 脑挫裂伤　　　　　　　E. 脑震荡

5. 不符合脑震荡临床表现的是

A. 意识障碍持续 40 分钟　B. 皮肤苍白，血压下降　C. 逆行性遗忘

D. 头痛、头晕、恶心、呕吐　E. 神经系统检查无阳性体征

（6-8 题共用题干）

　　患者，女，65 岁。劳累后突然头痛、呕吐，继之意识不清。查体：颈项强直，凯尔尼格征（Kernig 征）（+），血压 185/120mmHg。颅脑 CT 示：侧裂池及纵裂池内等密度影。

6. 问题 1：该患者刺痛能睁眼，能准确定位，失语。其 GCS 评分为

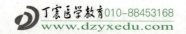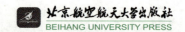

A. 15 分
B. 11 分
C. 8 分
D. 5 分
E. 3 分

7. 问题 2：治疗措施错误的是
A. 抗凝治疗
B. 止血
C. 脱水、降低颅压
D. 降低血压
E. 手术治疗

8. 问题 3：每天静脉补液量不宜超过
A. 1000ml
B. 1500ml
C. 2000ml
D. 2500ml
E. 3000ml

（9－10 题共用题干）

患者，女，34 岁。被车撞伤头部，伤后患者神志清楚但球结膜下出血，鼻孔出血且有脑脊液流出。

9. 问题 1：考虑该患者受伤的部位是
A. 鼻骨骨折
B. 颅盖骨骨折
C. 颅前窝骨折
D. 颅后窝骨折
E. 颅中窝骨折

10. 问题 2：目前该患者适宜的体位为
A. 半坐位
B. 患侧卧位
C. 头低足高位
D. 头高足低位
E. 平卧位

答案：1. E。2. D。3. B。4. D。5. A。6. C。7. A。8. C。9. C。10. B。

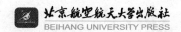

# 第三十章　常见颅脑疾病

## 一、颅内肿瘤

颅内肿瘤又称脑瘤，好发于大脑半球，以 20～50 岁多见。神经上皮组织肿瘤，又称胶质瘤是颅内最常见的恶性肿瘤。脑转移性肿瘤多来自肺、乳腺、甲状腺、消化道等部位的恶性肿瘤。

1. **临床表现及诊断**　因病变部位和肿瘤病理类型不同而临床表现各异，主要以颅内压增高和神经功能定位症状为共同特点。

（1）颅内压增高：由于肿瘤占位、瘤周脑水肿和脑积水，90% 以上患者会出现头痛、呕吐、视神经乳头水肿等颅内压增高症状和体征，呈慢性、进行性加重。瘤内出血重者可引起脑疝。

（2）定位症状和体征：症状和体征因肿瘤部位不同而各异。额叶肿瘤可出现淡漠、情绪欣快等精神障碍；中央前、后回肿瘤表现为对侧肢体运动和感觉障碍；颞叶肿瘤有视野的改变和不同程度的幻觉；枕叶肿瘤可出现视觉障碍；小脑肿瘤会引起共济失调。

（3）影像学检查：CT 或 MRI 是诊断颅内肿瘤的首选方法，两者结合可明确诊断，而且能确定肿瘤的位置、大小及瘤周组织情况。

2. **治疗要点**

（1）手术治疗：是最直接、有效的方法，也是最主要的方法。

（2）非手术治疗：降低颅内压缓解症状；对放疗敏感肿瘤或恶性肿瘤部分切除后可采用放射疗法。化学治疗是重要的综合治疗手段之一。

## 二、颅内动脉瘤

颅内动脉瘤是颅内动脉壁的囊性膨出，极易破裂出血，是蛛网膜下隙出血最常见的原因，以 40～60 岁多见。

1. **临床表现及诊断**　小动脉瘤可无症状，大动脉瘤压迫临近结构出现相应症状。动脉瘤破裂出血多突然发生，可因劳累、情绪激动、用力排便等诱发，也可无明显诱因或在睡眠中发生。血液流入蛛网膜下隙，患者可出现剧烈头痛、呕吐、意识障碍和脑膜刺激征等，严重者可并发脑疝，出血后可诱发脑血管痉挛。数字减影脑血管造影（DSA）是确诊方法，可判断动脉瘤位置、数目、形态、内径、有无血管痉挛。

2. **治疗要点**　非手术治疗主要是防止出血或再出血，控制脑血管痉挛。为防止再出血，应尽早手术介入治疗。手术治疗主要采用开颅动脉瘤颈夹闭术。

## 三、颅内动静脉畸形

颅内动静脉畸形是由发育异常动脉、静脉形成的病理性血管团，属于先天性中枢神经系统血管

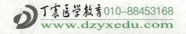
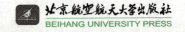

发育异常。多在 40 岁前发病，男性稍多于女性。

1. **临床表现及诊断**　出血是最常见的首发症状，表现为剧烈头痛、呕吐、意识障碍等症状。额、颞部动静脉畸形的青年患者多以抽搐为首发症状，可在颅内出血时发生，也可单独出现。半数患者有间断性或迁延性单侧局部头痛或全头痛病史，还可出现进行性神经功能缺损，运动、感觉、视野以及语言功能障碍。婴儿和儿童可因颅内血管短路出现心力衰竭。数字减影脑血管造影（DSA）是确诊必需手段。

2. **治疗要点**　手术治疗是最根本的治疗方法。

# 四、脑卒中的外科治疗

脑卒中是各种原因引起的脑的供应动脉狭窄或闭塞及非外伤性的脑实质性出血。包括缺血性脑卒中及出血性脑卒中，缺血性脑卒中约占 60% ～ 70%。

## （一）缺血性脑卒中

1. **临床表现及诊断**　根据神经功能障碍的轻重和症状的持续时间，分为 3 种。

（1）暂时缺血性发作（TIA）：神经功能障碍持续时间不超过 24 小时，表现为突发的单侧肢体无力、感觉麻木、一过性黑朦及失语等，多无意识障碍。椎动脉系统闭塞的主要表现为眩晕、恶心呕吐、步态不稳、复视、耳鸣及猝倒等。症状自行发作及缓解。

（2）可逆性缺血性神经功能缺陷：与 TIA 相似，但神经功能障碍持续超过 24 小时，可完全恢复。

（3）完全性脑卒中：症状较以上两种类型严重、常伴意识障碍，神经功能障碍长期不能恢复。

（4）辅助检查：脑血管造影可发现病变部位、性质、范围及程度。发病 24 ～ 48 小时后，CT 出现低密度灶脑梗死区，MRI 较 CT 敏感。

2. **治疗要点**　一般先行卧床休息、扩血管、抗凝、血液稀释疗法及扩容治疗等非手术治疗。脑动脉完全闭塞者，可在 24 小时内行手术治疗，改善病变区的血供情况，如动脉内膜切除术、颅外 - 颅内动脉吻合术等。

## （二）出血性脑卒中

多见于 50 岁以上的高血压动脉硬化患者。男性多见，常因血压突然升高诱发粟粒状微动脉瘤破裂出血，是高血压病死亡主要原因。出血多位于基底核壳部。

1. **临床表现及诊断**　活动中或情绪激动时突然发生，无前驱症状。表现为突然出现剧烈头痛、喷射性呕吐、意识障碍和偏瘫；重者可出现昏迷、完全性瘫痪、去皮质强直。急性脑出血首选 CT 检查，发病后即可出现边界清楚的高密度影像，具有确诊价值。MRI 和脑血管造影能检出更细微病变。

2. **治疗要点**　一般先行非手术治疗，包括绝对卧床休息、脱水降颅压、调整血压、止血、防止继续出血，促进神经功能恢复和防治并发症。如病情仍继续加重，应考虑开颅血肿清除术等手术治疗。

# 五、颅脑疾病的护理

1. **术前护理**　昏迷患者做好口腔及皮肤护理。术前备皮、心理护理。脑出血急性期应绝对卧床休息，抬高床头 15° ～ 30°，以利颅内静脉回流，降低颅内颅内压。给予控制血压、止血、脱水降颅压等治疗。避免剧烈咳嗽、用力排便，防止颅内压增高。

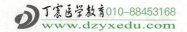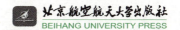

### 2．术后护理

①体位和活动：全麻清醒后，一般抬高床头 15°～30°，以利静脉回流。搬动患者或为其翻身时，扶持头部，注意使头颈部成一条直线，防止头颈部过度扭曲或震动。

②加强观察：注意观察生命体征、意识、瞳孔等，注意有无意识障碍，观察切口敷料和引流情况，观察有无脑脊液漏，如有异常及时通知医师。

③脑式引流的护理：参见本书第二十八章颅内压增高相关内容。

④术后并发症的护理

a．颅内出血：是颅脑手术后最危险的并发症，多发生于术后 24～48 小时内。患者表现为意识清醒后又逐渐嗜睡、反应迟钝甚至昏迷。手术后应严密观察，发现出血倾向，及时通知医师，做好再次手术止血准备。

b．脑脊液漏：经鼻蝶窦入路手术后常见脑脊液漏，应保持应保持鼻腔清洁，严禁堵塞鼻腔，禁止冲洗，避免剧烈咳嗽、用力和负重，保持大便通畅，禁止从鼻腔吸痰或插胃管。

c．尿崩症：垂体腺瘤、颅咽管等鞍上手术涉及下丘脑影响血管升压素所致。患者表现为多尿、多饮、口渴，每天尿量＞4000ml，尿比重低于 1.005。遵医嘱给予神经垂体素治疗，准确记录出入量，尿量增多期间注意补钾，每 1000ml 尿量补充 1g 氯化钾。

d．癫痫：多发生于术后 2～4 天脑水肿高峰期，系术后脑组织缺氧及皮层运动区受激惹所致。脑水肿消退后，常可自愈。发作时，应给予抗癫痫药物控制，患者应卧床休息，给氧，保证睡眠，避免情绪激动等。

---

1．颅内肿瘤最常见的病理类型是

A．脑膜瘤     B．听神经瘤     C．垂体腺瘤

D．神经胶质瘤     E．颅咽管瘤

2．老年患者临床和 CT 诊断为脑转移瘤，其最常见原发灶部位是

A．皮肤     B．结肠     C．前列腺

D．肺脏     E．肾脏

3．患者，男，55 岁。头痛、呕吐进行性加重 5 个月，检查有视神经乳头水肿，首先考虑的疾病是

A．脑动脉瘤     B．脑血管畸形     C．高血压脑出血

D．颅内肿瘤     E．脑内血肿

4．脑肿瘤主要的治疗方法是

A．手术治疗     B．放射治疗     C．化学治疗

D．免疫治疗     E．中药治疗

5．颅内肿瘤最好发部位是

A．大脑半球     B．鞍区     C．小脑

D．脑干     E．小脑脑桥角

**答案：**1．D。2．D。3．D。4．A。5．A。

# 第三十一章　胸部损伤

## 一、肋骨骨折

### 1. 临床表现

（1）症状：局部疼痛，咳嗽、深呼吸或变换体位时加重。疼痛及反常呼吸可引起胸闷、气促、呼吸困难、发绀、休克等，此时呼吸情况是最重要的评估内容。

（2）体征：受伤胸壁肿胀、畸形，局部压痛明显，间接挤压疼痛加重（胸廓挤压征阳性），有助于与软组织挫伤鉴别。可产生骨摩擦音或摩擦感。骨折断端向内移位可刺破胸膜、肺组织，产生气胸、血胸或皮下气肿。多根多处肋骨骨折时，伤侧胸壁可见反常呼吸运动，导致纵隔扑动。

### 2. 治疗要点　处理原则为有效控制疼痛，肺部物理治疗和早期活动。

（1）闭合性单根或多根单处肋骨骨折：重点是镇痛、固定胸廓和防治并发症。可采用多头胸带或弹性胸带固定胸廓。

（2）闭合性多根多处肋骨骨折：首要措施是控制反常呼吸运动，胸壁软化区加压包扎。

①现场急救用坚硬的垫子或手掌施压于胸壁软化部位。再用包扎（小范围）、牵引（大范围）和内固定法（骨折错位明显）固定软化胸壁。胸壁包扎固定有利于减轻和消除胸壁反常活动和纵隔摆动，促进肺复张，同时可减少骨折断端活动、减少疼痛，利于有效咳嗽。

②镇痛。

③建立人工气道：咳嗽无力、不能有效排痰或呼吸衰竭者，尽早气管插管或气管切开。

④应用抗生素，预防感染。

（3）开放性肋骨骨折：尽早清创，行骨折内固定，应用抗生素防治感染。胸膜穿破者，行胸膜腔闭式引流术。

## 二、气　胸

胸膜腔内积气称为气胸。多由利器或肋骨断端刺破胸膜、肺及支气管后，胸膜腔与外界沟通，外界空气进入所致。根据胸膜腔内压力情况，气胸分为闭合性气胸、开放性气胸和张力性气胸。

### 1. 临床表现

（1）闭合性气胸：根据胸膜腔内积气的量与速度，小量气胸（肺萎陷30%以下）患者可无症状；中量气胸（肺萎陷在30%～50%）、大量气胸（肺萎陷50%以上）患者有明显呼吸困难。体检可发现患侧胸廓饱满，气管向健侧移位，语颤减弱，叩诊呈鼓音，听诊呼吸音减弱或消失。

（2）开放性气胸：患者可出现明显的呼吸困难、口唇发绀、颈静脉怒张、鼻翼扇动等表现，严重者休克。外界空气自由进出胸膜腔，呼吸时可闻及吸吮样的声音，称为胸部吸吮伤口。气管、心脏向健侧移位，患侧胸壁叩诊呈鼓音，听诊呼吸音减弱或消失。

（3）张力性气胸：是可迅速致死的危急重症。患者有严重或极度的呼吸困难，大汗淋漓、发绀、烦躁不安、意识障碍，严重者出现休克或窒息。气管明显移向健侧，颈静脉怒张，皮下气肿明显，患侧胸部饱满，肋间隙增宽，叩诊呈高度鼓音，听诊呼吸音消失。

**2. 治疗要点**

（1）对症治疗：卧床休息，适当吸氧。根据患者病情给予镇静、镇痛、镇咳、扩张支气管等处理。

（2）损伤性气胸治疗要点

①闭合性气胸：小量气胸者不需要特殊处理，积气一般可在 1～2 周自行吸收。大量气胸者需行胸膜腔穿刺或胸腔闭式引流术。

②开放性气胸：应立即将开放性气胸转变为闭合性气胸，可用无菌敷料或清洁器材等在患者呼气末封盖伤口。

③张力性气胸：应立即行胸腔穿刺排气。进一步处理包括胸腔闭式引流，应用抗生素预防感染，对症处理等。

# 三、血　胸

胸膜腔内积血称为血胸。血胸与气胸同时存在，称为血气胸。

**1. 临床表现**　与出血速度、出血量及个人体质有关。

（1）少量血胸（成人在 500ml 以下）可无明显症状。

（2）中量（500～1000ml）和大量（1000ml 以上）血胸，尤其是急性出血时，患者可出现面色苍白、脉搏细速、血压下降等低血容量性休克的表现，同时可出现呼吸急促、肋间隙饱满等胸腔积液的表现。当血胸合并感染时，患者可有高热、寒战、出汗和疲乏等表现。

（3）进行性血胸：持续脉搏加快，血压下降或补充血容量后仍不稳定；胸腔闭式引流血量≥200ml/h，持续 3 小时；血红蛋白量、红细胞计数、血细胞比容进行性降低。

（4）感染性血胸：全身感染表现，常有畏寒、高热等；1ml 胸腔积液中加入 5ml 蒸馏水出现浑浊；白细胞计数增加；细菌培养发现致病菌。

（5）凝固性血胸：当胸腔内迅速积聚大量血液，超过肺、心包和膈肌运动所起的去纤维蛋白作用时，胸腔内积血发生凝固，形成凝固性血胸。

**2. 治疗要点**

（1）非进行性血胸：小量血胸可自行吸收；中、大量血胸尽早行胸膜腔穿刺及胸腔闭式引流，排出积血，促进肺膨胀。

（2）进行性血胸：应及时开胸探查，止血、输液、输血。

（3）感染性血胸：改善胸腔引流，排除积血或脓液。

（4）凝固性血胸：稳定后尽早行剖胸手术清除积血和血块，也可进行纤维组织剥脱术。

# 四、心脏损伤

心脏损伤分为钝性心脏损伤和穿透性心脏损伤。

**1. 钝性心脏损伤**

（1）临床表现：轻者可无症状，中、重度可出现胸痛、气促、心悸，甚至心绞痛等症状。

（2）治疗要点：主要为休息、严密监护、吸氧、镇痛等。

**2. 穿透性心脏损伤**

（1）临床表现：可见胸壁伤口不断涌出鲜血，患者面色苍白、皮肤湿冷、呼吸浅快，很快出现低

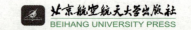

血容量性休克，甚至死亡。心包与心脏裂口小时，可出现心脏压塞征。

（2）治疗要点：已有心脏压塞或失血性休克，应立即行开胸手术。

# 五、胸部损伤

### 1. 胸部损伤患者的护理

（1）现场急救：开放性气胸应立即封闭伤口，张力性气胸立即进行胸膜腔穿刺排气或胸腔闭式引流。

（2）维持有效气体交换：保持呼吸道通畅，清理分泌物或呕吐物，及时供氧；必要时行气管插管等辅助呼吸；协助患者取半坐卧位；遵医嘱给予化痰药物，协助患者进行雾化治疗。

（3）病情观察：随时巡视，观察患者呼吸频率、节律、幅度等，有使用呼吸机者应观察呼吸机工作是否正常。一旦出现呼吸极度困难、发绀等异常状况应立即报告医生并协助处理。

（4）减轻疼痛：告知患者不能因担心疼痛而不敢咳嗽，可用双手按压患侧胸壁，以减轻疼痛；遵医嘱给予镇痛药；转移患者注意力。

（5）预防感染：密切观察患者体温、伤口变化；指导患者进行有效咳嗽、咳痰；遵医嘱合理使用抗生素；严格无菌操作，避免交叉感染；协助患者翻身、叩背、下床活动等；保持室内定期通风，温湿度适宜。

（6）胸腔穿刺抽气的护理：

①穿刺部位常为患侧胸部锁骨中线第 2 肋间。

②选用 50ml 或 100ml 注射器。

③注意抽气时注射器应与针头柄的胶管相连，防止空气进入；一次抽气量以不超过 1000ml 为宜，每天或隔天一次。

### 2. 胸膜腔闭式引流患者的护理

（1）原理及目的：根据胸膜腔生理性负压机制设计。其目的是：引流胸膜腔内积液、积血及积气；重建胸膜腔内负压，促进肺复张；维持纵隔的正常位置；防止感染。

（2）置管种类、位置：引流气体应选择管径为 1cm 的塑料管，放置在患侧锁骨中线第 2 肋间或腋前线第 4、5 肋间处，引流管侧孔深入胸腔内 2～3cm。引流液体应选择管径 1.5～2cm 的橡皮管，放置在患侧腋中线与腋后线之间第 6～8 肋间。脓液引流应放置于脓液积聚的最低位置。

（3）装置：见图 1-4。

①单瓶水封闭式引流：广口无菌引流瓶容量 2000～3000ml，盛 500ml 无菌生理盐水，水封瓶橡胶塞上的长玻璃管为引流通路，应插入液面下 3～4cm，保证外界气体进入胸腔需要克服 3～4cmH$_2$O 的压力，从而维持引流装置密闭。短玻璃管为空气通路，应远离液面 5cm 以上，保持与外界空气相通。引流橡皮管两端分别连接长玻璃管与患者身上的胸腔闭式引流管，接通后可见长玻璃管内水柱上升至液面上 8～10cm，即胸膜腔内负压为 8～10cmH$_2$O，并随呼吸上下移动，这是观察闭式胸膜腔引流是否通畅的最简单方法。

②双瓶水封闭式引流：在水封瓶的前端增加一个集液瓶。集液瓶插入的两根短管分别与患者的胸腔引流管及水封瓶的长管相连。

③三瓶水封闭式引流：在双瓶的基础上增加一个负压调压瓶，位于水封瓶后端，调节瓶橡皮塞上安装的两根短管分别接水封瓶和负压吸引，长管下端插入液面下 10～20cm，上端与大气相通。调节插入液面深度可调节抽吸的负压，压力调节管不断有气泡逸出，说明其调节压力的作用有效。

（4）保持管道密闭

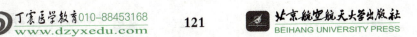

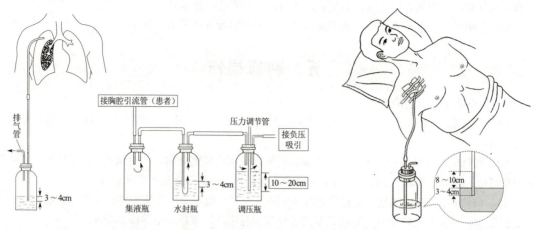

图1-4 胸膜腔闭式引流装置及体位

①正确安装引流装置，保证衔接处密封良好。

②更换引流瓶或患者移动时，应先用止血钳双向夹闭引流管，以防空气进入。

③在引流管周围用油纱布包盖皮肤。

④若引流管脱出胸腔，应立即用手捏住伤口周围皮肤，再用凡士林纱布封闭；若引流管连接处脱落，应立即用双钳夹闭并更换引流装置。

（5）保持引流通畅

①观察是否有气体或液体排出，引流瓶长管中的水柱是否随呼吸上下波动。

②保证水封瓶直立，低于胸部。

③患者宜取半坐卧位，鼓励其咳嗽、有效咳痰和深呼吸，促进气体和液体排出。

④定时挤捏引流管，防止阻塞、扭曲和受压，但切不可冲洗。

（6）严格无菌操作：引流瓶低于胸腔引流口60～100cm，定时更换引流瓶及外接的引流管，保持引流口处敷料干燥、清洁，有渗液应及时更换，操作过程中时刻注意无菌原则。

（7）观察和记录：观察长玻璃管水柱波动的情况，记录引流液的颜色、性质和量。水柱波动范围一般为4～6cm，超过提示可能存在肺不张，无波动提示肺膨胀良好或引流不通。每天引流量不应超过500ml，若有大量气泡、血性液体或引流量过少，提示引流不畅，应立即报告医生并协助处理。

（8）拔管护理

①拔管指征：置管48～72小时后，无气体逸出且引流液颜色变浅，24小时液量＜50ml或脓液＜10ml，X线检查肺膨胀良好（最主要），患者无呼吸困难。

②拔管方法：拔管时嘱患者深吸气后屏气，拔管后并立即用凡士林纱布和厚敷料封闭伤口并包扎固定。

③拔管观察：拔管后24小时内注意观察患者有无胸闷、呼吸困难、渗液、出血和皮下气肿等。

1. 开胸术后置胸腔闭式引流管，当天接水封瓶中长管的水柱波动范围应是

　A. 1～3cm　　　　　　B. 4～6cm　　　　　　C. 7～8cm

　D. 9～10cm　　　　　E. 11～12cm

2. 小量血胸指出血量

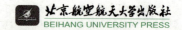

A. ＜0.3L       B. ＜0.5L       C. ＜0.6L

D. ＜0.8L       E. ＜1L

3．关于急性气胸肺萎陷程度，<u>不会</u>引起肺容量和肺活量降低的是

A. 20%       B. 40%       C. 45%

D. 50%       E. 70%

4．张力性气胸的紧急救治首先应

A. 伤口包扎止血       B. 建立静脉通道，快速输液输血

C. 立即行胸膜腔穿刺排气       D. 畅通呼吸道

E. 紧急开胸探查

5．患者，男，28岁。建筑工人。半小时前躯干被水泥预制板压伤。主诉胸痛、胸闷、气急，烦躁不安，此时护理体检特别应注意的是

A. 胸部呼吸运动是否对称       B. 进行胸部挤压试验       C. 胸腹部开放性损伤程度

D. 腹式呼吸是否消失       E. 血压、脉搏、呼吸变化

**（6－8题共用题干）**

患者，男，48岁。被大卡车挤伤，感胸闷、气急2小时，血压80/60mmHg，脉搏110次/分，鼻翼扇动，胸骨区吸气时凹陷，呼气时凸出。查全腹压痛，反跳痛，腹肌紧张，移动性浊音阳性。

6．问题1：初步诊断是

A. 肝脾破裂，肋骨骨折       B. 胃十二指肠破裂，肋骨骨折

C. 腹主动脉破裂       D. 肋骨骨折

E. 胆囊破裂

7．问题2：主要的病理生理改变是

A. 肾上腺皮质功能亢进       B. 心排血量下降       C. 胸腔内负压下降

D. 急性肾功能衰竭       E. 反常呼吸及血容量不足

8．问题3：治疗措施是

A. 剖腹探查，肋骨牵引固定       B. 剖腹探查       C. 胸腹联合切口探查

D. 肋骨牵引固定       E. 吸痰

**（9－10题共用题干）**

患者，女，48岁。被汽车撞伤右胸，造成6～8肋骨骨折，右胸中量积液，行胸腔闭式引流，引流出血性液体550ml。

9．问题1：患者胸腔内积血不凝固的原因是

A. 出血量太大       B. 凝血因子减少       C. 胸腔内存在抗凝物质

D. 胸腔内渗出液的稀释作用       E. 肺及膈肌的运动去纤维蛋白作用

10．问题2：该患者血胸属于

A. 少量血胸       B. 中等量血胸       C. 大量血胸

D. 凝固血胸       E. 机化性血胸

**答案：** 1．B。2．B。3．A。4．C。5．E。6．A。7．E。8．A。9．E。10．B。

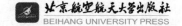

# 第三十二章　脓　胸

## 一、急性脓胸

### 1. 临床表现

（1）症状：常有高热、脉速、食欲缺乏等，胸痛、咳嗽、咳痰及全身不适，积脓较多时，患者感觉胸闷、呼吸急促等，严重者可伴有发绀和休克。

（2）体征：患侧呼吸运动减弱，肋间隙饱满，叩诊呈油音，纵隔向健侧移位，呼吸音减弱或消失。脓气胸者上胸部叩诊呈鼓音，下胸部叩诊呈浊音。

### 2. 治疗要点　急性脓胸的治疗原则是控制感染，积极排尽胸膜腔积脓，尽快促使肺膨胀及支持治疗。

（1）支持疗法：给予高维生素、高蛋白饮食。纠正贫血及水、电解质的平衡。

（2）控制感染：根据致病菌对药物的敏感性，合理、有效使用抗生素。

（3）排除脓腔积脓及促使肺复张：是治疗急性脓胸的关键。常用方法包括：行胸腔穿刺、胸腔闭式引流、脓胸廓清除术。

## 二、慢性脓胸

一般急性脓胸的病程超过 3 个月，即进入慢性脓胸期。

### 1. 临床表现　低热、食欲减退、消瘦、贫血、低蛋白血症、气促、咳嗽、咳脓痰等症状。体检见胸廓内陷，呼吸运动减弱，肋间隙变窄，气管及纵隔偏向患侧，听诊呼吸音减弱或消失，杵状指（趾）等。

### 2. 治疗要点

（1）改善营养：去除病因，加强营养支持治疗，提高机体抵抗力。保存和恢复肺功能。

（2）脓腔引流：促进脓腔排出，为手术治疗做好准备。

（3）手术治疗：胸膜纤维板剥脱术；胸廓成形术；胸膜肺切除术。

## 三、脓胸的护理

### 1. 术前护理

（1）加强营养：进食高蛋白、高热量及富含维生素的食物。对贫血和低蛋白血症者，可少量多次输入新鲜血或血浆。

（2）减轻疼痛：指导患者作腹式深呼吸，减少胸廓运动、减轻疼痛；必要时给予镇静、镇痛处理。

（3）降低体温：高热者给予物理降温，鼓励患者多饮水，必要时应用药物降温。

（4）改善呼吸功能

①体位：半坐卧位利于呼吸和引流。有支气管胸膜瘘者取患侧卧位，以免脓液流向健侧或发生

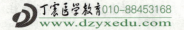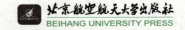

窒息。

②保持呼吸道通畅：协助患者排痰，行体位引流等，使用化痰剂促进排痰。合理给氧。

③协助医师进行治疗：急性脓胸者为控制感染及改善呼吸，应尽早行胸腔穿刺抽脓，每天或隔天1次。抽脓后，胸腔内注射抗生素。脓液多时，可分次抽吸，每次抽脓量不宜超过1000ml。脓液黏稠、抽吸困难、经治疗脓液不见减少，或伴有支气管胸膜瘘者应行胸腔闭式引流。待脓腔容积少于10ml时，可拔出引流管，瘘管自然愈合。

**2. 术后护理**

（1）病情观察：监测患者生命体征，注意重点观察患者的呼吸状况，观察引流液的性状和量，出现异常及时通知医师。

（2）维持有效呼吸

①控制反常呼吸：行胸廓成形术后患者应取术侧向下卧位，加压包扎，松紧适宜，根据肋骨切除范围，在胸廓下垫一硬枕或用1～3kg沙袋压迫，控制反常呼吸。

②呼吸功能训练：鼓励患者有效地咳嗽、排痰、吹气球等，促使肺充分膨胀，增加通气容量。

（3）保持引流管通畅：急性脓胸患者若能及时彻底排除脓液，一般可治愈。引流管不能过细，引流位置适当，以免影响脓液排出。

---

1. 慢性脓胸的体征**不包括**

A. 胸廓内陷　　　　　　　　B. 肋间隙变窄　　　　　　　　C. 呼吸运动减弱

D. 呼吸音减弱　　　　　　　E. 咳脓痰

**（2－4题共用题干）**

患儿，男，6岁。胸部外伤后出现高热、胸痛、全身乏力、白细胞增高。听诊：患侧呼吸音减弱。被诊断为急性脓胸。

2. 问题1：其诊断依据是

A. 胸膜腔穿刺抽出脓液　　　　　　B. CT检查示有胸腔积液

C. B超检查示有胸水　　　　　　　D. X线检查胸腔内有片状阴影

E. 体检时胸腔叩诊实音

3. 问题2：其最主要的致病菌是

A. 厌氧菌　　　　　　　　　B. 链球菌　　　　　　　　　C. 肺炎球菌

D. 大肠埃希菌　　　　　　　E. 金黄色葡萄球菌

4. 问题3：其治疗措施**不包括**

A. 抗生素治疗　　　　　　　B. 全身支持疗法　　　　　　C. 胸腔穿刺抽脓

D. 脓腔开放引流　　　　　　E. 胸腔闭式引流

答案：1. E。2. A。3. E。4. D

# 第三十三章　肺部疾病外科治疗

## 一、肺结核

肺结核是由结核分支杆菌引起的慢性传染性肺部疾病。大多数患者经内科治疗可痊愈，少数经内科治疗无效者才需外科手术治疗。

1. **临床表现及诊断**　患者出现午后低热、乏力、盗汗等全身症状和咳嗽、咳痰、咯血、胸痛等呼吸系统症状。痰结核菌检查阳性。胸部 X 线可早期发现肺结核。胸部 CT 可发现微小或隐蔽性病变。

2. **外科治疗原则**

（1）抗结核治疗：术前给予 6 ～ 8 个月的抗结核治疗使大部分病灶被吸收，术后继续抗结核治疗 6 ～ 12 个月，以防复发。

（2）支持治疗：加强营养，改善全身情况。

（3）手术治疗：尽可能切除病灶，保留健康的肺组织。常见手术类型包括肺切除术和胸廓成形术。胸廓成形术自上而下切除肋骨，每次切除不超过 3 ～ 4 根，每次手术间隔 3 周，术后加压包扎胸部，避免胸廓反常活动。

3. **护理措施**　参见本章肺癌的护理。

## 二、肺　癌

肺癌多数起源于支气管黏膜上皮，又称支气管肺癌。

1. **临床表现**

（1）原发肿瘤症状：咳嗽、血痰、咯血、喘鸣、低热、体重减轻、食欲减退等。其中咳嗽是出现最早的症状，多为刺激性咳嗽，痰中带血。

（2）肿瘤压迫症状

①侵袭胸膜、胸壁、肋骨易致胸痛。

②侵犯或压迫食管引起吞咽困难。

③压迫喉返神经可致声音嘶哑。

④压迫上腔静脉发生上腔静脉压迫综合征，表现为面部、颈部、上肢及前胸部静脉怒张。

⑤肺上沟瘤（Pancoast 肿瘤）压迫颈交感神经可引起 Horner 综合征，出现患侧上睑下垂、瞳孔缩小、眼球内陷、额部少汗等。

（3）远处转移症状：头痛、颅内压增高、骨痛、病理性骨折、肝区疼痛、肝大、黄疸、淋巴结肿大等。

（4）副癌综合征：骨关节痛，杵状指，库欣综合征，男性乳房发育，重症肌无力，多发性肌肉神经痛，钙、磷代谢紊乱。

2. **治疗要点**　非小细胞癌（鳞癌、腺癌、大细胞癌）采取以手术治疗为主，辅以化学治疗和放射治疗的综合治疗。小细胞癌主要进行化学治疗和放射治疗。

（1）手术治疗：是肺癌最重要和最有效的治疗手段。

（2）放射治疗：小细胞癌最敏感，其次为鳞癌，腺癌最低。

（3）化学治疗：小细胞癌疗效较好，采用联合、间歇、短程用药。

（4）其他：靶向治疗、免疫治疗及中医中药治疗。

**3. 护理措施**

（1）术前护理：术前戒烟 2 周。加强营养，注意口腔卫生，合并慢性支气管炎、肺内感染、肺气肿者遵医嘱应用抗生素。指导患者练习腹式深呼吸及有效咳嗽，预防肺部并发症的发生。介绍术后放置胸膜腔引流管的意义及注意事项。

（2）术后护理

①体位护理：麻醉未清醒时取平卧位，头偏向一侧。麻醉清醒、血压稳定后改为半坐卧位。肺段切除术或楔形切除术者，采用健侧卧位，促进患侧肺扩张。一侧肺叶切除者，采取健侧卧位，但呼吸功能较差者，宜选平卧位，避免健侧肺受压而影响通气。一侧全肺切除术者，避免过度侧卧，采取 1/4 侧卧位，防止纵隔移位和压迫健侧肺。血痰或支气管瘘管者，取患侧卧位。注意定时变换体位，避免头低足高位。

②休息活动护理：尽早下床活动，预防肺不张，改善呼吸循环功能。但术后 3 天内（年老体弱、心脑血管疾病者术后 7 天内）应在床上排泄，避免体位性低血压。加强手臂和肩关节运动，预防术侧肩关节强直、胸壁肌肉粘连及失用性萎缩。全肺切除术后取直立的功能位。

③病情观察：术后 2 ～ 3 小时每 15 分钟测量 1 次生命体征，心率和血压平稳后改为 0.5 ～ 1 小时测量 1 次。定时观察呼吸情况并呼唤患者，注意有无呼吸窘迫的现象。24 小时内最常见的并发症为出血，出现异常应立即报告医生。

④保持呼吸道通畅：指导患者深呼吸，有效咳嗽，并协助其翻身、叩背，必要时进行吸痰。常规给予鼻导管吸氧 2 ～ 4L/min。痰液黏稠者，可用糜蛋白酶、地塞米松等药物行超声雾化。咳痰无力者，必要时吸痰。

⑤营养与输液：严格掌握输液总量和速度，以免发生肺水肿。全肺切除术后，限制钠盐摄入量，24 小时补液量＜ 2000ml，速度以 20 ～ 30 滴 / 分为宜。患者意识恢复且无恶心症状，拔除气管插管后即可饮水。肠蠕动恢复后，开始给予清淡流质或半流质饮食，逐渐过渡到高蛋白、高热量、高维生素、易消化的普食。左肺切除术后，因胃体升高易致胃扩张，术后应禁食 1 ～ 2 天。

⑥减轻疼痛：避免加重疼痛的因素，咳嗽时协助固定胸廓，适当给予镇痛药。

⑦胸腔闭式引流的护理

a. 一般护理：按胸腔闭式引流常规进行护理。一般术后 24 小时引流量约 500ml，若引流血性液体每小时 100 ～ 200ml，色鲜红，伴有低血容量的表现，怀疑有活动性出血，应立即通知医生处理。

b. 全肺切除术后护理：胸腔引流管一般全钳闭或半钳闭，保证术后患侧胸膜腔内有一定胸液，保持双侧胸腔压力平衡，防止纵隔过度摆动。如气管明显向健侧移位，每次放液量不宜超过 100ml。

⑧并发症的护理：肺癌患者术后 24 小时内最常见的并发症是出血；支气管胸膜瘘多发生于术后一周；心律失常多发生于术后 4 天内。

---

1. 对放射治疗中度敏感的肿瘤是

A. 性腺肿瘤　　　　　　　B. 食管癌　　　　　　　C. 造血系统肿瘤

D. 多发性骨肿瘤　　　　　E. 淋巴系统肿瘤

2. 有关肺结核外科治疗原则，<u>错误</u>的是

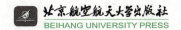

A．加强营养　　　　　　　　　B．术前充分而正规抗结核治疗

C．病灶稳定＞6月　　　　　　D．手术尽可能切除病灶

E．术后按需抗结核治疗

3．肺癌患者出现声音嘶哑，声带麻痹，应首先考虑

A．肿瘤侵及声带　　　　　　B．肿瘤压迫喉返神经　　　C．肿瘤侵及喉上神经

D．有纵隔淋巴结转移　　　　E．肿瘤压迫大支气管

（4-6题共用题干）

　　患者，男，25岁。咳嗽、乏力并午后低热、盗汗1月。胸片示：片状阴影并空洞形成。诊断为肺结核。

4．问题1：若拟行肺叶切除术，其手术适应证<u>不包括</u>

A．厚壁空洞　　　　　　　　B．张力空洞　　　　　　　C．巨大空洞

D．下叶空洞　　　　　　　　E．上叶空洞

5．问题2：手术治疗后，需继续应用抗结核药物治疗至少

A．1～5个月　　　　　　　　B．6～12个月　　　　　　C．13～18个月

D．19～24个月　　　　　　　E．2年以上

6．问题3：手术后，患者并发支气管胸膜瘘，其病因<u>不包括</u>

A．残端感染　　　　　　　　B．胸膜腔感染　　　　　　C．术后患者剧烈咳嗽

D．支气管残端处理不当　　　E．支气管残端内膜结核

答案：1．B。2．E。3．B。4．E。5．B。6．C。

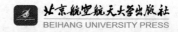

# 第三十四章  食管癌

1. **临床表现**  40 岁以上好发，男性多于女性。

（1）早期：症状不明显，最典型的早期表现为吞咽粗硬食物时偶有不适感，如哽噎感、胸骨后烧灼样、针刺样或牵拉摩擦样疼痛。

（2）中晚期：典型症状为进行性吞咽困难。患者逐渐消瘦、脱水、无力。晚期有恶病质，侵袭邻近器官或远处转移时，出现相应症状，如声音嘶哑、胸痛、呛咳等。癌肿侵入气管，形成食管气管瘘；癌肿穿透大血管可出现致死性大呕血。

2. **治疗要点**  以手术治疗为主，辅以放射治疗、化学治疗等综合疗法。手术是治疗食管癌的首选方法。手术切除范围为癌肿及上下各 5 ～ 8cm 以上的食管及所属区域淋巴结。切除后常用胃、结肠、空肠重建食管，以胃最为常用。对晚期食管癌或不能根治者，可行姑息性减压手术。放射疗法可用于术前或术后，或单独用于颈段、胸上段癌或晚期癌的治疗。化学疗法主要用于辅助治疗及缓解晚期病情进展。

3. **护理措施**

（1）手术前护理

①饮食护理：给予高热量、高蛋白、高维生素、清淡无刺激的流质或半流质饮食，必要时肠内、肠外营养。

②消化道准备：术前 3 天流质饮食，术前 1 天禁食。出现梗阻和炎症者，术前 1 周口服抗生素，如新霉素或甲硝唑。拟行结肠代食管手术者，术前 3 ～ 5 天口服肠道不吸收的抗生素，如甲硝唑、庆大霉素或新霉素等。术前 2 天进食无渣流质，进食后有滞留或反流者，术前 1 天晚用抗生素生理盐水冲洗食管，以减轻充血水肿，减少术中污染，预防吻合口瘘。术前晚行清洁灌肠或全肠道灌洗后禁饮禁食。手术日晨留置胃管，梗阻部位不可强行插入。

（2）手术后护理

①饮食护理：是术后护理的重点。术后应严格禁饮、禁食 3 ～ 4 天。待肛门排气、引流量减少后，拔除胃管。拔管 24 小时后先试饮少量水，术后 5 ～ 6 天可给全清流质饮食。术后 3 周可进普食，避免进食生、硬、冷食物，并少食多餐。饭后 2 小时内勿平卧，以免食物反流。

②胃肠减压护理：持续胃肠减压 3 ～ 4 天，观察并记录引流液的量、性状及颜色。经常挤压胃管，避免管腔堵塞。胃管不通畅时，给予少量生理盐水冲管并及时回抽，避免胃扩张增加而并发吻合口瘘。胃管脱出后立即通知医生，不应再盲目插入，以免戳穿吻合口。

③并发症的预防和护理

a. 吻合口瘘：是术后最严重的并发症，多发生在术后 5 ～ 10 天，表现为呼吸困难、胸腔积液和全身中毒症状。一旦发生应立即通知医生并嘱患者禁食，行胸腔闭式引流，应用抗生素并加强营养支持，严密观察生命体征，必要时做好术前准备。

b. 乳糜胸：为损伤胸导管所致，多发生在术后 2 ～ 10 天。引流量偏多、可为淡血性或淡黄色。乳糜液积聚在胸腔内，压迫肺及纵隔向健侧移位，出现胸闷、气急、心悸，甚至血压下降。应给予胸腔闭式引流，持续负压吸引，肠外营养支持。治疗无效时行胸导管结扎术。

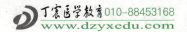
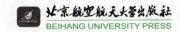

1. 对食管癌术前患者的健康教育错误的是

A. 戒烟                B. 避免感冒

C. 鼓励患者深呼吸        D. 术前一周进食流质，术前3天禁食

E. 术前1天晚行清洁灌肠或全肠道灌洗

2. 属于食管癌早期症状的是

A. 声音嘶哑          B. 持续胸背痛        C. 进食哽噎感

D. 进食时呛咳         E. 进行性吞咽困难

（3-5题共用题干）

患者，男，53岁。因吞咽食物易哽噎，胸骨后有异物感和烧灼样痛3个月，经纤维食管镜检查证实为食管癌，准备入院手术治疗。既往吸烟20年。

3. 问题1：此患者行食管癌根治术后1个月又出现吞咽不畅，可能的原因是

A. 反流性食管炎       B. 幽门梗阻         C. 肠梗阻

D. 吻合口狭窄         E. 吻合口溃疡

4. 问题2：食管癌根治术后特殊的护理是

A. 保持口腔卫生       B. 半卧位           C. 严格控制饮食

D. 鼓励患者深呼吸      E. 早期下床活动

5. 问题3：患者术后最严重的并发症是

A. 出血                B. 感染             C. 吻合口瘘

D. 乳糜胸            E. 反流性食管炎

答案：1. D。2. C。3. D。4. C。5. C。

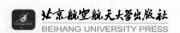

# 第三十五章　心脏疾病

## 一、后天性心脏病的外科治疗

心脏瓣膜病是成人主要的后天性心脏病之一。最常见的是风湿热所致的风湿性瓣膜病。其中，二尖瓣最常受累，其次为主动脉瓣。最常见的联合瓣膜病是二尖瓣狭窄合并主动脉瓣关闭不全。

### （一）二尖瓣狭窄

#### 1. 临床表现

（1）症状：因肺淤血和肺水肿会出现劳力性呼吸困难、咳嗽、咯血、端坐呼吸和夜间阵发性呼吸困难，由于心排出量不足出现心悸、头昏、乏力等症状。常见并发症包括心房颤动、左心衰竭、血栓栓塞、右心衰竭、感染性心内膜炎及肺部感染。

（2）体征：典型体征为"二尖瓣面容"，双颧绀红，口唇轻度发绀。出现右心衰竭时可有颈静脉怒张、肝颈静脉反流征阳性等。特征性的心脏杂音为心尖区舒张中晚期低调的隆隆样杂音，伴舒张期震颤。心尖区第一心音亢进，出现肺动脉高压时可有肺动脉瓣区第二心音（$P_2$）亢进、分裂。并发心房颤动时，脉率绝对不规则。

#### 2. 治疗要点
非手术治疗适用于无症状或心功能Ⅰ级的患者。手术治疗是治疗心脏瓣膜病的根本性措施。手术方式包括保留自身瓣膜的二尖瓣交界分离术、二尖瓣成形术和二尖瓣替换术。二尖瓣替换术常用的人工瓣膜有机械瓣膜、生物瓣膜2种。机械瓣使用量最大，耐久性好，主要缺点是术后需终身抗凝；生物瓣耐久性差，中心性血流、血流动力学优于机械瓣，无需终身抗凝。

#### 3. 瓣膜置换术后护理

（1）抗凝治疗：瓣膜置换后24～48小时后遵医嘱给予华法林抗凝治疗。机械瓣膜置换术后，需终身抗凝；生物瓣膜置换术后需抗凝3～6个月。抗凝治疗效果以凝血酶原时间活动度国际标准比值（INR）保持在2.0～2.5之间为宜。抗凝治疗期间定期复查INR，调整华法林剂量；并密切观察有无出血倾向。

（2）用药指导

①服用抗凝药物期间注意观察有无出血倾向，出现牙龈、口腔黏膜、鼻腔出血、皮肤青紫、瘀斑、出血和血尿等抗凝药不足表现，应及时就诊。

②注意抗凝药与其他药物反应，如苯巴比妥类药物、阿司匹林、双嘧达莫（潘生丁）、吲哚美辛（消炎痛）等药物能增强抗凝效果；维生素K等止血药可降低抗凝作用。

③瓣膜置换术后半年内，每月定期复查凝血酶原时间（PT）和国际标准比值（INR）。

### （二）二尖瓣关闭不全

主要由风湿性炎症累及二尖瓣所致，常合并二尖瓣狭窄。

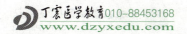
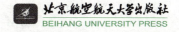

1. 临床表现

（1）症状：轻度二尖瓣反流常无症状，严重反流心排血量少，表现为疲劳、乏力。病程长，呼吸困难出现晚，心力衰竭一旦发生进展迅速。常有房颤。相比二尖瓣狭窄，感染性心内膜炎常见，体循环栓塞较少见。

（2）体征：心脏搏动呈抬举样，向左下移位。心尖部全收缩期吹风样杂音是典型体征，在心尖区最响，伴有震颤。第一心音减弱或不能闻及。

2. 治疗要点　无症状的轻、中度二尖瓣关闭不全主要内科对症治疗，每年随访。症状明显、心功能改变、心脏扩大者均应体外循环下直视及时手术治疗。急性二尖瓣关闭不全常导致心源性休克需急症手术。手术方式包括二尖瓣修复成形术和二尖瓣替换术。

### （三）主动脉瓣狭窄

1. 临床表现

（1）症状：无症状期长。瓣口严重狭窄时出现主动脉狭窄典型三联症，即呼吸困难、心绞痛和晕厥。并发症主要包括房颤、心力衰竭和胃肠道出血。心脏性猝死、感染性心内膜炎和体循环栓塞较少见。

（2）体征：心尖区可触及收缩期抬举样搏动。收缩压降低，脉压减小，脉搏细弱。胸骨右缘第2肋间（主动脉瓣听诊区）可闻及粗糙、响亮的收缩期吹风样杂音是最主要的体征，向颈部传导。

2. 治疗要点　主动脉瓣置换术是治疗成人狭窄的主要治疗方法。重度狭窄伴心绞痛、昏厥或心力衰竭等症状应尽早手术治疗。常用手术方式包括直视主动脉瓣切开术、主动脉瓣置换术。

### （四）主动脉关闭不全

1. 临床表现

（1）症状：轻症者无症状时间长，出现心悸、心前区不适、头部动脉搏动感与心排血量增大有关。晚期可出现左心代偿性肥大和扩张、左心衰竭、肺淤血、呼吸困难。有效心排血量降低时患者出现疲劳、乏力和体位性头晕，重度主动脉瓣反流可引起晕厥甚至猝死。较常并发感染性心内膜炎、左心衰竭、室性心律失常。

（2）体征：面色苍白，头随心搏摆动。特征性体征为主动脉瓣第二听诊区（胸骨左缘第3、4肋间）可闻及高调叹气样舒张期杂音，轻度反流者只有坐位前倾、呼气末才能听到。严重主动脉瓣反流患者收缩压升高、舒张压降低、脉压增大，出现周围血管征，如点头征、水冲脉、毛细血管搏动征、股动脉枪击音等。

2. 治疗要点　感染性心内膜炎等病因所致急性主动脉瓣关闭不全患者可由于充血性心力衰竭而迅速死亡，需尽早手术。手术方式主要为主动脉瓣置换术。

# 二、冠状动脉粥样硬化性心脏病

1. 临床表现

（1）稳定型心绞痛：在胸骨体上、中段之后及心前区，出现手掌大小的发作性胸痛和胸部不适。多至左肩，沿左臂尺侧至无名指和小指，向上可达颈、咽部和下颌部。休息及口服硝酸甘油可缓解，一般持续3～5分钟。

（2）急性心肌梗死：最早出现和最突出的症状是心前区剧烈疼痛，其部位和性质与心绞痛相同，但诱因不明显，常发生于安静时，程度更加剧烈，持续时间10～20分钟以上，经休息和含服硝酸甘油不能完全缓解。常伴有大汗、呼吸困难、恐惧和濒死感。有时伴发热、恶心、呕吐、上腹胀，重

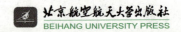

者可有呃逆。亦可出现心律失常、心源性休克、急性心衰等。

**2. 治疗要点**　手术治疗可以改善心肌供血、供氧，缓解心绞痛及心肌梗死等症状。常用的术式为冠状动脉旁路移植术（冠状动脉搭桥术）。

（1）适应证：药物治疗不能缓解的心绞痛，且冠状动脉造影显示冠状动脉两支或两支以上的狭窄病变大于70%；左冠状动脉主干狭窄和前降支狭窄者；出现心肌梗死并发症；经皮冠状动脉腔内成形术后狭窄复发者。

（2）手术方式：取一段自体静脉血管移植到冠状动脉主要狭窄的远端，已恢复冠状动脉血流，改善心肌功能。自体血管主要有乳内动脉、桡动脉、大隐静脉、小隐静脉和胃网膜右动脉等。

**3. 护理措施**

（1）术前护理

①术前用药护理：术前3～5天停用抗凝剂、利尿药、洋地黄、奎尼丁等药物，以防术中出血不止、洋地黄毒性反应等。

②合理膳食：多食高维生素、粗纤维素、低脂、低盐的食物，防止便秘发生。心功能不足者应限盐。

③给氧：间断或持续氧气吸入，以保证重要器官的氧供，预防组织缺氧。

（2）术后护理

①加强循环和呼吸功能的监测：观察生命体征、心率、心律、心电图的变化，防止出现心律失常及心肌梗死；监测呼吸功能、血氧饱和度及动脉氧分压。

②抗凝治疗的护理：术后遵医嘱使用抗凝、抗血小板聚集药物，避免形成吻合口血栓。观察用药后反应、皮肤状况及凝血酶原时间，出现异常及时通知医师。

③取静脉的手术肢体的护理：术后局部加压包扎，观察足背动脉搏动情况及末梢循环状况，注意保暖。

④术后功能锻炼：术后2小时手术肢体可以进行下肢、脚掌和趾的被动功能锻炼；坐位时注意抬高患肢，避免足下垂；术后根据患者病情鼓励下床运动，勿站立过久；根据患者耐受程度，逐渐进行肌肉被动、主动运动。

# 三、体外循环围手术期护理

**1. 概述**　体外循环指将回心的上、下腔静脉血和右心房静脉血引出体外，在人工心肺机进行氧合并排出 $CO_2$，经过调节温度和过滤后，再由人工心泵输回体内动脉继续血液循环的生命支持技术。

**2. 体外循环的建立**

（1）肝素的应用及检测：体外循环时静注肝素抗凝（体内肝素用量以2～3mg/kg）。应监测活化凝血时间（ACT），其正常值80～120秒，延长至480秒以上方可开始体外循环。转流后，每隔30～60分钟重复监测ACT，根据实测值，确定肝素追加量，使其值维持在上述安全转流水平。转流结束时静注鱼精蛋白终止肝素抗凝作用。

（2）血液降温：开始转流前，血液应降温至25～30℃，以降低代谢率、减少转流量、保证机体有氧代谢、避免血液成分受损和心肌损伤和预防重要器官缺血、缺氧。待手术即将结束，再复温。

**3. 体外循环术后处理原则**　维持血流动力学稳定，保持血容量平衡；应用呼吸机辅助呼吸，促进有效通气；及时纠正水、电解质和酸碱失衡；应用抗生素预防感染。

**4. 护理措施**

（1）术前护理

①改善心功能：术前多休息、少活动，保证充足的睡眠。

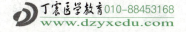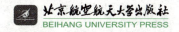

②预防和控制感染：注意保暖与防寒，预防呼吸道感染。吸烟患者应戒烟 3 周以上。注意口腔、皮肤卫生，避免黏膜和皮肤破损。积极治疗感染病灶。

③加强营养支持：术前鼓励患者进食，摄入高热量、高蛋白及维生素丰富的食物，以增强机体对手术的耐受力。冠心病患者应进食低脂、低胆固醇饮食。心功能欠佳者，限制钠盐摄入。进食较少者，必要时进行静脉高营养治疗。低蛋白血症及贫血者，遵医嘱给予白蛋白、新鲜血浆、全血等。

④完善术前护理

（2）术后护理

①安置合适体位：保持管道通畅，记录引流液的量及性质。未清醒患者取平卧位，头偏一侧。加强约束，防止患者躁动挣脱各种管道。

②改善心功能，维持有效循环

a. 持续心电监护：观察血压、心率、心律、中心静脉压、血氧饱和度的变化，出现异常时通知医师。

b. 观察周围循环情况：注意保暖，观察患者皮肤颜色、体温、末梢循环及足背动脉搏动情况。

c. 补充血容量：补充液体，必要时补充新鲜血、血浆等。肝素过量可用鱼精蛋白解救。

③加强呼吸道管理，维持有效通气

a. 观察病情：观察患者的呼吸状态，有无发绀、鼻翼煽动，呼吸频率、节律的改变。监测动脉血气分析。气管导管气囊每 4～6 小时放气一次，防止呼吸道黏膜因长时间压迫、缺血而糜烂、出血。

b. 气管插管拔除前护理：妥善固定，定期吸氧。清理呼吸道，有效吸痰，保持呼吸道通畅。

c. 气管插管拔除后护理：患者完全清醒、生命体征平稳、自主呼吸恢复后可拔出。拔管后取半坐卧位，鼓励患者咳嗽，吸氧，定时协助患者翻身、拍背，指导患者进行深呼吸锻炼，注意保暖。

④维持正常体温：每 30 分钟测量体温一次，防寒保暖，做好物理降温，必要时遵医嘱行药物降温。

⑤维持水、电解质和酸碱平衡：记录 24 小时出入量。积极处理低血钾。补充 5% 碳酸氢钠以纠正代谢紊乱。

⑥心包纵隔引流管的护理：保持引流管通畅，每 2 小时挤压一次。定期局部消毒。记录引流液的性质和量。若单位时间内引流量减少，伴有中心静脉压升高、血压下降，提示引流不畅、心脏压塞，立即通知医师；若 3～4 小时内，10 岁以下的小儿血性引流量＞50ml/h，成人＞100ml/h，引流液呈鲜红色，有较多血凝块，伴有低血容量的表现，应考虑有活动性出血的可能。

⑦并发症的护理

a. 急性心脏压塞：心脏压塞时心包腔内压力急剧增高，压迫心脏，继而回心血量和心排量降低，发生急性循环衰竭。患者表现为静脉压升高（中心静脉压≥25cmH₂O，颈静脉怒张），心音遥远、心搏微弱，脉压小，动脉压降低的 Beck 三联症表现。保持引流通畅，记录引流液的性质和量，维持中心静脉压在正常范围内，出现异常及时通知医师。

b. 低心排综合征：体外循环过程中阻断心脏循环，心脏缺血、缺氧以及再灌注损伤使心肌收缩不全所致。患者表现为血压下降、脉压变小，心率增快，脉搏细弱，中心静脉压增高，四肢发冷、尿量减少。应监测心输出量、体循环阻力、肺循环阻力等数值，补充血容量，遵医嘱使用正性肌力药物及血管活性药物，观察用药效果。

c. 感染：严格无菌操作，合理使用抗生素，监测体温，加强营养支持，注意口腔及皮肤卫生。

d. 肾功能不全：术后留置导尿管，维持尿量 1ml/（kg·h），密切监测肾功能，每小时测 1 次尿量，每 4 小时测尿 pH 及比重，注意尿色的改变，有无血红蛋白尿等。

e. 脑功能障碍：观察患者意识状态、痛苦、肢体活动等情况。患者出现神经系统的阳性体征时，及时通知医师处理。

1. 不属于心包填塞的常见症状是

A. 呼吸困难　　　　　　　　B. 心律失常　　　　　C. 血压下降，CVP 增高

D. 心音遥远　　　　　　　　E. 颈静脉怒张

2. 体外循环手术中使用人工心肺机，其中代替肺功能的是

A. 血泵　　　　　　　　　　B. 变温器　　　　　　C. 过滤器

D. 氧合器　　　　　　　　　E. 人工呼吸机

3. 风湿性瓣膜病患者行机械瓣膜置换后需长期服用的药物是

A. 肝素　　　　　　　　　　B. 华法林　　　　　　C. 维生素 K

D. 利多卡因　　　　　　　　E. 阿司匹林

（4-6 题共用题干）

　　患者，男，65 岁。因冠心病、心绞痛于两年前行冠状动脉覆膜支架植入术，近日胸痛频繁，拟行冠状动脉搭桥术。

4. 问题 1：决定行冠状动脉搭桥术依赖的检查是

A. 冠状动脉造影　　　　　　B. 心脏磁共振成像　　C. 心脏 CT

D. 心脏彩色多普勒超声　　　E. 心电图

5. 问题 2：冠状动脉搭桥术的绝对适应证是

A. 回旋支动脉管腔狭窄 60%　　　　B. 右冠状动脉中段管腔狭窄 60%

C. 左冠状动脉主干管腔狭窄 60%　　D. 左室射血分数降低

E. 肺楔压 18mmHg

6. 问题 3：手术前停服抗凝药物至少

A. 1～2 天　　　　　　　　B. 3～5 天　　　　　　C. 6～8 天

D. 9～11 天　　　　　　　E. 12～14 天

答案：1. B。2. D。3. B。4. A。5. C。6. B。

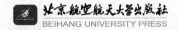

# 第三十六章　泌尿、男性生殖系统疾病的主要症状及辅助检查

## 一、主要症状

**1. 尿量异常**

（1）正常尿量：成年人 24 小时尿量为 1000 ~ 2000ml。

（2）少尿或无尿：尿量 < 400ml/24h 或 17ml/h 为少尿，< 100ml/24h 为无尿。少尿可因肾前性（血容量不足等）、肾性（急、慢性肾衰竭等）及肾后性（尿路梗阻等）引起。

（3）多尿：尿量 > 2500ml/24h。

（4）夜尿增多：是指夜尿量超过白天尿量或夜尿持续 > 750ml。夜尿持续增多，尿比重低而固定可提示肾小管浓缩功能减退。

**2. 蛋白尿**　每天尿蛋白含量持续超过 150mg，尿蛋白定性检查呈阳性称为蛋白尿。

**3. 血尿**　新鲜尿沉渣每高倍视野红细胞 > 3 个或 1 小时尿红细胞计数 > 10 万个，称镜下血尿。尿液外观为洗肉水样或血样即为肉眼血尿，提示 1L 尿液中含有 1ml 以上血液。初始血尿提示病变在尿道；终末血尿提示病变在后尿道、膀胱颈部或膀胱三角区；全程血尿提示病变在膀胱、输尿管或肾脏。

**4. 白细胞尿、脓尿和菌尿**　新鲜离心尿液每高倍视野白细胞 > 5 个，或新鲜尿液白细胞计数 > 40 万个，称为白细胞尿或脓尿。中段尿涂片镜检每个高倍视野均可见细菌，或尿培养菌落计数超过 $10^5$/ml 称为菌尿，仅见于泌尿系统感染。

**5. 管型尿**　肾小球发生病变后，由蛋白质、细胞及其碎片在肾小管内凝聚而成，包括细胞管型、颗粒管型、透明管型等。白细胞管型是活动性肾盂肾炎的特征，红细胞管型提示急性肾小球肾炎，蜡样管型提示慢性肾衰竭。

**6. 尿路刺激征**　包括尿频、尿急、尿痛，排尿不尽感及下腹坠痛。

（1）尿频：单位时间内排尿次数增多而每次尿量减少。正常一般白天排尿 4 ~ 6 次，夜间 0 ~ 2 次。

（2）尿急：有尿意即迫不及待需要排尿，难以控制。

（3）尿痛：排尿时感觉会阴、下腹部疼痛或烧灼感。

**7. 排尿困难**　排尿时须增加腹压才能排出，病情严重时增加腹压也不能排出而形成尿潴留，见于膀胱以下尿路梗阻。

**8. 尿潴留**　膀胱排空不完全或停止排尿，可分为急性和慢性尿潴留。急性尿潴留见于膀胱出口以下尿路严重梗阻，突然短时间内不能排尿，膀胱迅速膨胀。慢性尿潴留见于膀胱颈部以下尿路不完全性梗阻或神经源性膀胱。正常情况下残余尿量 < 5ml，> 50 ~ 100ml 则为异常。

**9. 尿失禁**　尿不能控制而自行排出。

（1）持续性尿失禁：也称为完全性尿失禁或真性尿失禁。尿道阻力完全丧失，膀胱完全不能储存尿液而呈空虚状态。常见于外伤、手术造成的膀胱颈或尿道括约肌损伤。多见于妇科手术、产伤所造成的膀胱阴道瘘。

（2）间歇性尿失禁：也称为充溢性尿失禁或假性尿失禁。由于膀胱过度充盈而造成尿液不断溢出，

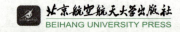

是因下尿路的机械性或功能性梗阻所引起的慢性尿潴留。膀胱呈膨胀状态，当压力上升到一定程度，超过尿道阻力时尿液溢出，常见疾病为前列腺增生。

（3）急迫性尿失禁：患者有迫不及待的排尿感，尿意强烈，尿液自动流出，多伴有尿频、尿急等膀胱刺激症状。常见疾病为急性膀胱炎。

（4）压力性尿失禁：也称为不完全性尿失禁。有咳嗽、打喷嚏等腹压增加的动作时，尿液自动流出。主要见于多次分娩或绝经后的妇女。

# 二、辅助检查

### 1. 实验室检查

（1）尿液检查

①尿液收集：尿常规检查是诊断泌尿系统疾病最基本的方法，以清晨第 1 次尿最佳。

②尿细菌学检查：可用于泌尿系感染的诊断和临床用药指导。尿培养以清晨第 1 次清洁中段尿为宜，耻骨上膀胱穿刺留取标本最为准确。

③尿脱落细胞学检查：用于膀胱肿瘤初筛或肿瘤切除术后的随访。需连续 3 天留取新鲜尿进行沉渣涂片检查，阳性结果可提示泌尿系肿瘤。

④尿三杯试验：用于判断镜下血尿或脓尿的来源和病变部位。以排尿初期的 5～10ml 尿为第 1 杯，排尿最后的 5～10ml 为第 3 杯，中间部分为第 2 杯。若第 1 杯尿液异常，提示病变在尿道；第 3 杯尿液异常提示病变在膀胱颈部或后尿道；若 3 杯尿液均异常，提示病变在膀胱或上尿路。

（2）肾功能检查

①尿比重测定：是最简单的肾功能测定方法。正常人尿比重为 1.015～1.025，尿比重持续固定在 1.010 左右，提示肾浓缩功能严重损害。

②血肌酐和血尿素氮测定：有助于判断肾功能损害的程度。

③内生肌酐清除率：是评价肾小球滤过功能最常用的方法，24 小时内生肌酐清除率正常为 80～120ml/min，＜80ml/min 提示肾小球滤过功能下降，＜10ml/min 提示已进入尿毒症期。

### 2. 影像学检查

（1）B 超检查：方便、无创，不影响肾功能，广泛用于筛选、诊断、治疗和随访。

（2）X 线检查

①尿路平片：是泌尿系统常用的初检方法，摄片前应做充分的肠道准备。

②排泄性尿路造影：可显示尿路形态，有无扩张、推移、受压和充盈缺损等，同时可了解双侧肾功能。造影前应做碘过敏试验。造影前日口服泻药排空肠道，禁食、禁水 6～12 小时，以增加尿路造影剂浓度。妊娠，甲亢，严重肝、肾、心血管疾病及造影剂过敏为禁忌证。

③逆行肾盂造影：能显示尿路形态，有无扩张、推移、受压和充盈缺损等，同时可了解双侧肾功能。经膀胱镜行输尿管插管注入造影剂，检查前可不做碘过敏试验。禁用于急性尿路感染及尿道狭窄。严格无菌操作，动作轻柔，检查后多饮水、多排尿，遵医嘱应用抗生素，防止尿路感染。

### 3. 器械检查

（1）导尿：诊断性导尿主要用于监测尿量、膀胱尿道造影以及尿动力学检查。

（2）尿道探条检查：用于探查尿道是否通畅及尿道狭窄的部位和程度，亦可用于扩张狭窄尿道。两次尿道扩张间隔时间至少是 3 天。

（3）尿道膀胱镜检查：是膀胱肿瘤和尿道肿瘤的确诊方法，也可用于经其他各项检查不能确诊的下尿路疾病。

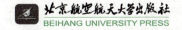

1. 导致真性尿失禁的原因是
A. 腹压增加
B. 膀胱颈和尿道括约肌受损
C. 膀胱过度充盈
D. 膀胱严重感染
E. 慢性尿潴留

2. 初始血尿提示出血部位在
A. 尿道
B. 肾脏
C. 输尿管
D. 膀胱
E. 膀胱以上

3. 脊髓休克早期出现尿液外流可能为
A. 真性尿失禁
B. 压力性尿失禁
C. 充溢性尿失禁
D. 急迫性尿失禁
E. 麻痹性尿失禁

（4-5题共用备选答案）
A. 真性尿失禁
B. 充溢性尿失禁
C. 压力性尿失禁
D. 急迫性尿失禁
E. 混合性尿失禁
4. 膀胱颈和尿道括约肌受损致尿液不能控制而自主排出，此属
5. 严重的尿频、尿急而膀胱不受意识控制而发生的尿液排空，此属

答案：1. B。2. A。3. C。4. A。5. D。

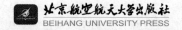

# 第三十七章　泌尿系损伤

## 一、肾损伤

### 1. 临床表现

（1）休克：严重的肾裂伤、肾蒂裂伤时常引起休克，危及生命。

（2）血尿：大多有血尿，但血尿与损伤程度不成比例。肾挫伤时可能出现肉眼血尿，而严重的肾裂伤可只有轻微血尿或无血尿。

（3）疼痛：随血液、尿液的外渗可表现为患侧腰腹部疼痛或全腹痛，腹膜刺激征，肾绞痛等。

（4）腰腹部包块：血液、尿液渗入肾周围组织可形成肿块，可有触痛和肌强直。

（5）发热：血液、尿液外渗易继发感染，或出现发热并伴全身中毒症状。

### 2. 治疗要点

（1）紧急治疗：对有大出血、休克的患者迅速抢救，维持生命体征稳定，同时明确有无合并其他脏器损伤，做好手术探查的准备。

（2）非手术治疗：适用于轻度肾损伤以及无合并胸腹部脏器损伤者。

①保证绝对卧床休息 2～4 周，向患者强调绝对卧床休息的重要性，即使血尿消失，仍需继续卧床休息至预定时间。过早、过多离床活动，有再度出血的危险。恢复后 2～3 个月不宜参加体力劳动。

②密切观察生命体征和尿色变化，定期检测血红蛋白及血细胞比容。

③对症支持治疗，如营养支持，补充血容量，抗感染治疗，适当止痛及镇静。

（3）手术治疗：凡开放性肾损伤、严重肾裂伤、肾碎裂及肾蒂损伤者均需及早手术。

### 3. 护理措施

（1）非手术护理

①严密观察生命体征、血尿情况，及时发现出血和休克征象。每 30 分钟至 2 小时留取患者尿液于编号的试管内，观察尿色深浅变化，若颜色加深，说明有活动性出血。

②维持体液平衡，保证组织有效的灌注量，建立静脉通道，遵医嘱输血、补液、止血、营养支持治疗。

③有手术指征者，在抗休克治疗的同时，紧急完善术前准备。

（2）手术护理：肾部分切除术后患者绝对卧床 1～2 周。严密观察病情，及早发现出血、感染等并发症，并及时通知医生处理。

## 二、膀胱损伤

### 1. 临床表现

（1）休克：多因合并骨盆骨折所致，表现为剧痛、大出血、尿外渗、腹膜炎等，伤势严重可发生休克。

（2）腹痛：腹膜外破裂时，下腹部疼痛、压痛及肌紧张，直肠指诊有触痛并可扪及肿物。腹膜内破裂时有急性腹膜炎症状，叩诊有移动性浊音。

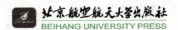

（3）排尿困难和血尿：有尿意但不能排出或仅排出少量血尿。若有血块堵塞则无尿液排出。

（4）尿瘘。

**2. 治疗要点** 膀胱破裂的治疗原则是行完全的尿流改道、充分引流外渗尿液、闭合缺损的膀胱壁。

（1）紧急处理：抗休克、抗感染治疗。

（2）保守治疗：膀胱损伤较轻者持续留置导尿 7～10 天，破口可自愈。

（3）手术治疗：膀胱破裂伴出血或病情严重，须尽早手术。

**3. 护理措施**

（1）对膀胱挫伤的患者，应加强导尿管护理，保持尿液引流通畅，密切观察尿液情况。

（2）对膀胱破裂的患者，严密观察生命体征，准确记录尿量。积极抗休克治疗，做好膀胱造瘘口的护理，预防发生感染。术后做好造瘘管的护理。膀胱造瘘管一般留置 10 天拔除。

# 三、尿道损伤

**1. 临床表现**

（1）尿道出血：是最主要的临床表现，多见于前尿道损伤，即使不排尿也可见尿道外口滴血。后尿道损伤时，尿道口可无流血或仅少量血液流出。

（2）疼痛：前尿道损伤时出现受损处疼痛，尤以排尿时为甚。后尿道损伤时表现为下腹部痛，局部肌紧张，并有压痛，继而出现腹胀及肠鸣音减弱。

（3）排尿困难：因疼痛而致括约肌痉挛，出现排尿困难，甚至发生尿潴留。

（4）尿外渗及血肿。

（5）休克：常见于骨盆骨折引起的后尿道损伤，常因合并大出血诱发。

**2. 治疗要点**

（1）紧急处理，尿道严重出血可致休克，应立即压迫会阴部止血，抗休克治疗，尽早行手术治疗。

（2）尿道挫伤及轻度裂伤，如尿道连续性仍存在，一般可自愈，排尿困难者，试插导尿管，可顺利进入时，留置导尿管 2 周左右。如试插失败，出现尿潴留者，可耻骨上膀胱造瘘及时引流尿液。

（3）尿道裂伤需试插导尿管引流 2 周。如导尿失败，立即行经会阴尿道修补术，并留置导尿 2～3 周，严重者行膀胱造口术。急性尿潴留时，可行耻骨上膀胱穿刺，吸出膀胱内尿液。

（4）尿道断裂应立即行经会阴尿道修补术或断端吻合术，留置导尿 2～3 周，病情严重者可做膀胱造口术。后尿道损伤早期行尿道会师复位术，术后留置导尿管 3～4 周。

（5）积极处理并发症。尿液外渗时做皮肤切口引流，尿道狭窄需定期做尿道扩张术，先每周 1 次，持续 1 月后视情况定期扩张。

**3. 护理措施**

（1）严密观察生命体征，保证组织有效灌流量，防治休克。

（2）术后做好导尿管护理，由于患者尿道损伤，留置导尿管时动作应轻柔，以尽量减轻患者疼痛。观察尿液的颜色、性状及量，积极预防泌尿系感染。

（3）合并骨盆骨折患者卧硬板床，勿随意搬动，以免加重损伤，做好骨盆骨折护理常规。

（4）尿道狭窄是尿道损伤最常见的并发症，需定期做尿道扩张。

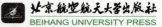

1. 尿道损伤可出现的临床表现<u>不包括</u>
   A. 休克　　　　　　　　B. 疼痛　　　　　　　　C. 尿道出血
   D. 排尿困难　　　　　　E. 全程血尿

2. 肾损伤的临床表现<u>不包括</u>
   A. 出血与血尿　　　　　B. 休克　　　　　　　　C. 体温升高
   D. 尿痛　　　　　　　　E. 腰部胀痛

3. 患者，女，33岁。轻微车祸后发生膀胱挫伤，行非手术治疗，给予留置导尿管，需保留的时间为
   A. 5天　　　　　　　　 B. 2～3天　　　　　　　C. 3～4天
   D. 4～5天　　　　　　　E. 7～10天

4. 闭合性尿道损伤者排尿困难的处理，首先
   A. 诱导排尿　　　　　　B. 试插尿管　　　　　　C. 耻骨上膀胱穿刺排尿
   D. 耻骨上膀胱切开造瘘　E. 立即手术

5. 膜部尿道损伤尿外渗常出现在
   A. 会阴部皮下组织　　　B. 阴茎部　　　　　　　C. 阴囊部
   D. 下腹部皮下组织　　　E. 腹膜外膀胱周围

6. 患者前尿道损伤后多见
   A. 全程血尿　　　　　　B. 初期血尿　　　　　　C. 终末血尿
   D. 镜下血尿　　　　　　E. 血红蛋白尿

（7-8题共用备选答案）
   A. 骑跨伤　　　　　　　B. 枪弹伤　　　　　　　C. 骨盆骨折
   D. 肾挫伤　　　　　　　E. 盆腔或腹膜后手术

7. 尿道球部损伤多见于

8. 膀胱间接暴力损伤多见于

**答案**：1. E。2. D。3. E。4. B。5. E。6. B。7. A。8. C。

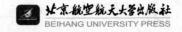

# 第三十八章 泌尿系结石

## 一、上尿路结石

**1. 临床表现** 与活动有关的疼痛和血尿是主要表现。肾结石可引起肾区疼痛伴肋脊角叩痛。肾盂内及肾盏结石可无明显的临床症状。肾内小结石活动度大与输尿管结石可引起肾绞痛，临床以输尿管结石引起绞痛多见。表现为疼痛剧烈难忍，位于腰部或上腹部，阵发性发作，辗转不安，大汗，恶心，呕吐。疼痛可向下腹部和会阴部放散。输尿管结石的典型表现为绞痛和镜下血尿，结石完全梗阻时可无血尿。结石伴感染时可有膀胱刺激征及全身症状。

**2. 治疗要点**

（1）保守治疗：结石＜0.6cm，光滑且无尿路梗阻及感染，纯尿酸结石及胱氨酸结石可考虑。

（2）体外冲击波碎石术：适用于直径≤2cm的肾结石及输尿管上段结石。两次体外冲击波碎石治疗间隔时间应不少于7天。

（3）手术治疗：非开放性手术如输尿管肾镜取石、碎石术和经皮肾镜取石、碎石术，适用于上段输尿管结石。开放性手术如肾盂切开取石术、输尿管切开取石术，适用于嵌顿较久或合并梗阻、感染结石。

## 二、膀胱结石

**1. 临床表现** 典型表现为排尿突然中断，疼痛放射至远端尿道和阴茎头部，伴排尿困难和膀胱刺激症状，改变排尿姿势后能缓解疼痛并继续排尿。

**2. 治疗要点** 膀胱感染严重时，应用抗生素治疗；经尿道膀胱镜取石或碎石；耻骨上膀胱切开取石术。

## 三、泌尿系结石的护理

**1. 非手术治疗的护理**

（1）嘱患者大量饮水，保证每天饮水量3000ml以上，以维持每天尿量＞2000ml，达到稀释尿液、延缓结石生成速度、冲洗尿路及预防感染的目的。

（2）结石合并感染时，遵医嘱使用抗生素，并监测生命体征，尤其是体温的变化。

（3）在病情允许的情况下，适当作一些跳跃运动或经常改变体位，有助于结石的排出。注意观察结石排出情况。肾绞痛发作时应卧床休息，立即解痉、镇痛，可肌内注射阿托品、哌替啶或局部应用利多卡因封闭。

**2. 体外冲击波碎石术后护理**

（1）病情观察：治疗后应严密观察病情，注意排石情况及尿液性状，观察有无碎石后血尿、肾绞痛、梗阻、感染等并发症发生。

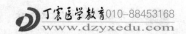
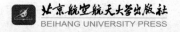

（2）鼓励饮水：每天饮水 2500～3000ml，促进排石。

（3）活动和体位：术后卧床休息 6 小时。无明显不适，适当活动、变换体位增加输卵管蠕动促进排石。巨大肾结石碎石后，应采取患侧卧位 48～72 小时，以后逐渐间断起立。

（4）根据结石的分析结果指导合理饮食。

**3. 手术治疗的护理**

（1）术前护理：遵医嘱使用抗生素控制感染。术前 1 小时摄腹部 X 线平片，进行结石定位，并保持定位时的体位。

（2）术后护理：肾盂造口不需常规冲洗，以减少感染的机会。必须冲洗时，严格无菌操作，低压冲洗，冲洗量不超过 5～10ml。肾实质切开取石及肾部分切除的患者，术后绝对卧床 2 周，以防再出血。耻骨上膀胱切开取石术后应保持切口清洁、干燥。

---

1. 输尿管结石绞痛发作患者，主要的治疗措施是

A. 控制感染 　　　　　B. 应用抗生素 　　　　　C. 解痉止痛

D. 准备手术治疗 　　　E. 跳跃运动

2. 输尿管结石梗阻时会出现

A. 尿流突然中断 　　　B. 排尿困难 　　　　　　C. 膀胱刺激症状

D. 镜下血尿 　　　　　E. 肾绞痛

3. 运动后出现肉眼血尿，最可能是

A. 肾癌 　　　　　　　B. 膀胱癌 　　　　　　　C. 上尿路结石

D. 膀胱结石 　　　　　E. 肾结核

4. 结石引起肾绞痛时应首先采用

A. 给抗感染药物 　　　B. 手术取石 　　　　　　C. 中西医综合排石治疗

D. 解痉止痛 　　　　　E. 给镇静药物

**答案**：1. C. 2. E. 3. C. 4. D。

---

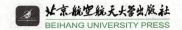

# 第三十九章  泌尿、男性生殖系统结核

## 一、肾结核

肾结核为最常见的泌尿系结核，通常发生于肺部感染结核后。

### 1. 临床表现

（1）尿频、尿急、尿痛：是肾结核的典型症状。无痛性尿频是肾结核最为突出的症状，呈进行性加重，出现时间最早，持续时间也最长。当结核病变侵及膀胱壁，尿频加剧，并伴有尿急、尿痛，表现为典型的膀胱刺激症状。晚期膀胱结核病变愈合致使膀胱壁广泛纤维化和瘢痕收缩，出现膀胱挛缩。

（2）脓尿、血尿：尿液呈淘米水样，浑浊伴絮状物。终末血尿为晚期症状，也可为唯一症状。

（3）腰痛：一般无明显腰痛，累及膀胱壁时症状可出现。

（4）全身症状：常发生于晚期，表现为消瘦、低热、盗汗等典型结核症状。或有慢性肾衰竭和高血压。

### 2. 治疗要点

（1）药物治疗：适用于早期肾结核，一线抗结核药物有四种：异烟肼、利福平、吡嗪酰胺、乙胺丁醇。早期、联合、适量、规律和全程治疗。

（2）手术治疗：凡药物治疗 6～9 个月无效，肾结核破坏严重者，应在药物治疗的配合下行手术治疗。肾切除术前抗结核治疗不应少于 2 周，肾部分切除术前抗结核药物治疗至少 4 周。

### 3. 护理措施

（1）休息与营养：肾结核行肾全切除术者建议早期下床活动，行肾部分切除术者常需卧床 3～7 天，以避免继发性出血或肾下垂。适当活动，避免劳累；多饮水，鼓励患者进食营养丰富、富含维生素饮食。

（2）用药护理：指导患者按时、足量、足疗程服用抗结核药物，继续抗结核治疗 6～9 个月。

## 二、男性生殖系统结核

男性生殖系统结核多继发于肾结核。前列腺、精囊结核临床表现不明显而不易被发现。附睾结核易被发现。多见于 20～40 岁青壮年。

### （一）附睾结核

**1. 临床表现**  起病缓慢，多从头部开始，表现为附睾肿大形成坚硬肿块。疼痛不明显，病变发展可形成寒性脓肿，与阴囊粘连、破溃可形成经久不愈的窦道，流出稀黄色脓液。病变侧输精管增粗，有串珠状无痛小结节。双侧病变可致不育。

**2. 治疗要点**  多数附睾结核可经药物治愈。已有脓肿窦道形成，应药物治疗结和手术治疗。

### （二）前列腺、精囊结核

**1. 临床表现**  多无明显症状，偶感会阴和直肠不适。严重者可出现精液减少、射精痛及不育等。

**2. 治疗要点**  以药物治疗为主，一般不考虑手术治疗。

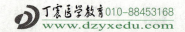
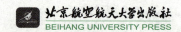

1. 肾结核患者进行肾切除手术前，抗结核治疗<u>不少于</u>

A. 1 周       B. 2 周       C. 3 周

D. 4 周       E. 2 月

2. 病灶在肾脏，症状在膀胱，见于

A. 肾结石       B. 多囊肾       C. 肾肿瘤

D. 肾结核       E. 肾盂肾炎

3. 肾结核血尿的特点是

A. 腰部剧痛后血尿    B. 排尿困难伴血尿    C. 无痛性肉眼血尿

D. 膀胱刺激症状伴血尿   E. 排尿中断伴血尿

（4 - 5 题共用备选答案）

A. 尿频       B. 脓尿       C. 肾积水

D. 无痛间歇血尿     E. 尿潴留

4. 前列腺增生晚期可出现的临床表现是

5. 肾癌常见的临床表现是

答案：1. B。2. D。3. D。4. C。5. D。

# 第四十章　泌尿系统梗阻

## 一、良性前列腺增生

良性前列腺增生简称前列腺增生，也称前列腺肥大，是最常见的引起老年男性排尿障碍的疾病。

### 1. 临床表现

（1）尿频：是最早出现的症状，夜间更明显，随着病情进展可出现急迫性尿失禁。

（2）排尿困难：进行性排尿困难是前列腺增生最重要、最典型的症状，表现为排尿迟缓、断续，尿流细而无力，射程短，终末滴沥，排尿时间延长。

（3）尿潴留、尿失禁：前列腺增生加重尿道梗阻时，过多的残余尿使膀胱逼尿肌收缩力减弱，逐渐发生尿潴留，并出现尿液从尿道口溢出的充溢性尿失禁表现。发生尿潴留时，膀胱容积可增加至3000～4000ml，高度膨胀的膀胱底部可达脐水平，主诉下腹部胀痛、排尿困难，体检见耻骨上膨隆，可扪及囊性包块，叩诊呈实音，有压痛。

（4）其他：合并感染时出现膀胱刺激症状，可有脱肛、内痔，晚期出现肾积水、肾衰竭等。

### 2. 治疗要点

（1）观察等待：长期临床症状轻，不影响生活、睡眠者，可观察等待。前列腺增生引起急性尿潴留时先进行导尿治疗。

（2）药物治疗：适用于代偿早期患者。

（3）手术治疗：前列腺增生导致梗阻严重、残余尿量较多（＞60ml）、症状明显而药物治疗无效时应采用手术治疗。经尿道前列腺切除术（TURP）是前列腺增生目前最常用的手术方式。巨大前列腺或合并膀胱结石可行耻骨上经膀胱前列腺切除术和耻骨后前列腺切除术。

（4）其他疗法：激光治疗、经尿道球囊高压扩张术等。

### 3. 护理措施

（1）非手术治疗护理：避免受凉、过度劳累、饮酒、便秘，以免诱发急性尿潴留。急性尿潴留发生时及时留置导尿，引流尿液。如导尿管插入困难，可行耻骨上膀胱穿刺造瘘术。

（2）术前护理：对于慢性尿潴留患者应先留置导尿管，改善肾功能。积极应用抗生素控制尿路感染。术前1天灌肠，预防术后便秘。

（3）术后护理

①一般护理：平卧2天后改为半卧位，固定气囊尿管，防止移位出血。术后6小时如无恶心可进流质饮食，鼓励多饮水，1～2天无腹胀可恢复正常饮食。术后1周逐渐离床活动，但无需绝对卧床。

②膀胱冲洗护理

a. 术后生理盐水持续冲洗3～7天，防止血凝块堵塞导尿管。

b. 冲洗液温度控制在25～30℃，可有效预防膀胱痉挛的发生。

c. 冲洗速度根据尿色而定，一般为40～60滴/分，色深则快，色浅则慢。

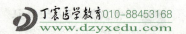 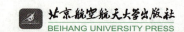

d. 确保膀胱冲洗及引流管通畅，如血凝块堵塞，可采取施行高压冲洗、挤捏尿管、加快冲洗速度、调整导尿管位置等方法使引流通畅。

e. 观察并记录引流液的颜色、性质和量。冲洗时不应按压膀胱。

f. 随着冲洗时间的延长，血尿颜色应逐渐变浅，如逐渐变深，应警惕活动性出血，及时通知医生处理。

③膀胱痉挛护理：前列腺增生术后膀胱痉挛多因逼尿肌不稳定、导管刺激、血管阻塞等导致。患者表现为自觉尿道烧灼感、疼痛，强烈尿意不尽感，持续膀胱冲洗液逆流，可诱发出血。如不及时处理，可能加重前列腺窝出血。一旦出现应指导深呼吸，放松腹部肌肉，严重者遵医嘱给予解痉药物。

④并发症的观察与护理

a. TUR 综合征：一旦发生 TUR 综合征，立即给予吸氧，减慢输液速度，静脉滴注 3% 氯化钠纠正低钠血症等。

b. 尿失禁：多为暂时性，一般无须药物治疗，指导患者行盆底肌训练、膀胱功能训练，可行膀胱区及会阴部热敷、针灸等。

c. 出血：前列腺增生术后早期的护理重点是观察和防治出血。正常情况下术后最初几天出现血尿，术后 1 天会有鲜血，以后逐渐转清。术后 6～10 天，重点预防大便干结及用力排便时腹内压增高而引起术后出血。术后早期禁止灌肠或肛管排气，以免造成前列腺窝出血。

d. 感染：术后易引起尿路感染，早期应用抗生素。

⑤引流管的护理

a. 止血：术后利用导尿管的水囊压迫前列腺窝与膀胱颈，达到局部压迫止血的目的。严密观察尿色、量、性质的变化。

b. 固定：妥善固定导尿管，固定于大腿内侧。保持导尿管通畅，防止受压、扭曲和折叠。

c. 消毒：每天 2 次用碘伏消毒尿道外口，保持会阴部清洁。

d. 拔管：耻骨后引流管术后 3～4 天拔管；TURP 术后 5～7 天尿色清澈即可拔除导尿管；耻骨上前列腺切除术后 7～9 天拔除导尿管；膀胱造口管通常留置 10～14 天后拔除，拔管后用凡士林油纱布填塞瘘口，排尿时用手指压迫瘘口纱布防止漏尿，一般 2～3 天愈合。

# 二、急性尿潴留

急性尿潴留是一种因突发无法排尿导致尿液滞留于膀胱内而产生的综合征。可由下尿路梗阻，膀胱神经受损和（或）膀胱逼尿肌功能受损引发。是泌尿外科最常见的急症之一。

1. **临床表现**　急性起病，伴尿意明显、剧烈疼痛，可有排尿困难、尿频、尿急、夜尿多等病史，继发感染可出现腰痛、发热等症状。体格检查时，可见下腹部膀胱明显充盈，耻骨上叩诊呈固定浊音。如合并上尿路感染和肾积水，可出现肾区叩痛。

2. **治疗与护理措施**　病因明确并有条件及时解除者，应立即去除如尿道结石或尿道异物等病因，恢复排尿。病因明确，但不能立即解除者，则应先缓解尿潴留，如前列腺增生、尿道狭窄等。导尿是解除尿潴留最直接和最有效的方法。导尿管插入困难时，可行耻骨上膀胱穿刺造瘘术。术后动力性尿潴留采用诱导排尿法，如变换体位、下腹部热敷或听流水声等，可遵医嘱采用药物、针灸治疗。上述措施无效时在无菌操作下导尿。

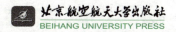

1. 前列腺术后进行膀胱冲洗，<u>不正确</u>的方法是

A. 常规用生理盐水持续冲洗      B. 应保持稳定的冲洗速度

C. 确保冲洗管道通畅      D. 引流不畅时应及时高压冲洗抽吸血块

E. 准确记录冲洗量和排出量

2. 良性前列腺增生最主要的症状是

A. 夜间尿频      B. 进行性排尿困难      C. 尿潴留

D. 尿失禁      E. 肉眼血尿

3. 良性前列腺增生的最初症状是

A. 尿急、尿痛      B. 进行性排尿困难      C. 夜尿次数增多

D. 血尿      E. 反复尿潴留

（4-6题共用题干）

患者，男，66岁。近1年来夜间尿频（每夜排尿3～4次），逐渐加重，伴有排尿困难。劳累、饮酒后曾2次发生急性尿潴留。

4. 问题1：诊断应首先考虑

A. 膀胱炎      B. 肾盂肾炎      C. 前列腺增生

D. 膀胱癌      E. 尿道炎

5. 问题2：此病晚期的严重危害是

A. 排尿困难      B. 肾积水及肾功能不全    C. 尿急

D. PSA显著增加      E. 癌变

6. 问题3：目前此病临床常用的手术方法是

A. 经尿道前列腺切除术      B. 耻骨上经膀胱前列腺切除术

C. 耻骨后前列腺切除术      D. 膀胱穿刺造瘘术

E. 尿道括约肌切开术

答案：1. B。2. B。3. C。4. C。5. B。6. A。

 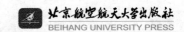

# 第四十一章 泌尿、男性生殖系统肿瘤

## 一、肾 癌

1. **临床表现** 50～70 岁高发，男性偏多。

（1）血尿、肿块、腰痛：是肾癌的三大主症。间歇无痛性血尿为常见的症状，表明肿瘤已累及肾盏、肾盂，常伴有腰部钝痛或隐痛，血块通过输尿管时可致肾绞痛。肿瘤较大时在腹部或腰部触及肿块。

（2）副瘤综合征：表现为低热、高血压、红细胞增多、高钙血症、高血糖等。因肿瘤消耗和血尿，晚期可出现营养不良、恶病质。

（3）转移症状。

2. **治疗要点**

（1）根治性肾切除术：为首选的、最主要的治疗方法。

（2）肾动脉栓塞术：术前行肾动脉栓塞治疗可减少术中出血。

（3）免疫治疗：干扰素对预防肾癌转移有一定的疗效。

3. **护理措施**

（1）休息活动护理：血压平稳后取健侧卧位或半卧位，避免过早下床。肾部分切除的患者应卧床 1～2 周，根治性肾切除术后卧床 3～5 天，以防出血。

（2）饮食护理：给予高热量、高蛋白、高维生素、易消化饮食。胃肠功能障碍者给予静脉营养。多饮水，稀释尿液，减少膀胱刺激和血块堵塞的发生。

（3）引流管护理：根治性肾切除术后，腹膜后引流管 2 小时引流液为血性液体，一般不超过 100ml，以后逐渐减少。如出血量＞100ml/h，应及时通知医生。术后 2～3 天引流量一般＜10ml，可考虑拔管。

## 二、膀 胱 癌

1. **临床表现** 50～70 岁高发，男性多见。

（1）血尿：是膀胱肿瘤最常见、最早出现的症状。常为间歇性全程无痛肉眼血尿，终末加重，可自行减轻或停止，易被误以为"好转"。

（2）膀胱刺激征：肿瘤坏死、脱落或并发感染时出现尿频、尿急、尿痛，晚期多见。

（3）排尿困难：癌肿或血块堵塞膀胱出口。

（4）全身症状：低热、下腹肿块、消瘦、贫血等。

2. **治疗要点** 以手术为主的综合治疗。

（1）手术治疗：肿瘤切除后容易复发，凡保留膀胱者，5 年内超过半数肿瘤要复发。

（2）化学治疗：保留膀胱者定期膀胱灌注。卡介苗为非特异性免疫增强药，具有免疫佐剂作用，可增强抗原的免疫原性，加速诱导免疫应答反应，增强体液免疫反应。膀胱癌术后为预防复发，对保留膀胱的患者，术后可采用卡介苗、丝裂霉素等药物膀胱内灌注。每周灌注 1 次，8 次后改为每月 1 次，共 1～2 年。

丁震医学教育 010-88453168
www.dzyxedu.com

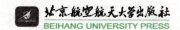
北京航空航天大学出版社
BEIHANG UNIVERSITY PRESS

（3）其他：放射、免疫治疗等。

3. **护理措施**

（1）休息活动护理：生命体征平稳后，为促进伤口引流和尿液引流，多取半卧位。

（2）饮食护理：术前给予高热量、高蛋白、高维生素、易消化饮食，戒烟2周。

（3）引流管护理：妥善固定，保持引流通畅，定期挤压、消毒引流管和更换引流袋。膀胱全切放置输尿管支架者，术后10～14天拔除。代膀胱造口管术后2～3周，经造影检查无尿瘘及吻合口狭窄后可拔除。原位新膀胱术后，待新膀胱容量＞150ml可拔除。盆腔引流管术后3～5天拔除，切口引流管24小时后即可拔管。

（4）预防并发症：密切观察病情，预防出血、感染和尿瘘，严格执行无菌操作，遵医嘱应用抗生素。

（5）膀胱灌注化疗的护理：可预防和推迟肿瘤复发时间，每周灌注1次，8次后改为每月1次，共1～2年。灌注前4小时禁饮，排空膀胱，常规消毒外阴及尿道口。药物需在膀胱内保留1～2小时，协助患者每15～30分钟变换体位1次。灌注后每天饮水2500～3000ml，以减少化疗药对尿道的刺激。

（6）原位新膀胱训练：可控膀胱术会将储尿囊与尿道残端吻合，以重建下尿路储尿、控尿、排尿等正常生理功能。术后患者需行自我导尿训练。

# 三、前列腺癌

1. **临床表现**　早期无明显症状，肿瘤增大至阻塞尿道或侵犯膀胱颈时出现与前列腺增生相似的膀胱颈梗阻症状。晚期可出现腰痛和腿痛、贫血、下肢水肿、排便困难、少尿、无尿、尿毒症等症状。少数患者以转移症状就医而无明显原发症状。

2. **治疗要点**

（1）非手术治疗：偶然发现的局限性前列腺癌可观察等待。$T_2$期以内可采用放射治疗。$T_3$、$T_4$期可用抗雄激素内分泌治疗。内分泌治疗失败者可采用化学治疗。

（2）手术治疗：

①根治性前列腺切除术：是局限于包膜以内的前列腺癌最佳治疗方法，但仅适用于较年轻、能耐受手术的患者。

②双侧睾丸切除术与包膜下睾丸切除术：适用于$T_3$、$T_4$期的前列腺癌患者进行手术去势。

3. **护理措施**　同膀胱癌护理。

---

1. 以回肠代膀胱术后护理上特别要注意的是

A. 生命体征变化　　　　　　　　　B. 尿的颜色、量、性质

C. 每天输液2000～3000ml　　　　 D. 观察胃肠功能

E. 回肠引流管的尿液情况

2. 肾癌主要的三个症状是

A. 血尿、肿块和疼痛　　　　　　　B. 血尿、发热和疼痛　　　C. 血尿、肿块和高血压

D. 肿块、发热和高血压　　　　　　E. 肿块、血沉快和高血压

3. 进行性排尿困难，前列腺增大，坚硬，表面不光滑，最可能的诊断是

A. 前列腺增生　　　　　　　　　　B. 前列腺肉瘤　　　　　　C. 前列腺癌

D. 前列腺结核　　　　　　　　　　E. 慢性前列腺炎

**答案：**1. E。2. A。3. C。

---

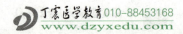 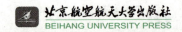

# 第四十二章　男性性功能障碍及男性节育

## 一、男性性功能障碍

男性性功能包括性欲、阴茎勃起、性交、射精和性高潮等方面，其中任何环节发生改变而影响正常性生活，即称为男性性功能障碍。

1. **临床表现**　包括性欲减退或亢进、阴茎勃起障碍或异常勃起、早泄、不射精或逆行射精、性高潮障碍等。据简化的国际勃起功能评分，勃起功能障碍可分为轻、中、重三度，阳痿属于重度勃起障碍。

2. **治疗要点**　首选无创、方便的治疗方法。包括心理治疗、药物治疗、经皮治疗、真空装置和缩窄环、手术治疗。雄激素替代治疗对因性腺功能低下导致的勃起功能障碍有效。

## 二、男性节育

计划生育避孕方法中男方的避孕方法更为简便有效。

1. **男性节育途径**　包括干扰男性的性激素调节、睾丸内精子生成、精子成熟和运动，阻断精子的输出通道，干扰射精过程，阻止精子与卵子相遇，直接杀灭排出体外的精子，干扰精子的获能及受精过程，产生抗精子抗体等。

2. **男性节育的主要措施**

（1）避孕套：方便简单、通过阻止精液流入阴道从而阻止精子与卵子相遇，达到避孕目的。

（2）输精管结扎术：是最为有效的永久节育方法。通过手术结扎输精管、使精子不能排出，达到不育。手术本身不影响性欲、勃起、射精及高潮等性功能的各个方面。结扎后睾丸仍可产生精子，性交时可排出精液，但精液中无精子。

（3）经皮输精管注射粘堵法：为中国医师首创。不做切口、堵塞输精管腔而不切断或结扎输精管，大大减少了手术并发症。

（4）应用杀精药。

3. **护理措施**

（1）心理护理：行输精管结扎术时做好手术相关知识介绍，纠正错误认知，增加对手术信心。

（2）术后护理

①绝育术后留院观察 1～2 小时，若阴囊内无出血和血肿可离院。

②术后 2～3 小时内应重点观察有无切口处肿胀、阴囊皮肤青紫等，及时发现出血征象。

③术后 1 周不宜剧烈运动，尽可能制动休息。

④输精管结扎后精囊内存留的精子仍可导致怀孕，术中在剪断输精管前，可向远端管腔内注射杀精药 0.01% 醋酸苯汞 3ml，以减少精囊内残余精子致孕的机会。如术中未注射杀精药，术后避孕应至少 2 个月，直至精液检查无精子。

⑤术后并发症包括出血和阴囊血肿、输精管痛性结节、附睾、淤积、节育失败、勃起功能障碍等。

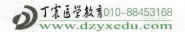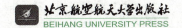

（1-2题共用题干）

　　患者，男，32岁。为避孕行输精管结扎术。

1．问题1：要达到输精管结扎术后无需进行避孕，需采取的措施是

A．术后卧床休息1～2周

B．术中用0.01%醋酸苯汞或1：3000苯扎溴铵行精囊灌注

C．术后定期注射雌激素

D．术后伤口进行冷敷

E．术中进行输精管冲洗

2．问题2：关于输精管结扎术说法不正确的是

A．是一种男性永久性节育方法

B．输精管结扎后睾丸仍能继续产生精子

C．对性生活有一定的影响

D．排出的精液中无精子

E．性交时仍有正常的射精过程

答案：1．B。2．C。

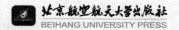

# 第四十三章　肾上腺疾病外科治疗

## 一、皮质醇症

皮质醇症，亦称库欣综合征，是机体组织长期暴露于异常增高糖皮质激素引起的一系列临床症状和体征。以垂体促肾上腺皮质激素（ACTH）分泌亢进最多见，即库欣病。

**1. 临床表现**　本病多见于 20～40 岁青壮年，约占 70%。其典型表现主要是由于长期高皮质醇血症引起体内三大代谢和生长发育障碍、电解质和性腺功能紊乱等。

（1）向心性肥胖：皮质醇可提高四肢脂酶的活性，使四肢脂肪水解增加，又可间接促进脂肪合成，导致脂肪重新分布，出现满月脸、水牛背、向心性肥胖等特征性表现。

（2）皮肤表现：皮质醇促进蛋白质分解，抑制蛋白质合成，并使皮下脂肪增多，导致皮肤菲薄，毛细血管脆性增加，下腹两侧、股部等处可见因皮肤弹性纤维断裂所致的紫纹。

（3）高血压和低血钾：皮质醇具有一定的醛固酮样作用（指保钠、保水和排钾作用），可导致高血容量、低肾素、低醛固酮性高血压和低血钾。

（4）代谢障碍：血糖升高，葡萄糖耐量减低，部分患者出现继发性糖尿病。病程较久者肌肉萎缩、骨质疏松，脊椎可发生压缩畸形，身材变矮。可致儿童生长停滞，青春期延迟。

（5）性腺功能紊乱：由肾上腺雄性激素分泌增多导致。女性患者月经减少或停经、痤疮。男性患者性欲减退、阴茎缩小。

（6）精神症状：失眠、记忆力减退、忧郁、躁狂等。

（7）感染：长期皮质醇分泌增多使免疫功能减弱，肺部感染多见，易受某些化脓性细菌、真菌和病毒感染。

**2. 治疗要点**　病因不同，治疗方法不一。库欣病首选手术切除垂体微腺瘤。其他临床类型一般先行手术治疗，若不能根治，使用阻滞肾上腺皮质激素合成的药物，如米托坦（双氯苯二氯乙烷）等。

**3. 护理措施**

（1）术前护理

①休息活动护理：取平卧位，抬高双下肢，有利于静脉回流。

②饮食护理：给予低钠、高钾、高蛋白、低糖类、低热量饮食，鼓励患者食用橘子、枇杷、香蕉、南瓜等含钾高的水果蔬菜，并摄取富含钙及维生素 D 的食物。

③用药护理：注意观察药物疗效及不良反应。肾上腺皮质激素合成阻滞剂的不良反应为食欲缺乏、恶心、呕吐、乏力、嗜睡等。部分药物对肝损害较大，应定期检测肝功能。

（2）术后护理

①肾上腺肿瘤切除术后糖皮质激素替代治疗不可或缺。逐渐减量过程中，应注意患者有无乏力、食欲不振、恶心、肌肉关节疼痛等不适，应及时报告医师处理。

②术后应警惕肾上腺危象发生，应避免使用吗啡、巴比妥类药物，严密观察病情，如患者出现

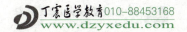
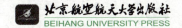

高热＞40℃、恶心呕吐、血压下降、精神萎靡等症状及时通知医生处理。

# 二、原发性醛固酮增多症

原发性醛固酮增多症（原醛症、Conn 综合征）是肾上腺皮质分泌过量的醛固酮激素，引起以高血压、低血钾、高血钠、低血浆肾素活性和碱中毒为主要表现的临床综合征，30 ～ 50 岁多见。

**1. 临床表现**　主要表现为高血压和低血钾。

（1）高血压：以舒张压升高为主，一般降压药物效果不明显。其原因是醛固酮分泌过多使肾脏对水钠的重吸收作用加强，造成水钠潴留、血容量增加，出现高血压。

（2）低钾血症：肾对钾的重吸收减少所致。为中晚期表现，70% 呈持续性，其余为间歇性。可致肌无力、周期性瘫痪，多见于四肢；长期缺钾可致心肌损害，心电图呈低血钾表现。

（3）钾性肾病：肾浓缩功能下降，表现为多尿、夜尿增多、烦渴等。

**2. 治疗要点**

（1）手术治疗：肾上腺皮质腺瘤切除后可治愈，如有结节性改变时宜将该侧肾上腺切除。单侧原发性肾上腺皮质增生可做肾上腺同侧切除或次全切除。肾上腺皮质癌及异位产生醛固酮的肿瘤应尽量切除原发病灶。手术方式首选腹腔镜手术。

（2）非手术治疗：适用于特发性肾上腺皮质增生、糖皮质激素可控制的原醛症、不能根治切除的肾上腺皮质癌、有手术禁忌的原醛症。

**3. 护理措施**

（1）术前护理

①饮食护理：指导患者低钠、高钾、低脂饮食。

②安全护理：低钾性软瘫以及降压治疗期间可引起直立性低血压，应加强防护。注意避免长时间站立、突然改变体位。出现头晕、视物模糊时立即休息。外出时有人陪伴，避免远行等。

③用药护理：根据病情随时监测或每天 2 次测量血压，按时给予降压药并密切观察效果及不良反应。术前遵医嘱用药纠正低血钾和碱中毒等；监测血清钠、钾、pH 情况，密切观察不良反应。

（2）术后护理

①腺瘤切除术后患者可因血、尿醛固酮浓度迅速下降出现低钠、低钾、低血压甚至休克等，应注意监测生命体征、血清电解质及醛固酮水平，记录 24 小时出入量，遵医嘱维持水电解质平衡。

②观察肾上腺皮质功能不全的表现，及时通知医生处理。

# 三、儿茶酚胺症

儿茶酚胺增多症是嗜铬细胞瘤和肾上腺髓质增生的总称，其共同特点是肿瘤或肾上腺髓质的嗜铬细胞分泌过量的儿茶酚胺，而引起高血压、高代谢、高血糖等临床症状。嗜铬细胞瘤好发于 30 ～ 50 岁。

**1. 临床表现**　典型特征为阵发性高血压或持续性高血压伴阵发性发作。

（1）高血压：发作时收缩压可达 200 ～ 300mmHg，舒张压可达 130 ～ 180mmHg，甚至测不出。典型症状是剧烈头痛、面色苍白、大汗淋漓、心动过速，严重者可出现脑出血或肺水肿等高血压危象。发作终止后迷走神经兴奋，出现两颊皮肤潮红、全身发热、流涎、瞳孔缩小等症状。发作时间通常在数秒钟或数分钟。发作频率一般数月 1 次或 1 天数次。有发作渐频、间隔渐短趋势，最后可发展为持续性高血压。

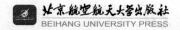

（2）代谢改变：基础代谢率增高、血糖升高、脂代谢紊乱、低钾血症。

（3）儿茶酚胺性心肌病：是较严重的特殊并发症，常以急性左心衰为主要表现，可伴心律失常或心肌退行性病变。

（4）其他表现：少数患者因肠蠕动及张力减弱可出现便秘、腹胀、胆结石等；膀胱内肿瘤；视力障碍；白细胞、红细胞增多症。

**2. 治疗要点**　以手术治疗为主，为嗜铬细胞瘤唯一有效手段。对不能耐受手术，或未能切除的恶性嗜铬细胞瘤，或手术后肿瘤复发等患者，可使用酚苄明、哌唑嗪等药物改善症状，也可用 $^{131}$I-间位碘苄胍进行内放射治疗。

**3. 护理措施**

（1）术前护理

①病情观察：密切监测血压变化及其他生命体征，必要时监测中心静脉压。

②避免诱因：避免高血压发作诱因，阵发性发作的常见诱因包括精神刺激，弯腰，排便，排尿，触摸腹部、按压肿块，麻醉诱导期，药物（组胺、胍乙啶、高血糖素、三环类抗抑郁药）等。

③用药护理：术前遵医嘱给予降压、护心、扩容治疗，确保血压控制在正常范围，心率＜90 次／分，血细胞比容正常；密切观察药物的副作用。

（2）术后护理：密切观察血压变化，注意有无出血、感染、肾上腺功能不全或肾上腺危象等并发症，一旦出现及时通知医师处理。

---

1. 儿茶酚胺症的主要临床表现是
A. 低血压、高血糖、高代谢　　　B. 高血压、高血糖、高代谢
C. 高血压、低血糖、高代谢　　　D. 高血压、高血糖、低代谢
E. 低血压、低血糖、低代谢

2. 原发性醛固酮增多症出现的代谢紊乱是
A. 高血钾　　　B. 尿钾排出增加　　　C. 低血钠
D. 血浆肾素水平增加　　　E. 血醛固酮水平降低

3. 可出现发作性高血压的泌尿系统疾病为
A. 嗜铬细胞瘤　　　B. 肾肿瘤　　　C. 原发性醛固酮增多症
D. 肾结核　　　E. 肾结石

4. 原发性醛固酮增多症患者常发生的电解质紊乱是
A. 高钙　　　B. 低钠　　　C. 低钾
D. 低氯　　　E. 低镁

**答案：** 1. B。2. B。3. A。4. C。

# 第四十四章　骨科患者的一般护理

## 一、牵引术与护理

牵引术是骨科常用的治疗方法，是利用牵引力和反牵引力作用于骨折部，达到复位或维持复位固定的治疗方法。

**1. 牵引的目的和作用**　骨折、关节脱位的复位和固定；挛缩畸形的预防和矫形治疗；肢体制动和抬高，减轻疼痛；骨和关节疾病治疗前准备；预防病理性骨折。

**2. 牵引分类**

（1）皮牵引：又称间接牵引，是利用皮肤上的胶布或压于患肢皮肤的海绵带与皮肤之间的摩擦力，通过轮滑装置，间接将牵引力传递至骨骼。操作简便、无创，对肢体损伤小，常用于四肢牵引，还可用于小儿及年老体弱者的股骨牵引。

（2）骨牵引：又称直接牵引。直接牵拉骨组织，力量大，持续时间长。常用于颈椎骨折或脱位、肢体开放性骨折及肌肉丰富处的骨折，属于有创牵引，可能发生感染。

（3）兜带牵引：是利用布带或布兜拉住身体某处牵引。主要包括颌枕吊带（适用于颈椎骨折、脱位，颈椎病和颈椎间盘突出症等，牵引重量一般为 2.5 ～ 3kg）、骨盆水平牵引（适用于腰椎间盘突出症）和骨盆悬吊牵引（适用于骨盆骨折）。

**3. 护理措施**

（1）操作前护理：做好解释工作，被牵引的肢体局部皮肤用清水清洗，必要时剃除毛发。准备用物如牵引床、牵引架、重锤等。

（2）牵引期间护理

①维持有效牵引

a. 保持反牵引力：颅骨牵引时应抬高床头，下肢牵引时应抬高床尾 15 ～ 30cm。若出现移位，及时调整。

b. 摆好体位，肢体纵轴应与牵引力线平行，牵引重量保持悬空，患者足不可抵床栏，滑轮灵活，不可随意增减或移去牵引重量，不可随意放松牵引绳。

c. 每天测量肢体长度，两侧对比，防止牵引力量不足或过度牵引。

②维持有效血液循环：严密观察患肢末梢血液循环情况。

③皮肤护理：胶布牵引部位及长期卧床患者骨突部皮肤可出现水疱、溃疡及压疮，注意观察胶布牵引患者胶布边缘皮肤有无水疱或皮炎。应保持床单位清洁、干燥，定时翻身，并检查皮肤状况。

④并发症护理

a. 感染：骨牵引操作时严格执行无菌操作，牵引针孔处每天滴 75% 乙醇 2 次，及时擦去针眼处分泌物或痂皮，保持周围皮肤清洁。发生感染者应充分引流，严重时需拔出钢针，更换牵引位置。

b. 血管和神经损伤：注意观察肢体血管神经功能，颅骨牵引者观察意识和神经系统表现。

c. 关节僵硬：以足下垂畸形最常见，多由腓总神经受压和患肢缺乏功能锻炼有关。应注意保护

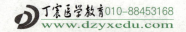
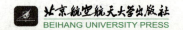

腓总神经，防压迫，可用垂足板将踝关节置于功能位。病情允许时可定时做踝关节活动。

d. 牵引针、弓脱落：应定时检查，及时拧紧。

e. 其他：加强皮肤护理，注意保暖，防止压疮。指导患者深呼吸和有效咳痰，定期翻身拍背，防止坠积性肺炎。

# 二、石膏绷带术与护理

**1. 石膏的类型**　石膏固定可分为石膏托、石膏夹板、石膏管形、石膏围领等。

**2. 石膏绷带包扎技术**

（1）准备工作：清洁固定部位皮肤并擦干，有伤口者更换敷料，固定处覆盖衬垫，防止压疮。摆放关节功能位，由专人维持或置于石膏牵引架上，中途不可随意变换体位。石膏固定前，患处需行 X 线检查，以备术后对照。

（2）包扎技术

①石膏托制作：制作石膏条应根据肢体长度选择石膏绷带的型号，将石膏绷带来回折叠，而后从两头向中间折叠，平放入水内浸泡充分后，向中间轻挤出多余水分后，推摸压平，置于患肢背面，然后用普通绷带缠绕附有石膏条的肢体即可。若制作石膏管型，需完全浸没，至石膏卷停止冒气泡时取出，挤出多余水分，石膏卷紧贴肢体，由肢体近端开始向远端包扎，推摸平整。浸泡石膏绷带时，水温应保持在 35～45℃。

②捏塑成型：石膏表面应涂抹光滑，露出手指或足趾，以便观察肢体末端血液循环、感觉和运动，同时有利于功能锻炼。

③包边和标记：包边后用记号笔在石膏外标记固定日期及预定拆石膏的日期。

④开窗：为便于局部检查或伤口引流、更换敷料等，石膏未干前可在相应部位石膏上开窗。

（3）加速石膏干固：石膏从硬固到完全干固常需 24～72 小时，可通过提高室温，用灯泡、热风机或红外线照射等方法加快干固，注意温度不宜过高，以免灼伤。

**3. 护理措施**

（1）体位与搬动：卧硬板床，术后 8 小时内避免翻身，8～10 小时后协助翻身。翻身或搬动时用手掌平托，避免手指托扶和按压石膏。四肢包扎石膏应制动并抬高患肢，减轻肢体肿胀。石膏背心及人字形石膏禁止在头及肩下垫枕，防止胸腹部受压。

（2）保持石膏清洁干燥：石膏污染后用布蘸洗涤剂擦拭，清洁后迅速擦干。断裂、变形和严重污染的石膏应及时更换。

（3）病情观察：评估肢体血液循环是石膏固定护理中最重要的内容，患肢抬高，以利静脉回流。出现 5P 征（疼痛、感觉异常、麻痹、苍白及脉搏消失），应警惕骨筋膜室综合征。

（4）并发症的预防

①骨筋膜室综合征：以前臂掌侧和小腿骨折最常见。多由骨筋膜内压力增高和包扎过紧所致。一旦出现应立即放平肢体并报告医生，做好切开减压准备。

②压疮：保持床铺清洁干燥，定时翻身，包扎石膏前骨突处加衬垫。包扎石膏时避免手指按压或向石膏内塞垫。

③石膏综合征：因大型石膏或包扎过紧，引起患者反复呕吐、腹痛、胸闷、呼吸窘迫等。预防方法是包扎石膏不可过紧，少量多餐，避免进食过快、过饱，避免进食产气多的食物，上腹开窗等。

④化脓性皮炎：由石膏凹凸不平或异物伸入石膏内搔抓所致，应及时开窗检查和处理。

⑤废用综合征：长期卧床，石膏制动，易发生骨质疏松和关节僵硬。

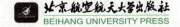

⑥出血：手术切口或创面出血时，血液可渗出石膏外，应用记号笔标出出血范围及时间，若血迹范围继续扩大，应及时开窗检查。

⑦其他：长期卧床可导致坠积性肺炎、便秘等。

# 三、骨科患者的功能锻炼

骨折患者肢体锻炼和固定要同时进行，强调早期开始活动训练，能减少并发症的发生，有助于功能恢复。

**1. 功能锻炼的目的**　促进肢体血液循环，消除肿胀，防止关节僵硬，防止肌肉萎缩，预防骨质疏松，促进骨折痊愈。最终目标是恢复正常的生活和功能。

**2. 功能锻炼方法**

（1）被动运动适用于瘫痪严重的患者。

（2）主动运动适用于有活动能力的患者。

（3）其他：助力运动、手法治疗。

**3. 肌肉锻炼的形式**　等长收缩、等张收缩、等速收缩。

**4. 功能锻炼的原则**　遵循循序渐进、动静结合、主动与被动运动结合的原则。

**5. 分阶段锻炼**

（1）骨折早期：术后1～2周，运动重点是肢体等长收缩运动，固定部位上下关节暂不活动，身体其他部位加强主动运动，防止肌肉萎缩，减轻水肿，促进静脉回流。

（2）骨折中期：术后2周，运动重点以患肢骨折的上下关节运动为主，动静结合，循序渐进，主动与被动运动结合，活动范围由小到大，活动强度和活动量逐渐加大。

（3）骨折后期：病变部位已基本愈合，进行以重点关节为主的全身锻炼，为功能锻炼的关键时期，可在抗阻力下锻炼，或借助器械练习，也可进行物理治疗和外用药物熏洗。

---

1. 骨筋膜室综合征出现后的紧急处理方法是

A. 药物止痛　　　　　　　　B. 应用抗生素　　　　　　　C. 切开筋膜减压

D. 抬高肢体　　　　　　　　E. 功能锻炼

2. 有关骨牵引护理的叙述，错误的是

A. 牵引针两端套上胶盖小瓶

B. 针眼处每天点乙醇两次

C. 及时擦去针眼处分泌物及痂壳

D. 牵引针向一侧偏移时，及时将牵引针推回

E. 感染严重时，拔去针，改变牵引位置

3. 浸泡石膏绷带卷的热水温度是

A. 15～20℃　　　　　　　　B. 25～30℃　　　　　　　　C. 35～40℃

D. 45～50℃　　　　　　　　E. 55～60℃

4. 骨科直接牵引不包括

A. 颅骨骨板牵引　　　　　　B. 骨盆悬吊牵引　　　　　　C. 尺骨鹰嘴牵引

D. 胫骨结节牵引　　　　　　E. 跟骨牵引

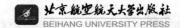

5. 石膏或夹板外固定后最应注意

A. 固定是否松脱      B. 骨折再移位      C. 压迫性溃疡

D. 血循环受阻      E. 石膏变形

答案：1. C。2. D。3. C。4. B。5. D。

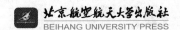

# 第四十五章　骨与关节损伤

## 一、常见的四肢骨折患者的护理

### （一）锁骨骨折

1. **临床表现**　局部疼痛、肿胀、瘀斑，患侧肩部下垂，肩关节活动使疼痛加剧。

2. **治疗要点**　三角巾悬吊 3～6 周。对有移位的骨折手法复位，采用横形"8"字绷带固定。

### （二）肱骨干骨折

1. **临床表现**　除骨折的一般体征外，因肱骨干中下 1/3 段后外侧有桡神经沟，此处骨折易合并桡神经损伤，出现垂腕畸形，掌指关节不能背伸，拇指不能伸直，前臂旋后障碍等，手背桡侧皮肤感觉减退或消失。

2. **治疗要点**　一般采取手法复位外固定。手法复位失败、对位对线不良、合并神经血管损伤、软组织嵌入、多发骨折、开放性骨折、陈旧骨折不愈合等采用切开复位内固定。

### （三）肱骨髁上骨折

1. **临床表现**　除骨折的一般体征外，肘部肿胀、疼痛、皮下瘀斑、肘后凸起、功能障碍，肘后三点关系正常。肱骨髁上骨折分为伸直型和屈曲型，以伸直型多见，伸直型呈从前下斜向后上，易因向前下方移位的骨折近端可能压迫、挫伤或刺破脏动脉而致血液循环障碍，可导致前臂骨筋膜室综合征，如治疗不及时，会导致缺血性肌挛缩。若正中神经、尺神经或桡神经受损，常有手臂感觉及运动功能障碍。屈曲型骨折线呈前上斜向后下，少有合并神经血管损伤。

2. **治疗要点**　受伤时间短、肿胀轻、无血液循环障碍者行手法复位外固定，用后侧石膏托在屈肘位固定 4～5 周。伤后时间较长、肿胀严重可先行尺骨鹰嘴悬吊牵引，待肿胀消退后行手法复位。手法复位困难、复位失败或有神经血管损伤者行切开复位内固定术。

### （四）桡骨远端伸直型骨折（Colles 骨折）

1. **临床表现**　伤后局部疼痛、肿胀，出现典型畸形姿势，侧面观呈"餐叉样"畸形，正面观呈"枪刺样"畸形（图 1-5）。

2. **治疗要点**　以手法复位外固定治疗为主，小夹板或石膏托固定在屈腕、尺偏、旋前位。严重粉碎的、手法复位失败者行手术复位内固定。

### （五）股骨颈骨折

1. **临床表现**　患髋疼痛，患肢活动障碍，患肢呈外旋畸

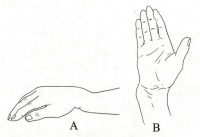

图1-5　餐叉样、枪刺样畸形
（A）餐叉样畸形（B）枪刺样畸形

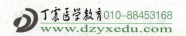
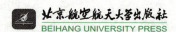

形，测量可发现患肢缩短。

2. **治疗要点**　对骨折无移位、不能耐受手术者选择穿防旋鞋，持续皮牵引、骨牵引。对有移位的股骨颈骨折、股骨颈头下骨折及股骨颈陈旧骨折的畸形愈合，采用手术方法治疗。

### （六）股骨干骨折

1. **临床表现**　除骨折一般体征外，单一股骨干骨折出血较多，可出现休克表现，中下 1/3 骨折易引起血管神经损伤。由于股深动脉的穿支在后方贴近股骨并穿经肌肉，股骨干骨折易合并血管损伤，穿破肌肉，造成大量出血，出血量常在 1000ml 以上。

2. **治疗要点**　3 岁以下的儿童采用垂直悬吊皮牵引。成人的股骨干骨折多采用手术内固定治疗，使用钢板、带锁髓内钉、弹性钉内固定或外固定架外固定。不愿接受手术或存在手术禁忌证者，可行持续骨牵引 8 ～ 10 周。

### （七）胫腓骨干骨折

1. **临床表现**　多不发生明显移位，以胫腓骨干双骨折最为多见，开放性骨折有骨端外露。合并胫前动脉损伤，足背动脉搏动消失。合并骨筋膜室综合征，可出现相应表现。胫骨的营养血管从胫骨干上、中 1/3 交界处进入骨内，在中、下 1/3 的骨折使营养动脉损伤，造成骨折段的血液供应减少，影响骨折愈合。

2. **治疗要点**　治疗目的是矫正成角、旋转畸形，恢复胫骨上、下关节面的平行关系，恢复肢体长度。可采用手法复位外固定，骨牵引治疗。若手法复位失败、严重的开放性或粉碎性骨折行切开复位内固定。

### （八）四肢骨折的护理

1. **一般护理**　加强营养，适量摄入食用纤维，多饮水，防止便秘及泌尿系感染和结石。建立规律的生活习惯，满足患者基本生活需要。

2. **病情观察**　密切观察患者生命体征及意识状态。前臂和小腿骨折要警惕骨筋膜室综合征，一旦出现肢体血液循环受阻或神经受压的表现，应立即放平肢体，通知医师松解或拆除石膏，必要时行肢体切开减压术。危重患者送入 ICU 监护，患者出现休克表现应积极止血，测量血压，迅速建立静脉通道。

3. **疼痛护理**

（1）受伤 24 小时内局部冷敷，减轻水肿及疼痛。24 小时后局部热敷，促进渗出液回吸收。

（2）注意患肢肿胀、疼痛、制动情况，抬高患肢或取功能位，以促进静脉回流，减轻肢体肿胀。

（3）明确疼痛原因后，可遵医嘱使用止痛药物。

（4）进行治疗、护理操作时动作尽量轻柔，移动患者时临时牢固固定，托扶保护患肢。

4. **预防感染**　现场急救应注意保护伤口。开放性骨折应早期清创，遵嘱使用抗生素。

# 二、脊柱骨折

### （一）脊椎骨折

1. **临床表现**　有交通事故、高空坠落等严重外伤史。局部疼痛、肿胀，脊柱活动受限，站立和翻身困难，常伴腹痛、腹胀，甚至肠麻痹症状。骨折处棘突有局部肿胀，明显压痛和叩击痛。合并截瘫时，损伤脊髓平面感觉、运动、反射及括约肌功能障碍。高位截瘫可致呼吸肌麻痹，出现呼吸困难，

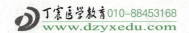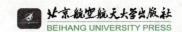

甚至呼吸停止。

**2. 急救搬运**　正确的方法是 3 人同步行动，平托患者或滚动至木板、担架或门板运送。严禁弯腰、扭腰。怀疑颈椎骨折、脱位，需要另加 1 人牵引固定头部，并与身体保持一致。

**3. 治疗要点**

（1）胸腰椎骨折：见表 1-27。

表1-27　胸腰椎骨折的治疗要点

| 分　类 | 具体指征 | 治疗要点 |
|---|---|---|
| 稳定型骨折 | 椎体压缩不足1/3或年老体弱 | 卧硬板床，骨折部位加厚枕，使脊柱过伸。3天后开始腰背肌锻炼，伤后第3个月开始逐渐增加下床运动 |
| | 椎体压缩大于1/3的青少年和中年 | 两桌法或双踝悬吊法过伸复位，复位后石膏背心固定3个月 |
| 爆破型骨折 | 无神经症状，无骨折片挤入椎管 | 双踝悬吊法复位 |
| | 有神经症状或骨折片挤入椎管 | 手术治疗 |

（2）颈椎骨折：见表 1-28。

表1-28　颈椎骨折的治疗要点

| 分　类 | 具体指征 | 治疗要点 |
|---|---|---|
| 稳定型骨折 | 颈椎半脱位 | 石膏固定3个月 |
| | 轻度压缩 | 枕颌带牵引复位，牵引重量3kg，其后石膏固定3个月，石膏干固后即可下床活动 |
| | 明显压缩或双侧椎间关节脱位 | 持续颅骨牵引复位，牵引重量3～5kg，复位后再牵引2～3周，石膏固定3个月 |
| 爆破型骨折 | | 有神经症状者，早期手术祛除骨片、减压、植骨及内固定；存在严重并发伤，待病情稳定后再行手术 |

**（二）脊髓损伤**

**1. 临床表现**

（1）脊髓震荡：是脊髓损伤最轻的一种，损伤平面以下的感觉、运动和反射出现完全或大部分消失，经过数小时至数天完全恢复，不留任何神经系统后遗症。

（2）不完全性脊髓损伤：损伤平面以下保留某些感觉和运动功能。脊髓半切征（Brown-Sequard 征）表现为损伤平面以下同侧肢体的运动和深感觉消失，对侧肢体的痛觉和温度觉消失。

（3）完全性脊髓损伤：损伤平面以下弛缓性瘫痪，感觉、运动、反射及括约肌功能完全丧失，称为脊髓休克期。2 ～ 4 周后逐渐发展为痉挛性瘫痪，肌张力增高，腱反射亢进，出现病理性锥体束征。

（4）脊髓圆锥损伤：第 12 胸椎和第 1 腰椎骨折可损伤脊髓圆锥,可出现会阴部鞍区皮肤感觉消失,括约肌功能及性功能障碍,但双下肢的感觉和运动功能正常。

（5）马尾神经损伤：损伤平面以下弛缓性瘫痪,感觉、运动和括约肌功能障碍,肌张力下降,腱反射消失,不出现病理性锥体束征。

**2. 并发症** 呼吸道并发症;泌尿生殖道的感染和结石;压疮;其他还包括体温异常、腹胀、便秘等。

**3. 治疗要点**

（1）非手术治疗：伤后 6 小时内是关键时期。固定和制动,给予枕颌带牵引或持续颅骨牵引。为减轻脊髓水肿和继发性损害,伤后 8 小时内进行甲泼尼龙冲击治疗,也可应用脱水利尿药、高压氧（伤后 2 小时内疗效最好）等。

（2）手术治疗：只能解除脊髓受压和恢复脊柱稳定性,无法恢复损伤的脊髓功能。

## （三）脊椎及脊髓损伤的护理

**1. 急救搬运** 对疑有脊柱骨折者应尽量避免移动。如确需搬动,可采用平托法或滚动法,将患者移至硬担架、木板或门板上。平托法是将患者平托至担架上;滚动法是使患者身体保持一条直线,整体滚动至担架上。严禁 1 人抬头、1 人抬脚,或用背、抱的方法搬运,以免脊柱弯曲使碎骨片挤入椎管而加重脊髓损伤。无论采用何种搬运方法,都应让患者保持脊柱中立位。

**2. 饮食护理** 给予营养丰富、易消化饮食,多饮水,多摄入富含纤维素食物,少食多餐,减少腹泻和便秘。

**3. 生活护理** 加强皮肤、口腔和大小便护理,训练患者规律排便。便秘者可行腹部按摩,必要时给予缓泻药或灌肠。

**4. 体温异常的护理** 严密监测体温的变化。高热时以物理降温为主,降低室温,必要时应用输液和冬眠药物。低温时注意保暖,提高室温,以物理复温为主,注意预防烫伤。

**5. 并发症的护理**

（1）呼吸系统护理：呼吸道感染和呼吸衰竭是颈段脊髓损伤的严重并发症。颈脊髓损伤时,肋间肌完全麻痹,胸式呼吸消失,患者能否生存,取决于腹式呼吸。任何阻碍膈肌活动和呼吸道通畅的原因均可导致呼吸衰竭。第 1、2 颈髓损伤,患者常即刻死亡。若损伤接近第 4 颈椎,可因膈神经麻痹导致膈肌运动障碍,腹式呼吸,可出现呼吸衰竭。其他节段损伤,也可因脊髓水肿,致呼吸衰竭。遵医嘱给氧,鼓励患者深呼吸、有效咳嗽。痰液黏稠时给予雾化吸入。必要时早期行气管插管或气管切开,保持呼吸道通畅。

（2）泌尿系统护理：由于长期留置导尿管所致。早期留置尿管持续引流并记录尿量,2～3 周后改成每 4～6 小时开放 1 次。脊髓完全性损伤者应进行排尿功能训练。鼓励患者每天饮水 3000ml 以上,预防感染和结石,必要时做膀胱冲洗。

（3）体温失调：颈脊髓损伤后,自主神经系统功能紊乱,可出现高热和低温。患者体温升高时,应以物理降温为主,如冰敷、温水擦浴等;低温患者应以物理复温为主。

（4）皮肤护理：床褥清洁平整,保持皮肤清洁干燥,每 2 小时翻身 1 次,翻身时使用轴线翻身法,避免拖拽患者,预防压疮。

**6. 功能锻炼** 指导和鼓励患者早期活动和功能锻炼。单纯压缩骨折患者卧床 3 天后开始腰背部肌肉锻炼,使臀部离开床面;第 3 个月可下床少量活动,但仍以卧床休息为主;3 个月后逐渐增加下床活动时间。

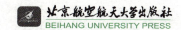

# 三、骨盆骨折

## 1. 临床表现

（1）症状：髋部肿胀、疼痛、活动障碍等。有大出血或严重内脏损伤者常有低血压和休克早期表现。

（2）体征：骨盆分离试验阳性（双手交叉撑开患者的两髂嵴，出现疼痛）。挤压试验阳性（双手挤压患者的两髂嵴，伤处仍出现疼痛）。两侧肢体长度不对称，会阴部可见瘀斑（耻骨和坐骨骨折的特有体征）。

（3）并发症：出血性休克、腹膜后血肿、盆腔内脏器损伤、神经损伤、脂肪栓塞和静脉栓塞等。

## 2. 治疗要点 优先处理危及生命的并发症，然后处理骨折。

（1）非手术治疗：卧床休息 3 ～ 4 周或至症状缓解，采用骨盆兜带悬吊牵引。

（2）手术治疗：手术复位及内固定，骨外固定架固定术。

## 3. 护理措施

（1）休息活动护理：髂前上、下棘撕脱骨折采取髋、膝屈曲位。坐骨结节撕脱骨折采取大腿伸直、外旋位。骶尾骨骨折者在骶部垫气圈或软垫。定期翻身，但骨折愈合后方可患侧卧位。

（2）严密观察意识和生命体征，及早发现并发症，立即建立静脉通道，及时输血、补液，纠正血容量不足。

（3）兜带牵引护理：兜带宽度需适宜，悬吊重量以臀部抬离床面为佳，保持兜带平整，避免随意移动。

（4）并发症护理：出血性休克或腹膜后血肿加强补液护理。若低血压经快速输血后仍未好转，血压不能维持时，有条件的医院可作急症动脉造影，作单侧或双侧髂内动脉栓塞。盆腔内脏器损伤应严密观察并及时处理。尿道损伤时行尿道修补术，留置导尿 2 周。直肠损伤严格禁食，术后保持造口周围皮肤清洁，避免进食含过多粗纤维的食物。

# 四、关节脱位

## （一）概 述

由于直接或间接暴力，使组成关节的各骨面失去正常的对合关系。

## 1. 临床表现 好发于青壮年和儿童。一般表现为关节疼痛、肿胀、局部压痛，关节功能障碍。特征性表现为畸形、弹性固定和关节盂空虚。

## 2. 并发症 早期常合并关节内外骨折、周围血管神经损伤、休克等。晚期可发生骨化性肌炎、骨缺血性坏死和创伤性关节炎等。

## 3. 治疗要点

（1）复位：主要为手法复位，以脱位后 3 周内复位最佳。

（2）固定：固定于功能位 2 ～ 3 周。

（3）功能锻炼：防止肌肉萎缩及关节僵硬。

## 4. 护理措施

（1）体位护理：抬高患肢，并保持功能位，促进静脉回流，减轻肿胀。

（2）疼痛护理：伤后 24 小时内局部冷敷，消肿止痛。24 小时后给予局部热敷，促进吸收，减少肌肉痉挛疼痛。护理操作或搬动患者时，动作轻稳，托住患肢。必要时遵医嘱使用镇痛药。

（3）功能锻炼：固定期间进行肌肉舒缩活动，非固定关节进行关节的主动锻炼。固定结束后循序渐进地开始肢体的全范围功能活动。

## （二）常见关节脱位

关节脱位以肩关节和肘关节脱位最常见，其次为髋关节。常见关节脱位鉴别见表1-29。

表1-29 常见关节脱位鉴别

| | 肩关节脱位 | 肘关节脱位 | 髋关节脱位 |
|---|---|---|---|
| 病因病理 | 间接暴力所致，前脱位多见 | 间接暴力所致，后脱位常见，易致神经血管损伤 | 强大暴力所致，后脱位最常见，严重时可致股骨头坏死 |
| 临床表现 | 三角肌塌陷，呈"方肩"畸形，关节盂处空虚，可触及肱骨头，杜加试验阳性 | 明显畸形，肘部弹性固定在半屈位，肘后三角关系失常 | 患肢短缩，髋关节呈屈曲、内收、内旋，臀部可触及股骨头 |
| 治疗要点 | 手法复位后固定3周 | 尽早手法复位。手法复位失败者手术切开复位，一般固定2~3周 | 尽早手法复位或手术复位。复位后固定于外展中立位，皮牵引或穿丁字鞋2~3周，禁止屈曲、内收、内旋动作 |
| 功能锻炼 | 固定时活动腕部与手指。解除固定后行肩关节各方向的主动活动 | 固定时做伸掌、握拳、手指屈伸及肩、腕关节活动。解除固定后练习肘关节屈伸和前臂旋转活动 | 固定时患肢股四头肌的等长收缩锻炼，3周后开始活动关节，4周后可扶拐下地，3个月内患肢不能负重 |

# 五、断肢（指）再植

肢（指）体离断多由外伤所致，包括完全或不完全性离断的肢（指）体。断肢（指）再植是对离断的肢（指）体，采用显微外科技术对其进行清创、血管吻合、骨骼固定以及修复肌腱和神经，将肢（指）体重新缝合到原位，使其完全存活并恢复一定功能的精细手术。

**1.临床表现**

（1）全身表现：单个较小肢体如手指、脚趾离断一般无明显全身症状。大的肢体离断由于出血量多，疼痛剧烈，往往伴随全身表现。

（2）局部表现：离断面软组织损伤，无血液循环，断面可能有骨折或脱位。

**2.治疗要点**

（1）现场急救

①止血包扎：对断肢（指）完全离断者首先控制近端出血。一般采用加压包扎止血法，大动脉出血时采用止血带止血法。每隔1小时放松5分钟，以免压迫过久导致肢体坏死。

②断肢（指）保存：完全离断的肢体，原则上不做任何无菌处理，禁忌用任何液体冲洗、浸泡或涂药，在保存上视运送距离而定。对不完全离断的肢体，包扎止血后，用夹板固定，以减轻疼痛及组织的进一步损伤。低温保存断肢（指），到达医院后，立即检查并清洗消毒，肝素盐水冲洗后，用无菌敷料包好，置入4℃冰箱冷藏。切忌将肢体浸泡在任何液体中，包括生理盐水。

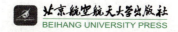

③迅速转运：迅速将患者和断肢（指）送往医院，力争在6小时内进行再植手术。转送途中注意监测患者的生命体征。

（2）手术治疗：彻底清创→重建骨的连续性→缝合肌腱→重建血循环→缝合神经→闭合创口→包扎。

**3. 护理措施**

（1）手术前护理：监测生命体征，严密观察离断肢（指）的局部情况和患者的全身状况，做好术前准备。

（2）术后护理

①并发症的护理

a. 休克护理：患者因创伤大、出血多、手术时间长，容易出现低血容量性休克，术中和术后应补充血容量，若发生中毒性休克而危及患者生命时，应及时截除再植的肢体。

b. 急性肾衰竭：是断肢再植术后极其严重的并发症，可导致患者死亡。应严密观察患者尿量，测定尿比重，详细记录出入水量。如每天排尿量不足500ml或每小时尿量不足30ml，及时通知医师予以利尿等处理。

c. 血管危象：术后48小时内易发生，原因为术后血管痉挛和栓塞，表现为患肢颜色变苍白，皮温下降，毛细血管回流消失，指（趾）腹切开不出血。应抬高患肢，使之处于略高于心脏水平，以利静脉回流。术后平卧10～14天，勿侧卧，以防患侧血管受压影响患肢的血流速度。再植肢体局部用落地灯照射，既利于血液循环，也利于局部保温。严禁主动及被动吸烟。可适当应用抗凝解痉药物如低分子右旋糖酐。术后注意观察皮肤温度及颜色、毛细血管回流试验、指（趾）腹张力和指（趾）端侧方切开出血等。一旦发生血管危象，应立即解除压迫因素，必要时行手术探查。

②功能锻炼：在肢（指）体成活、骨折愈合拆除外固定后，进行主动或被动功能锻炼，并适当辅以物理治疗，促进功能恢复。

a. 术后3周左右：可用红外线理疗等方法促进淋巴回流，减轻肿胀，未制动的关节可做轻微的屈伸活动。

b. 术后4～6周：练习患肢（指）伸屈、握拳等动作。

c. 术后6～8周：应加强受累关节的主动活动，患手做提、挂、抓的使用练习。

---

1. 患者，女，30岁。车祸致脊柱骨折脱位，表现为损伤节段以下痉挛性瘫痪，对侧痛温觉消失，首先应考虑

  A. 脊髓中央损伤      B. 脊髓完全损伤      C. 脊髓半侧损伤

  D. 脊髓前部损伤      E. 脊髓后部损伤

2. 患者，男，28岁。诊断为Colles骨折，患者可出现的典型畸形是

  A. 正面观"餐叉样"畸形      B. 正面观"枪刺样"畸形

  C. 侧面观"鹰爪样"畸形      D. 成角畸形

  E. 缩短畸形

3. 患者，女，75岁。跌倒后感觉左髋部疼痛，不能站立及行走。首先考虑的诊断是

  A. 骨盆骨折      B. 左髋臼骨折      C. 左髋关节脱位

  D. 左股骨干骨折      E. 左股骨颈骨折

4. 患者，女，40岁。外伤性肱骨髁上骨折，骨折线从前下方斜向后上方，患者最易发生的并发症是

A. 尺神经损伤　　　　　　　　B. 桡神经损伤　　　　　　　C. 肌皮神经损伤

D. 肱动脉损伤　　　　　　　　E. 骨性化肌炎

5. 患者，男，40 岁。从高处跌下头部着地，颈 4 脊髓平面以下感觉、运动完全丧失，尿潴留，体温 38℃，为了防止致死性并发症，最重要的措施是

A. 勤翻身，按摩骶部　　　　　B. 留置导尿　　　　　　　　C. 高蛋白饮食

D. 物理降温　　　　　　　　　E. 气管切开

6. 患者，男，25 岁。车祸伤及右髋部，右髋部疼痛，不能活动右下肢，右下肢呈屈曲、内收、内旋、短缩畸形。最可能的医疗诊断是

A. 股骨颈骨折　　　　　　　　B. 股骨转子间骨折　　　　　C. 髋关节后脱位

D. 髋关节前脱位　　　　　　　E. 股内收肌扭伤

7. 患者，男，26 岁。右肩关节前脱位，经手法复位后，其肩关节固定的位置为

A. 肩关节置于内收内旋位，屈肘 90°　　B. 肩关节置于外展外旋位，伸肘位

C. 肩关节置于外展外旋位，屈肘 90°　　D. 肩关节置于外展内旋位，屈肘 90°

E. 肩关节置于内收内旋，伸肘位

8. 骨折的专有体征<u>不包括</u>

A. 创伤处畸形　　　　　　　　B. 异常活动　　　　　　　　C. 功能障碍

D. 骨擦音　　　　　　　　　　E. 骨擦感

**（9－11题共用题干）**

　　患者，男，60 岁。右股骨头缺血性坏死，行人工全髋关节置换术。护士应密切观察并发症，并指导患者进行功能锻炼。

9. 问题 1：术后 3 个月可以进行的活动为

A. 将两膝交叉　　　　　　　　B. 坐矮凳　　　　　　　　　C. 爬山

D. 剧烈跑跳　　　　　　　　　E. 骑自行车

10. 问题 2：该类手术患者术后最易发生的并发症是

A. 感染　　　　　　　　　　　B. 脱位　　　　　　　　　　C. 下肢深静脉血栓

D. 假体松动　　　　　　　　　E. 出血

11. 问题 3：指导正确的是

A. 做贴床屈膝训练时，为减轻疼痛，可将膝部向内翻

B. 使用单拐时拐杖要握在患侧手中

C. 下床时应先将健肢放下，让患肢不承重

D. 为增加舒适感，患者可以坐软沙发，且两边有扶手

E. 上楼梯时先上健肢，后上患肢，拐杖随后

**（12－13题共用题干）**

　　患者，男，36 岁。工人，左食指不慎被铡刀切割，完全离断。

12. 问题 1：在进行再植手术之前，离断肢体应保存在

A. 75% 乙醇　　　　　　　　　B. 乳酸林格液　　　　　　　C. 10% 福尔马林

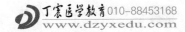
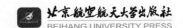

D. 用清洁或无菌敷料包扎后干燥冷藏　E. 置于37℃恒温箱中

13. 问题2：断肢再植后，护士应密切观察肢端血循环及感觉功能，血管危象一般发生在

A. 12小时内　　　　　　　B. 24小时内　　　　　　C. 36小时内

D. 48小时内　　　　　　　E. 60小时内

**（14－17题共用题干）**

　　患者，女，20岁。体操运动员，不慎从器械上摔下造成高位截瘫，目前患者双下肢瘫痪，感觉消失，大小便失禁。

14. 问题1：其截瘫指数是

A. 2　　　　　　　　　　　B. 3　　　　　　　　　　C. 4

D. 5　　　　　　　　　　　E. 6

15. 问题2：发生痉挛性瘫痪的时间是伤后

A. 2～4周　　　　　　　　B. 8～10周　　　　　　C. 12～14周

D. 15～18周　　　　　　　E. 20周后

16. 问题3：帮助截瘫患者建立自律性膀胱功能的护理措施是

A. 膀胱冲洗　　　　　　　B. 鼓励多饮水　　　　　C. 经常更换导尿管

D. 持续导尿，定时开放导尿管　　　E. 改变体位，排尿时取半卧位

17. 问题4：预防压疮的护理措施，<u>不正确</u>的是

A. 使用气垫床　　　　　　B. 定时翻身，每2小时1次

C. 保持床褥平整、干燥　　　D. 骨隆突处应用95%乙醇按摩

E. 骨隆突处加垫软垫

答案：1. C。2. B。3. E。4. D。5. E。6. C。7. A。8. C。9. E。10. B。11. E。12. D。
　　　13. D。14. E。15. A。16. D。17. D。

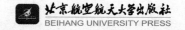

# 第四十六章 骨与关节感染

## 一、化脓性骨髓炎

化脓性骨髓炎是由化脓性细菌感染引起的骨膜、骨密质、骨松质及骨髓组织的炎症，可分为急性和慢性骨髓炎两类。

### 1. 临床表现

（1）急性血源性骨髓炎

①全身中毒症状：最典型的表现为恶寒、高热、呕吐，呈脓毒症症状。患儿可有烦躁、惊厥，甚至休克或昏迷。

②局部症状：早期患处剧痛，患肢半屈曲状，因疼痛抗拒主动与被动运动。局部皮温增高，有局限性压痛和活动受限。当骨膜下脓肿形成或已破入软组织中，患肢局部出现红、肿、热、痛或波动感。

（2）慢性血源性骨髓炎：在静止期可无症状，仅有局部肿胀，患肢增粗变形。急性发作时患肢出现红肿、疼痛、发热，窦道口排出脓液和死骨，可伴全身中毒症状。

### 2. 治疗要点

急性血源性骨髓炎处理的关键是早期诊断与治疗，尽快控制感染，防止发展成慢性。慢性血源性骨髓炎以手术治疗为主，治疗原则是消除死骨、炎性肉芽组织和消灭无效腔。

（1）抗生素治疗：早期、联合、大剂量应用广谱抗生素。再根据致病菌，改用敏感的抗生素，并持续应用至少 3 周，直至全身和局部症状消失。

（2）支持疗法：高热患者降温，补液，营养支持，必要时少量多次输新鲜血。

（3）局部制动：患肢制动并用皮牵引或石膏固定于功能位，以缓解疼痛，防止肢体挛缩畸形和病理性骨折。

（4）手术治疗：早期经抗生素治疗 48～72 小时仍不能控制局部症状时即需要手术，目的是引流脓液，防止演变为慢性骨髓炎。常用手术方式有钻孔引流术和开窗减压两种。骨髓腔内放置引流管，应用抗生素液持续冲洗引流。

### 3. 护理措施

（1）休息活动护理：卧床休息，制动抬高患肢，动作轻稳，搬动肢体时注意支托上、下关节。

（2）病情观察：术后密切观察切口情况和引流液的量、颜色和性质。

（3）用药护理：遵医嘱联合应用足量抗生素，直至体温正常后 3 周左右。

（4）引流管护理：保持冲洗、引流通畅，冲洗管的输液瓶高于伤口 60～70cm，引流袋低于伤口 50cm。引流管留置 3 周或体温下降、引流液连续 3 次培养阴性即可拔除引流管。

## 二、化脓性关节炎

### 1. 临床表现

常有外伤诱发史，起病急骤，寒战、高热，体温可超过 39℃。严重感染发生谵妄、

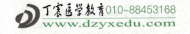
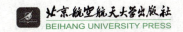

昏迷,小儿可有惊厥。病变关节剧痛、红肿,功能障碍,活动受限,关节保持半屈曲位,拒绝活动和检查。关节腔内积液在膝部最为明显,可出现浮髌试验阳性。

**2. 治疗要点** 早期诊断、早期治疗是治愈感染及保留关节功能的关键。

（1）非手术治疗:早期、足量、全身性应用有效抗生素,关节腔内注射抗生素。关节腔持续性灌洗。牵引或石膏固定于功能位。

（2）手术治疗:主要有经关节镜手术、关节切开引流术及关节矫形术。较深的大关节,穿刺插管难以成功的部位（如髋关节）及时行关节切开引流术。

**3. 护理措施**

（1）一般护理:卧床休息,制动并抬高患肢,保持患肢功能位,以减轻疼痛、防止感染扩散和关节畸形。高热患者给予物理降温或药物降温。

（2）控制感染:遵医嘱早期使用广谱有效的抗生素。

（3）关节穿刺或灌洗的护理:关节穿刺注入抗生素每天 1～2 次,直到关节液清亮,体温和实验室指标正常。关节腔灌洗每天滴入含抗生素的溶液 2000～3000ml,直至引流液清澈,细菌培养阴性。再引流数日至无引流液吸出、局部症状和体征消退,即可拔管。

（4）术后患肢制动,伤口护理,保持引流管通畅,观察并记录引流液颜色、量和性状。

（5）急性期患者可做患肢骨骼肌的等长舒缩运动。待炎症消退后,鼓励患者做关节伸屈等主动锻炼。

# 三、骨与关节结核

## （一）概　述

骨与关节结核是由结核分枝杆菌侵入骨或关节而引起的一种继发性结核病。好发于儿童和青少年,脊柱结核多见,其次为膝关节结核和髋关节结核。

**1. 临床表现**

（1）症状:起病缓慢、隐匿,可无明显全身症状或只有轻微结核中毒症状,表现为午后低热、乏力、盗汗,典型病例还可见消瘦、食欲差、贫血等症状。发病初期局部疼痛不明显,多为偶发关节隐痛,活动时疼痛加重,逐渐转为持续性疼痛。脊柱结核常见胸椎,其次腰椎,颈椎和骶椎少见。膝关节结核可出现"鹤膝"。儿童常有夜啼。

（2）体征:可见关节积液与畸形、寒性脓肿和窦道。

**2. 治疗要点**

（1）非手术治疗

①抗结核药物治疗:早期、联合、适量、规律和全程。

②局部制动:可使用夹板、石膏绷带等方法使病变关节制动,预防、矫正患肢畸形。

③局部注射:关节穿刺抽液及注入抗结核药物。用药量小,局部药物浓度高,全身反应小。

（2）手术治疗

①脓肿切开引流:全身状况差,不能耐受病灶清除者,可先施行脓肿切开引流。

②病灶清除术:适用于骨与关节结核有明显的死骨和大的脓肿形成。病灶清除时一般要将异物彻底清除。由于手术可能造成结核分枝杆菌的血源性播散,术前应规范应用抗结核药物至少 2 周,术后至少 3～6 月。

③其他手术:关节融合用于关节不稳定患者。截骨术、关节成形术、脊柱固定融合术等。

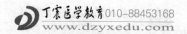
 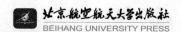

### （二）脊柱结核

**1. 临床表现** 疼痛、肌肉痉挛、神经功能障碍等为主要症状。疼痛最早出现，部位与病变一致。多为轻微钝痛，劳累、咳嗽、打喷嚏等可加重，休息时减轻。受累椎体棘突可有压痛和叩击痛。颈椎结核常见斜颈和双手托下颌；胸椎结核表现为脊柱后突；腰椎结核站立行走时扶腰、弯腰拾物时需挺腰屈膝屈髋下蹲，即拾物试验阳性。

**2. 治疗要点**

（1）全身支持治疗。

（2）抗结核药物治疗：有效的药物治疗是杀灭结核分枝杆菌、治愈脊柱结核的根本措施。

（3）局部制动：低热和腰腿痛时，严格卧硬板床休息，以预防截瘫。脊柱不稳定者可用石膏等限制脊柱活动，轻疼痛。

（4）手术治疗：包含病灶清除和脊柱重建两部分。病灶清除术是控制感染的关键。植骨融合和内固定术用于脊柱功能重建。术前术后均需完成规范化抗结核治疗。

### （三）髋关节结核

**1. 临床表现** 髋部疼痛为早期症状，休息后缓解。疼痛常放射至膝部。小儿表现为夜啼。全关节结核时，疼痛剧烈不能平卧，不敢移动。疼痛加重时出现跛行。患髋关节呈现屈曲、内收、内旋畸形。晚期常在腹股沟内侧或臀部查到寒性脓肿，可见窦道。患者会出现4字试验阳性（检查屈曲、外展、外旋活动）、髋关节过伸试验阳性（检查儿童早期髋关节结核）和托马斯征阳性（检查有无屈曲畸形）3种特殊体征。

**2. 治疗要点** 非手术治疗见概述，保守治疗效果不佳应在髋关节破坏前行手术治疗。

### （四）膝关节结核

**1. 临床表现** 单纯滑膜结核早期全关节弥漫性肿胀，局部疼痛不明显。全关节结核肌萎缩严重、肿胀疼痛明显，呈典型梭形畸形，有"鹤膝"之称。活动明显受限，治愈后也遗留有跛行和畸形。关节内积液，浮髌试验阳性。为缓解疼痛膝部半屈状，形成屈曲畸形，肌肉萎缩、韧带松弛，可致膝关节内外翻畸形和半脱位。可有寒性脓肿和窦道，病变静止后可出现关节强直。

**2. 治疗要点** 非手术治疗见概述，非手术治疗无效、病变严重考虑行手术治疗。

### （五）骨与关节结核的护理

**1. 缓解疼痛** 取舒适体位，减少局部活动。合理使用抗结核药物治疗，必要时行药物止痛。做好心理护理。

**2. 用药护理** 观察治疗效果及不良反应，出现眩晕、耳鸣、听力异常、肝功能受损等改变时，及时通知医师调整药物。

---

1. 关于骨结核陈述错误的是

A. 90%继发于肺结核　　　B. 脊柱结核发生率最高　C. 患者常出现乏力

D. 患者常出现高热　　　　E. 患者常食欲缺乏

2. 骨关节结核中发病率最高的是

A. 膝关节结核　　　　　　B. 髋关节结核　　　　　C. 股骨结核

---

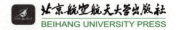

D. 胫骨结核　　　　　　　　　　E. 脊柱结核

3. 关于急性血源性骨髓炎的治疗原则，错误的是

A. 早期应用广谱抗菌药　　　　　　B. 避免制动以免关节僵硬
C. 抗菌药治疗 3 天无效即行手术　　D. 适当输血
E. 术后骨髓腔灌洗引流

4. 膝关节化脓性关节炎固定的位置为

A. 解剖位　　　　　　B. 功能位　　　　　　C. 伸直位
D. 旋前位　　　　　　E. 旋后位

5. 急性化脓性骨髓炎的特点不包括

A. 起病急　　　　　　　　　B. 常见于成年人　　　　C. 常引起活动受限
D. 好发于长骨的干骺端　　　E. 致病菌多为金黄色葡萄球菌

（6-7题共用题干）

　　患儿，男，8岁。左大腿外伤后，局部出现明显肿胀、剧痛，不敢活动，伴全身高热。

6. 问题 1：入院后，为确诊，最有意义的检查是

A. 拍 X 线片　　　　　　B. 测体温　　　　　　C. 超声检查
D. 局部检查　　　　　　E. 分层穿刺

7. 问题 2：如该患儿确诊为化脓性骨髓炎，其脓肿未进入关节腔，主要原因是

A. 脓液容易局限和吸收
B. 关节囊对关节腔具有保护作用
C. 儿童的关节对化脓性炎症的抵抗力强
D. 脓肿容易由软组织破溃
E. 骺板起屏障作用

（8-10题共用备选答案）

A. 托马斯征阳性　　　　　　B. 搭肩试验阳性　　　　C. 直腿抬高试验阳性
D. 压头试验阳性　　　　　　E. 拾物试验阳性

8. 颈椎病患者可出现
9. 髋关节结核患者可出现
10. 腰椎间盘突出症患者可出现

答案：1. D。2. E。3. B。4. B。5. B。6. E。7. E。8. D。9. A。10. C。

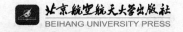

# 第四十七章　腰腿痛及颈肩痛

## 一、腰椎间盘突出症

腰椎间盘突出症是指腰椎间盘退行性变后，外力作用下纤维环破裂和髓核、软骨终板突出，刺激、压迫神经根或马尾神经而引起的以腰腿痛为主要症状的综合征，是腰腿痛最常见的原因。

**1. 临床表现**　可发生在任何年龄，以 20 ~ 50 岁男性常见。多有长期弯腰或坐位工作史，首次好发于弯腰持重或突然扭腰过程中。

（1）症状：腰痛和坐骨神经痛最多见。

①腰痛：是最早出现的症状，常表现为下腰部及腰骶部的持久性钝痛。弯腰负重、咳嗽、喷嚏、长时间强迫体位可加重，休息后症状缓解。

②坐骨神经痛：常为单侧放射性疼痛，从腰骶部、臀部向大腿后外侧、小腿外侧、足跟部或足背部放射，可伴感觉迟钝或麻木。行走时取前倾位，卧床时取弯腰侧卧、屈髋屈膝体位，可缓解疼痛。咳嗽、喷嚏或排便时可加重。腿痛重于腰痛是椎间盘突出症的重要症状。严重者可出现间歇性跛行。

③马尾综合征：中央型腰椎间盘突出症可压迫马尾神经，出现鞍区感觉迟钝及大小便功能障碍。

（2）体征

①腰椎侧突：缓解疼痛的姿势性代偿畸形。

②腰部活动受限：腰部各方向活动均受限，以前屈受限最明显。

③压痛和骶棘肌痉挛：棘突间和棘突旁 1cm 处有深压痛和叩击痛，并向下肢放射。

④直腿抬高试验和加强试验阳性（坐骨神经痛在抬腿 60° 以内时即可出现）。

⑤神经系统检查：感觉减退，肌力下降，踝反射和肛门反射减弱或消失。马尾神经受累感觉障碍范围广泛，腰 4 神经根受累时，表现为大腿内侧和膝内侧感觉障碍，腰 5 神经根受累时，足背前内方和踇趾和第 2 趾间感觉障碍，骶 1 神经根受累时，足背外侧及小趾感觉障碍。

**2. 治疗要点**

（1）非手术治疗：80% ~ 90% 的腰椎间盘突出症患者可经非手术治疗而治愈。

①绝对卧床休息：初次发作一般严格卧硬板床 3 周，症状缓解后戴腰围逐步下床活动。

②持续骨盆牵引。

③药物治疗：应用非甾体抗炎药，糖皮质激素硬膜外注射和髓核化学溶解法。糖皮质激素的药理机制主要为减轻疼痛，消肿，缓解肌痉挛，减轻神经根周围的炎症和粘连。

④理疗、推拿和按摩：中央型椎间盘突出者禁忌。

（2）手术治疗

①经半年以上非手术治疗无效，病情逐渐加重，影响正常工作和生活。

②中央型椎间盘突出具有明显的马尾综合征。

③有明显的神经受累表现，应行手术治疗。主要手术方法有腰椎间盘突出物摘除术、人工椎间盘置换术或经皮腰椎间盘切除术。

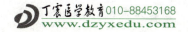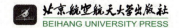

**3. 护理措施**

（1）非手术治疗及手术前护理

①休息活动护理：绝对卧硬板床 3 周，以减轻负重和体重对椎间盘的压力。抬高床头20°，侧卧位时屈髋屈膝，放松背部肌肉；仰卧位时膝关节屈曲，膝、腿下可垫枕。病情缓解后 3 个月内避免弯腰持物。

②保持有效牵引：牵引重量一般为 7 ～ 15kg，抬高床脚做反牵引，持续 2 周。孕妇、高血压和心脏病患者禁用。

（2）术后护理

①休息活动护理：术后平卧 2 小时，禁止翻身。2 小时后协助患者轴性翻身。

②病情观察：注意监测生命体征及下肢皮肤温度，观察切口敷料有无渗血、渗液。

③引流管护理：观察引流液的颜色、性质和量，有无脑脊液漏出及活动性出血。注意防止引流管脱出、折叠。引流管一般于术后 24 ～ 48 小时取出。

④功能锻炼：术后第 1 天开始股四头肌等长舒缩和直腿抬高活动，防止肌肉萎缩和神经根粘连。术后 1 周进行腰背肌锻炼。术后平卧 2 周，戴腰围或支架下床活动。

# 二、腰椎管狭窄症

腰椎管狭窄症指腰椎管发生骨性或纤维性结构异常，引起 1 处或多处管腔狭窄，压迫马尾神经或神经根而造成的综合征。

**1. 临床表现**　多见于 40 岁以上男性。起病缓慢隐匿，主要表现为腰腿痛和间歇性跛行。

（1）症状

①腰腿痛：常出现慢性加重的腰部、腰骶部和下肢痛，站立、过伸或行走过久时加重，前屈位、蹲位及平卧时疼痛缓解。

②间歇性跛行：为典型表现。行走距离增加即出现下肢疼痛、麻木无力，需蹲位或坐位休息数分钟后症状缓解，继续行走则症状再次出现。中央型椎管狭窄或重症患者多见。

③马尾神经受压症状：鞍区感觉迟钝，大小便功能障碍。

（2）体征：腰椎生理前凸减少或消失，前屈正常，背伸受限，腰椎过伸试验和弯腰试验均为阳性。神经检查可有感觉、运动和反射改变。

**2. 治疗要点**

（1）非手术治疗：多数轻症患者经非手术治疗即可缓解。

（2）手术治疗：常行椎管减压术，以解除压迫。适用于症状严重、经非手术治疗无效或神经功能明显障碍者。

**3. 护理措施**　参见本章腰椎间盘突出症患者护理。

（1）保持正确姿势，减少活动，活动时佩戴腰围，避免腰部损伤。疼痛严重时遵医嘱给予镇痛药。

（2）指导患者进行生活能力训练。

# 三、颈椎病

颈椎病是指因颈椎间盘退变及其继发性改变，刺激或压迫相邻脊髓、神经、血管和食管等组织，并引起相应的症状和体征。

**1. 临床表现**　颈椎病根据受压部位和临床表现的不同，可分为 4 种类型。

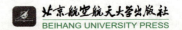

（1）神经根型颈椎病：最常见，典型表现为颈肩痛，短期内加重，并向上肢，尤其是前臂桡侧、手桡侧三指等处放射。用力咳嗽、喷嚏、颈部活动时疼痛加重。还可出现上肢麻木、感觉过敏、无力等症状。查体常有颈部压痛、活动受限，上肢相应神经根性感觉异常，腱反射减弱或消失，臂丛牵拉试验阳性，压头试验阳性。

（2）脊髓型颈椎病：最严重，早期表现为四肢麻木无力，步态不稳，足尖拖地，踩棉花感，双手握力减弱，精细动作笨拙。病情加重可出现自下而上的上运动神经源性瘫痪。后期常有大小便功能障碍。查体可见四肢反射亢进，肌张力减退，躯体有感觉障碍平面，腹部反射、提睾反射和肛门反射减弱或消失。髌阵挛、踝阵挛及 Babinski 征阳性。

（3）椎动脉型颈椎病：是由椎动脉供血不足所致。眩晕为最常见的症状，转头和姿势改变时眩晕加重。常伴有头痛，视物模糊，耳鸣，听力下降，发音不清，共济失调，甚至猝倒。猝倒为特有的症状，站起来后可继续正常活动。神经系统检查多正常。

（4）交感神经型颈椎病：中年妇女多见，表现为偏头痛、多汗、视物模糊、眼球胀痛、耳鸣、听力下降、心动过速、血压升高等交感神经兴奋症状，也可出现流泪、头晕、眼花、心动过缓、血压下降等交感神经抑制症状。常有明确神经定位体征。

### 2. 治疗要点

（1）非手术治疗：适用于多数神经根型、椎动脉型和交感型颈椎病。

①牵引：取端坐位颌枕带牵引，牵引重量 3 ～ 5kg，每次持续时间 20 ～ 30 分钟，2 次 / 天，2 周为一疗程。

②颈托和围领：限制颈椎过度活动。

③推拿按摩：脊髓型颈椎病禁用。

④其他：理疗；药物治疗；改善不良工作和睡眠姿势。

（2）手术治疗：适用于非手术治疗无效、反复发作或脊髓型颈椎病者。

### 3. 护理措施

（1）一般护理：四肢无力的患者注意预防烫伤和跌倒。椎动脉型颈椎病避免头颈过快旋转或屈曲，以防猝倒。

（2）手术前护理：术前 1 周戒烟并行呼吸训练。经颈前路手术者，术前 3 ～ 5 天开始推移气管和食管训练，以适应术中反复牵拉气管和食管。经颈后路手术者，术前进行俯卧训练，以适应术中长时间俯卧并预防呼吸受阻。指导患者进行颈部前屈、后伸、侧屈及侧转等运动。

（3）手术后护理：观察伤口出血；观察呼吸情况；颈部制动。取平卧位，颈肩部两侧置沙袋或佩戴颈围以固定头部，搬动患者或翻身时保持头、颈和躯干在同一平面上，避免旋转颈部；功能锻炼。术后第 1 天开始各关节的主动和被动运动。术后 3 ～ 5 天引流管拔除后，可戴支架下床活动。

（4）并发症的护理

①呼吸困难是前路手术最严重的并发症，术后床旁常规准备气管切开包。

②严密观察有无术后出血，颈深部血肿多见于术后当天，尤其是 12 小时内。

③植骨滑脱、移位多因颈椎活动不当所致。

④一旦出现呼吸困难、口唇发绀、颈部明显肿胀等异常症状，应立即报告医师，做好气管切开和再次手术的准备。

---

1. 以头晕为主要表现的颈椎病类型是

A．神经根型      B．脊髓型      C．交感型

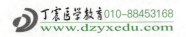
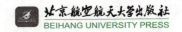

D．椎动脉型　　　　　　　　　　　E．混合型

2．关于椎动脉型颈椎病患者猝倒的描述正确的是

A．猝倒后意识丧失　　　　　　　　B．多在突然转头后发生猝倒

C．因一过性失明，遇障碍物后倒地　D．由于血栓栓塞椎－基底动脉引起

E．发病前后患者始终有双下肢无力感

3．患者，男，60岁。四肢麻木无力、双手系扣困难8个月，尿频1个月，病情时好时坏。查体：Haffmann（+），Babinski（+），双膝腱反射亢进，双下肢肌张力增高，躯干平乳头平面以下针刺觉减退，最可能的诊断是

A．脊髓型颈椎病　　　　B．神经根型颈椎病　　　C．颈椎肿瘤

D．颈椎结核　　　　　　E．交感型颈椎病

4．腰椎间盘突出症最有意义的体征是

A．腰部活动受限　　　　B．腰椎侧突　　　　　　C．腰椎压痛、叩击痛

D．直腿抬高试验和加强试验阳性　　E．感觉和运动功能障碍

5．患者，男，40岁。2天前腰部扭伤后疼痛加剧并向左下肢放射。直腿抬高试验阳性。首选的处理方法是

A．手术　　　　　　　　B．理疗　　　　　　　　C．骨盆牵引

D．卧硬板床　　　　　　E．使用止痛药

6．腰椎间盘突出症早期最多见的体征是

A．Thomas 征试验（+）　　B．斜板试验（+）　　　C．拾物试验（+）

D．直腿抬高试验（+）　　　E．"4"字试验（+）

7．腰椎管狭窄征的典型临床表现是

A．腰肌痉挛　　　　　　B．压痛明显　　　　　　C．弯腰时疼痛加剧

D．间歇性跛行　　　　　E．直腿抬高征阳性

（8－10题共用题干）

患者，女，46岁。半年前出现腰背部疼痛，劳动时疼痛加重，休息后减轻。2天前跳舞后腰背部疼痛加剧并放射至右下肢。查体：腰部外观正常，弯腰受限，$L_{4\sim5}$棘突上和棘突间有压痛。

8．问题1：最可能的诊断是

A．急性腰扭伤　　　　　B．腰部肌筋膜炎　　　　C．腰椎间盘突出症

D．腰椎结核　　　　　　E．腰椎管狭窄症

9．问题2：其最主要的病因是

A．长期反复弯腰扭转　　B．腰部急性损伤　　　　C．腰部既往外伤史

D．椎间盘退行性变　　　E．长期伏案工作

10．问题3：患者的典型体征是

A．托马斯试验阳性　　　B．"4"字试验阳性　　　C．拾物试验阳性

D．腰骶关节试验阳性　　E．直腿抬高试验阳性

答案：1．D。2．B。3．A。4．D。5．D。6．D。7．D。8．C。9．D。10．E。

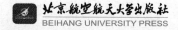

# 第四十八章　骨肿瘤

## 1. 临床表现

（1）疼痛和压痛：是生长迅速的肿瘤最显著的症状。良性肿瘤多无疼痛或轻度疼痛。恶性肿瘤局部疼痛，开始较轻，呈间歇性，而后逐渐加剧，呈持续性，夜间加重，可有压痛。

（2）肿块和肿胀：是最常见、最早、最重要的症状，良性肿瘤局部肿块，质硬，生长缓慢。恶性肿瘤局部肿胀，皮肤发热和静脉怒张。

（3）功能障碍和压迫症状：长骨干骺端的骨肿瘤多邻近关节，可使关节肿胀和活动受限。

（4）病理性骨折和脱位：骨质破坏后，轻微外力即可出现病理性骨折。

（5）转移表现：远处转移多为血行转移，偶见淋巴转移。肺是骨肉瘤最容易转移的部位。

（6）不同类型骨肿瘤的临床特点，见表1-30。

表1-30　不同类型骨肿瘤的临床特点

|  | 骨软骨瘤 | 骨巨细胞瘤 | 骨肉瘤 |
|---|---|---|---|
| 好发部位 | 长管状骨的干骺端 | 股骨远端和胫骨近端 | 长管状骨的干骺端 |
| 好发人群 | 青少年 | 20～40岁 | 青少年 |
| 病理特点 | 良性骨肿瘤 | 交界性骨肿瘤，潜在恶性肿瘤 | 恶性肿瘤，血行转移以肺多见 |
| 临床表现 | 长期无症状 | 局部疼痛、肿胀 | 剧痛难忍、皮温高、静脉怒张，晚期恶病质 |
| X线表现 | 干骺端骨性突起 | 骨端偏心性、溶骨性破坏，无骨膜反应，呈肥皂泡样改变 | 三角状骨膜反应，即Codman三角，"日光射线"现象 |

## 2. 治疗要点

良性肿瘤手术切除。骨巨细胞瘤以手术治疗为主。对手术清除肿瘤困难者，可试行放射治疗，对化学治疗不敏感。恶性肿瘤采取以手术治疗为主，化疗、放疗和生物治疗为辅的综合治疗，最大限度保留肢体功能。截肢、关节离断是最常用的手术方法。

## 3. 护理措施

（1）休息活动护理：术后抬高患肢，保持关节功能位。膝部术后，膝关节屈曲15°。髋部术后，髋关节外展中立或内旋位。必要时进行固定、制动，避免过度活动。卧床患者定时翻身、叩背，预防压疮。

（2）疼痛护理：可按疼痛三阶梯疗法镇痛。

（3）功能锻炼：下肢手术患者在术前2周开始股四头肌收缩练习。术后48小时开始肌肉的等长收缩锻炼。行关节置换者，手术2～3周后开始关节的功能锻炼。

（4）预防病理性骨折：搬运患者动作应轻柔，功能锻炼应循序渐进，不要急于下床活动。

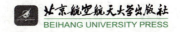

1. 骨巨细胞瘤最常见的部位是
A. 股骨上端      B. 胫骨上端      C. 桡骨近端
D. 腓骨近端      E. 尺骨近端

2. 骨肉瘤典型的 X 线表现为
A. Codman 三角      B. 葱皮样改变      C. 杯口征
D. 鸟嘴征      E. 龛影

3. 骨肉瘤的局部表现<u>不正确</u>的是
A. 疼痛逐渐加重      B. 可长期无症状      C. 皮温高、静脉怒张
D. 关节功能障碍      E. 病理性骨折

4. 骨巨细胞瘤主要的治疗方法是
A. 局部放射治疗      B. 化学药物治疗      C. 手术治疗
D. 中药治疗      E. 免疫疗法

（5－7 题共用题干）

    患者，女，14 岁。左小腿上段肿胀疼痛 4 个月，近一个月来肿胀明显加重，夜间疼痛明显。查体：左胫骨上段肿胀严重，皮温升高，浅静脉怒张，可扪 6cm×8cm 大小肿块，固定，边界不清。X 线片示左胫骨上段呈蚀状溶骨性破坏，骨膜反应明显，可见 Codman 三角。

5. 问题 1：最可能的诊断是
A. 慢性骨髓炎      B. 骨结核      C. 骨巨细胞瘤恶变
D. 骨肉瘤      E. 骨软骨瘤

6. 问题 2：支持上述诊断的重要实验室检查结果是
A. 血总蛋白浓度升高      B. 血磷升高      C. 血钙升高
D. 血碱性磷酸酶升高      E. 血酸性磷酸酶升高

7. 问题 3：如确诊，效果较好的治疗方法为
A. 骨瘤刮除加化疗      B. 局部整块切除      C. 化疗
D. 放疗      E. 化疗加肿瘤骨灭活再植后再化疗

答案：1. B。2. A。3. B。4. C。5. D。6. D。7. E。

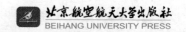

# 附录：历年跨科目考点

| 疾病或情况 | 历年跨科目考点 |
|---|---|
| 下肢深静脉血栓 | 首选检查为彩色多普勒超声，可显示下肢深静脉是否有血栓和血栓部位，并区别静脉阻塞是来自外来压迫或静脉内血栓形成 |
| 急性胰腺炎 | 淀粉酶测定是胰腺炎早期最常用和最有价值的检查方法。血清淀粉酶在发病后数小时开始升高，8～12小时标本最有价值，24小时达高峰，持续4～5天后恢复正常。尿淀粉酶于24小时才开始升高，48小时达高峰后缓慢下降，1～2周后逐渐降至正常 |
| 盆腔脓肿 | 对疑有盆腔脓肿者，首先进行的检查是直肠指检，可见肛管括约肌松弛，在直肠前壁可触及向直肠腔内膨起、有触痛、有时可触及有波动感的肿物；直肠前壁穿刺有脓为最可靠的依据 |
| 库欣综合征 | 小剂量地塞米松抑制试验是库欣综合征的定性诊断试验。各型库欣综合征都不能被小剂量地塞米松抑制，大剂量地塞米松试验可区分肾上腺皮质肿瘤引起的库欣综合征与库欣病 |
| 肺癌 | 痰脱落细胞检查是简易有效的普查和早期诊断方法；胸部X线正侧位片是常用的筛查方法，可发现大部分肺内病灶；纤维支气管镜检查是诊断肺癌最可靠的手段 |
| 原发性恶性骨肿瘤 | X线可见成骨性、溶骨性或混合性骨质破坏，边界不清，肿瘤生长顶起骨外膜，骨膜下产生新骨，表现为三角状骨膜反应阴影，称Codman三角 |
| 甲状腺功能亢进症 | 基础代谢率＝（脉率＋脉压）－111。正常值为±10%；＋20%～＋30%为轻度甲亢，＋30%～＋60%为中度，＋60%以上为重度 |
| 膀胱癌 | 膀胱镜下取活组织做病理检查是最直接和重要的检查手段，是最可靠的检查方法 |
| 胆道疾病 | 经皮肝穿刺胆管造影既可了解胆管内病变、又有助于黄疸鉴别的检查 |
| 脑出血 | 头颅CT是确诊脑出血的首选检查方法，具有确诊价值。脑出血发病后CT即刻出现边界清楚的高密度影像 |
| 血栓闭塞性脉管炎 | 肢体抬高试验阳性，患者平卧，患肢抬高45°，3分钟后如出现麻木、疼痛，足部皮肤苍白、蜡黄为阳性，提示动脉供血不足。再让患者坐起，患肢自然下垂于床沿下，正常人皮肤色泽可以10秒内恢复，若超过45秒足部皮肤色泽仍不均匀或出现潮红或斑片状发绀，提示患肢有严重的血供障碍 |
| 结、直肠癌 | 结、直肠癌患者用纤维结肠镜检查，并在直视下获取活组织行病理学检查，病理检查可确诊，是可定性的诊断方法；肠指检是诊断直肠癌最重要、最简单有效的检查方法，可了解癌肿的部位，距肛缘的距离，癌肿的大小、范围、固定程度及与周围脏器的关系等 |
| 营养不良 | 正常人血清白蛋白含量为＞35g/L；轻度营养不良为30～35g/L；中度营养不良是21～30g/L；重度营养不良为＜21g/L；肌酐身高指数是测定肌蛋白消耗的指标，可以了解体内骨骼肌含量 |

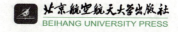

（续　表）

| 疾病或情况 | 历年跨科目考点 |
|---|---|
| 食管癌 | 早期食管癌的X线表现为局限性食管黏膜皱襞增粗、中断，小的充盈缺损及浅在龛影。中晚期则为不规则的充盈缺损或龛影病变段食管僵硬、成角及食管轴移位 |
| 急性脓胸 | 胸腔穿刺抽出脓液可确立诊断 |
| 冠状动脉硬化粥样硬化性心脏病 | 冠状动脉造影术是临床诊断冠心病的"黄金标准"，有助于选择最佳治疗方案及判断预后 |
| 门静脉高压症 | 食管X线吞钡检查可见食管充盈时，曲张静脉使食管的轮廓呈虫蚀状的改变；食管排空时，曲张静脉表现为蚯蚓样或串珠状负影，阳性发现率为70%～80%，为确诊门脉高压最有意义的检查 |
| 骨折 | X线检查可明确骨折的部位、类型和移位情况，是选择治疗方法的重要依据 |
| 急性胃穿孔 | 腹腔穿刺液为胃内容物，黄色浑浊液体，有食物残渣 |
| 壶腹部癌 | 内镜逆行胰胆管道影（ERCP）可直接观察十二指肠乳头部病变，窥视壶腹部癌，且可作活检，同时作胆胰管造影和减压，对明确诊断有十分重要的价值 |
| 呼吸性酸中毒 | 二氧化碳分压（$PaCO_2$）为判断酸碱失衡的呼吸性指标，$PaCO_2$正常值为35～45mmHg（4.67～6.0kPa），$PaCO_2$<35mmHg为呼吸性碱中毒 |
| 代谢性酸中毒 | $HCO_3^-$为判断酸碱失衡的代谢性指标，$HCO_3^-$正常值为22～27mmol/L，$HCO_3^-$<22mmol/L为代谢性酸中毒，$HCO_3^-$>27mmol/L为代谢性碱中毒 |
| 肠梗阻 | X线检查对诊断肠梗阻有很大价值，一般在梗阻4～6小时后，腹部X线可见多个气液平面及胀气肠袢；空肠梗阻时，空肠黏膜环状皱襞可显示"鱼类骨刺"状改变 |
| 肝脓肿 | B超检查可明确肝脓肿的部位和大小，是疑似肝脓肿患者首选的检查方法 |
| 乳腺癌 | 活组织病理检查，可明确肿块病理类型。钼靶X线可作为普查方法 |
| 腹部损伤 | 诊断性腹腔穿刺是最有意义的检查，抽到不凝血，提示为实质性器官或血管破裂所致的内出血。若抽到血液迅速凝固，提示误入血管或血肿，腹腔穿刺抽出浑浊液体，提示患者发生空腔脏器损伤。X线检查显示膈下新月状游离气体是胃肠道破裂的最主要证据 |
| 急性胆囊炎 | 首选B超检查，可见胆囊增大，胆囊壁增厚，囊内显示强回声，其后有结石声影即可确诊 |
| 胰腺癌 | CA19-9对胰腺癌的诊断比较敏感，目前最常用于辅助诊断、疗效判断、监测复发和评估预后 |
| 颅内肿瘤 | 头部CT或MRI（磁共振成像）扫描是诊断颅内肿瘤的首选方法，两者结合可明确诊断，确定肿瘤的位置、大小及瘤周组织情况 |
| 前列腺增生 | 尿流率检查可确定前列腺增生患者排尿的梗阻程度，最大尿流率<15ml/s表示排尿不畅；如<10ml/s则提示梗阻严重，常为手术指征之一 |
| 蛛网膜下腔出血 | 脑血管造影是确诊蛛网膜下腔出血病因的最有价值和最具定位意义的检查 |

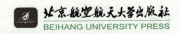

1. 患者，女，36岁。肠扭转致广泛小肠坏死、休克，作坏死肠切除，术后休克有好转。对该患者的监护<u>不必要</u>的是

A. 精神状态　　　　　　　　B. 观察皮色、皮温　　　C. 血压、脉搏、尿量
D. 心电图监护　　　　　　　E. 脑电图监护

2. 原发性恶性骨肿瘤中，最典型的 X 线片表现是
A. 骨质破坏，边缘不清，有骨膜反应　　B. 骨质破坏，边缘不清，无骨膜反应
C. 骨质破坏，边缘清楚，有骨膜反应　　D. 骨质破坏，边缘清楚，无骨膜反应
E. 骨质破坏，边缘不清，骨膜反应明显

3. 确诊膀胱癌首选的方法是
A. B超　　　　　　　　　　B. 膀胱镜　　　　　　　C. 膀胱造影
D. 直肠指诊　　　　　　　　E. 尿液脱落细胞学检查

4. 普查原发性肝癌的常用方法是
A. 血清甲胎蛋白测定　　　　B. B超检查　　　　　　C. 肝穿刺活检
D. 腹腔镜检查　　　　　　　E. 放射性核素断层扫描

5. 直肠癌的定性诊断方法是
A. 病理检查　　　　　　　　B. 肛门指诊　　　　　　C. 肛门镜检
D. 乙状结肠镜检　　　　　　E. X 光检查

6. 怀疑肝脓肿的患者，首选的检查是
A. 腹部透视　　　　　　　　B. 肝区超声波检查
C. 内窥镜下胆道逆行造影检查　　D. 肝动脉插管
E. 诊断性肝脏试验穿刺

7. 诊断脑动脉瘤破裂的主要依据是
A. 突发剧烈头痛　　　　　　B. 伴有精神症状　　　　C. 脑膜刺激征阳性
D. 肢体偏瘫　　　　　　　　E. 血性脑脊液

8. 患者，男，78岁。5个月前曾行左髋关节置换术，现出现左髋关节疼痛。查体：体温 38.3℃，局部有压痛，从深部切口处穿刺抽出 10ml 脓性液体。细菌培养显示阳性。该患者考虑为
A. 深部手术切口感染，属医院感染
B. 关节腔隙感染，属医院感染
C. 深部手术切口感染，不属于医院感染
D. 关节腔隙感染，不属医院感染
E. 切口感染，属医院感染

9. 患者，女，45岁。3周前行胆总管切开取石、T管引流术。3天前出现 T 管引流胆汁减少，患者出现皮肤巩膜黄染。目前最适宜的检查是
A. B超　　　　　　　　　　B. CT　　　　　　　　　C. MRI
D. ERCP　　　　　　　　　E. T管造影

10. 患者，女，40 岁。近 1 个月粪便中有黏液或脓血，每天大便 5～6 次，肛门坠胀最简便的检查为

A. 便常规　　　　　　　　B. 血中查找瘤细胞　　　C. 直肠指诊检查

D. 纤维直肠镜　　　　　　E. 钡剂灌肠 X 线检查

11. 血栓闭塞性脉管炎的辅助检查是

A. 波氏试验　　　　　　　B. 屈氏试验 I　　　　　　C. 屈氏试验 II

D. 直腿抬高试验　　　　　E. 肢体抬高试验

12. 不宜行直肠指检的直肠肛管疾病是

A. 肛门周围脓肿　　　　　B. 肛裂　　　　　　　　　C. 肛瘘

D. 内痔　　　　　　　　　E. 外痔

13. 测定肺动脉楔压主要用于了解

A. 血容量变化　　　　　　B. 右心房压力变化　　　　C. 左心房压力变化

D. 左心功能情况　　　　　E. 上、下腔静脉压变化

14. 化疗患者停止化疗的指标是

A. 白细胞＜ $3.5×10^9$/L　　B. 白细胞＜ $6×10^9$/L　　C. 白细胞＜ $8×10^9$/L

D. 白细胞＜ $10×10^9$/L　　E. 白细胞＜ $12×10^9$/L

15. 诊断脑震荡的依据不包括

A. 伤后立即出现意识障碍

B. 伤后逆行性遗忘

C. 意识障碍期间可有皮肤苍白，血压下降，呼吸浅慢

D. 清醒后头痛

E. 脑脊液中出现红细胞

16. 患者，女，45 岁。动脉血气为 pH7.34，二氧化碳分压 38mmHg，BE-3.4mmol/L，$HCO_3^-$ 18.6mmol/L，该患者最可能诊断为

A. 代谢性酸中毒　　　　　B. 呼吸性酸中毒　　　　　C. 代谢性碱中毒

D. 呼吸性碱中毒　　　　　E. 混合性碱中毒

17. 诊断盆腔脓肿最可靠的依据是

A. 直肠前壁穿刺有脓　　　B. 下腹压痛　　　　　　　C. 直肠刺激征

D. 膀胱刺激症　　　　　　E. 全身中毒症状

18. 诊断胃十二指肠溃疡急性穿孔最有意义的依据是

A. 肠鸣音减弱或消失　　　B. 全腹腹膜刺激征　　　　C. 腹部移动性浊音阳性

D. X 线检查示腹部多个气液平面　　E. X 线检查示膈下游离气体

19. 可能诱发急性胰腺炎的检查是

A. B 超　　　　　　　　　B. 口服胆囊造影　　　　　C. 静脉胆管造影

D. 经皮肝穿刺胆管造影　　E. 内镜逆行胰胆管造影术

20. 患者，女，42 岁。2 周前行胆道探查，T 管引流术，目前拟拔除 T 管。拔管前需完成行的

检查是

A. B超      B. T管造影      C. 逆行胰胆管造影

D. 经皮肝穿刺胆管造影      E. CT

21. 墨菲征阳性是指按压墨菲氏点时，患者

A. 因疼痛而出现呼吸抑制的现象      B. 深呼吸时因疼痛而屏气的现象

C. 因疼痛而出现休克的现象      D. 深呼吸时疼痛致血压升高的现象

E. 因疼痛而出现战栗的现象

（22－24题共用备选答案）

A. 脓血便      B. 柏油样便      C. 鲜血便

D. 陶土样便      E. 果酱样便

22. 肠套叠可出现

23. 混合痔可见

24. 直肠癌可见

（25－26题共用备选答案）

A. 内脏反位      B. 阑尾位于盲肠后位      C. 阑尾靠近闭孔内肌

D. 盆位阑尾      E. 阑尾位于肝下区

25. 急性阑尾炎患者直肠指诊时在直肠右前方有触痛提示

26. 腰大肌试验阳性提示

（27－28题共用题干）

患者，男，60岁。痰中带血丝3个月，渐消瘦，体弱。胸片示右肺门阴影增大及右肺中叶模糊阴影，抗生素疗效差。

27. 问题1：最可能的诊断是

A. 肺门淋巴结结核      B. 支原体肺炎      C. 肺癌

D. 浸润性肺结核      E. 肺脓肿

28. 问题2：当患者咳嗽，咯痰时，要特别注意

A. 痰的性质      B. 留痰送检      C. 痰的气味

D. 痰的颜色      E. 痰的量

（29－30题共用题干）

患者，女，14岁。左小腿上段肿胀疼痛4个月，近一个月来肿胀明显加重，夜间疼痛明显。查体：左胫骨上段肿胀严重，皮温升高，浅静脉怒张，可扪6cm×8cm大小肿块，固定，边界不清。X线片示左胫骨上段呈蚀状溶骨性破坏，骨膜反应明显，可见Codman三角。

29. 问题1：最可能的诊断是

A. 慢性骨髓炎      B. 骨结核      C. 骨巨细胞瘤恶变

D. 骨肉瘤      E. 骨软骨瘤

30. 问题2：支持上述诊断的重要实验室检查结果是

A. 血总蛋白浓度升高      B. 血磷升高      C. 血钙升高

 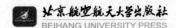

D．血碱性磷酸酶升高　　　　　　E．血酸性磷酸酶升高

答案：1．E。2．E。3．B。4．A。5．A。6．B。7．E。8．A。9．E。10．C。11．E。12．B。
13．A。14．A。15．E。16．A。17．A。18．E。19．E。20．B。21．B。22．E。23．C。
24．A。25．D。26．B。27．C。28．B。29．D。30．D。

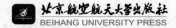

# 外科护理学（中级）专业知识

# 单科试卷

# 单科试卷一

一、以下每一道考题下面有 A、B、C、D、E 五个备选答案，请从中选择一个最佳答案。并在答题卡上将相应题号的相应字母所属的方框涂黑。

1. 体外循环术后要求维持尿量为
   A. 1ml/（kg·h）
   B. 0.5ml/（kg·h）
   C. 2ml/（kg·h）
   D. 2.5ml/（kg·h）
   E. 1.5ml/（kg·h）

2. 腹腔实质脏器破裂的早期临床表现是
   A. 板状腹
   B. 心率增快，收缩压下降
   C. 血尿淀粉酶数值升高
   D. 恶心呕吐
   E. 肠鸣音亢进

3. 患者，男，50 岁。皮肤轻度黄染，食欲减退 1 个月，不发热，粪便呈淡黄色。检查：肝右肋缘下 2cm，质韧，胆囊可触及，血胆红素 86μmol/L（5mg/dl）。可能为
   A. 壶腹周围癌
   B. 胆总管结石
   C. 狭窄性胆管炎
   D. 慢性肝炎
   E. 慢性胰腺炎

4. 甲亢术后出现声调降低，进食呛咳，应考虑
   A. 喉上神经损伤
   B. 喉返神经损伤
   C. 喉头水肿
   D. 甲状旁腺损伤
   E. 膈神经损伤

5. 不属于关节脱位的并发症是
   A. 神经、血管损伤
   B. 合并骨折
   C. 创伤性关节炎
   D. 骨筋膜室综合征
   E. 骨化性肌炎

6. 判断存在颅底骨折的主要依据是
   A. 听力下降
   B. 眼眶淤血
   C. 脑脊液漏
   D. 鼻孔出血
   E. 意识不清

7. 患者，男，40 岁。右肾切开取石、肾盂造瘘术后 2 周，恢复良好，遵医嘱拔出肾盂造瘘管后，患者应取的体位是
   A. 半卧位
   B. 平卧位
   C. 右侧卧位
   D. 头低脚高位
   E. 左侧卧位

8. 胆管 - 空肠 Roux-en-y 吻合术临床上适用于治疗的疾病不包括
   A. 胆总管下段狭窄
   B. 肝内胆管结石
   C. 肝内胆管狭窄
   D. 胆道蛔虫
   E. 肝外胆管结石

9. 上尿路结石的临床特点是
   A. 进行性全血尿
   B. 排尿困难及血尿
   C. 血尿后疼痛

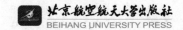

D．无痛性血尿

E．绞痛后血尿

10．患者出现弥散性血管内凝血的最早的征兆是

A．便血

B．咯血

C．皮肤出现出血点

D．血液不易抽出，容易凝固

E．口鼻易出血

11．肾结核早期的主要临床表现是

A．膀胱刺激症状

B．脓尿

C．疼痛

D．全身症状

E．血尿

12．患者承认自己患癌后，表现出恐慌、哭泣、悲哀、愤怒和不满等情绪，该患者心理反应处于

A．愤怒期

B．震惊否认期

C．抑郁期

D．接受期

E．磋商期

13．患者，女，56岁。左乳无痛性肿块2年，发现局部皮肤凹陷，发生皮肤凹陷的原因是

A．癌肿侵犯乳管使其收缩

B．乳房皮下淋巴管被癌细胞阻塞

C．癌细胞牵拉局部皮肤

D．癌肿侵犯 Cooper 韧带使其缩短

E．癌细胞侵犯皮肤

14．结肠癌 Dukes 分期中，C 期正确的描述是

A．肿瘤穿透肠壁，侵入临近组织结构或器官，可以切除，且无淋巴结侵犯

B．肿瘤局限于肠壁

C．不论肿瘤局部浸润范围如何，已有淋巴结转移

D．远处器官如肝、肺、骨等发生转移

E．肿瘤穿透肠壁，有淋巴结转移

15．慢性脓胸的症状不包括

A．低热、消瘦、贫血等表现

B．X 线检查可见患侧胸廓肋间隙变窄

C．壁胸膜变厚

D．气促、咳脓痰

E．纵隔向健侧移位

16．关于体外循环的叙述，正确的是

A．将人体的动脉血经管道引出经氧合后输入到动脉系统

B．将人体的静脉血经管道引出经氧合后输入到动脉系统

C．将人体的动脉血经管道引出经氧合后输入到静脉系统

D．将人体的静脉血经管道引出经氧合后输入到体外循环机

E．将人体的静脉血经管道引出经氧合后输入到静脉系统

17．患者，女，61岁。因左上腹部疼痛入院，诊断为胰腺癌，首选的治疗方法为

A．姑息性手术

B．放射治疗

C．手术治疗

D．化学治疗

E．介入治疗

18．枕骨大孔疝可以造成

A．硬脑膜下血肿

B．颅内压增高

C．呼吸、循环中枢受压

D．通过血管运动中枢引起高血压危象

E．小脑挫裂伤

19．肝、脾破裂最主要的临床表现是

A．内出血

B．腹膜刺激症

C．胃肠道症状

D．高热

E．肠麻痹

20．易形成静脉癌栓的肿瘤是

A．肾癌

B．肾盂癌

C．膀胱癌

D．前列腺癌

E．肾母细胞瘤

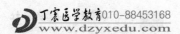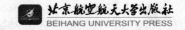

21. 闭合性多根多处肋骨骨折患者出现呼吸衰竭的主要原因是
    A. 明显反常呼吸
    B. 剧痛不敢呼吸
    C. 肺淤血、肺水肿
    D. 肺不张
    E. 失血性休克

22. 患者，男，70 岁。冠脉搭桥术后 2 天，ICU 监护，出现室颤，血压降低，此时最需要采取的措施是
    A. 同步电复律
    B. 非同步电复律
    C. 静推肾上腺素
    D. 静推心三联
    E. 静推利多卡因

23. 硬膜外阻滞麻醉最危险的并发症是
    A. 局麻药毒性反应
    B. 全脊麻
    C. 穿刺部位血肿
    D. 导管折断
    E. 神经组织挫伤

24. 局麻药中加入肾上腺素的浓度是
    A. 1：500
    B. 1：100
    C. 1：10 000
    D. 1：200 000
    E. 1：1000

25. 心内手术后连续心功能监测一般需
    A. 24 小时
    B. 12 小时
    C. 48 小时
    D. 72 小时
    E. 36 小时

26. 肾绞痛时，护士需准备的药物是
    A. 吗啡
    B. 度冷丁＋654-2
    C. 鲁米那
    D. 阿司匹林
    E. 安痛定

27. 治疗下肢急性丹毒首选的抗生素为
    A. 红霉素
    B. 青霉素
    C. 四环素
    D. 链霉素
    E. 庆大霉素

28. 患者，女。局麻下行乳房肿块切除，注射局麻药物后不久患者出现面色苍白、心悸气短、多语和烦躁不安等表现，首先应考虑其出现了
    A. 疼痛阈值低
    B. 低血糖
    C. 局麻药毒性反应
    D. 原有疾病病情变化
    E. 精神过度紧张

29. 膝关节化脓性关节炎固定的位置为
    A. 功能位
    B. 解剖位
    C. 旋前位
    D. 旋后位
    E. 伸直位

30. DIC 主要临床表现为
    A. 黏膜出血
    B. 全身广泛性出血、休克
    C. 内脏出血
    D. 感染
    E. 全身皮下出血

31. 低钾血症的主要表现为
    A. 软弱无力
    B. 恶心、呕吐
    C. 表情淡漠
    D. 血压下降
    E. 心动过速

32. 肿瘤患者求生欲望最强的心理反应期是
    A. 愤怒期
    B. 震惊否认期
    C. 抑郁期
    D. 接受期
    E. 协议期

33. 烧伤现场救护措施，不正确的是

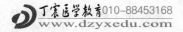
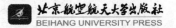

A. 手烧伤时用冷水湿敷

B. 迅速脱离热源

C. 尽快将伤员撤离现场

D. 伤员多喝纯净水

E. 劝止伤员衣服着火时站立或奔跑呼叫

34. 肾移植术后隔离属于

A. 消化道隔离

B. 床旁隔离

C. 呼吸道隔离

D. 体液隔离

E. 保护性隔离

35. 肠瘘最常见的电解质紊乱类型是

A. 低钾、高钠

B. 低钾、低钠

C. 高钾、低钠

D. 低钾、钠正常

E. 高钾、高钠

36. 保留膀胱的手术治疗，术后 5 年内肿瘤的生存率为

A. 30% 以上

B. 20% 以上

C. 50% 以上

D. 60% 以上

E. 40% 以上

37. ARDS 患者维持有效循环，输液种类主要采用

A. 胶体

B. 晶体

C. 血浆

D. 全血

E. 蛋白

38. 术后早期患者出现腹胀的主要原因是

A. 胃肠功能受抑制

B. 术前肠道清洁不彻底

C. 血液内气体弥散到肠腔内

D. 肠道细菌代谢产生气体

E. 肠麻痹

39. 患者，男，39 岁。长期便秘，排便时有痔块脱出，便后可自行回纳，大便表面有鲜血。该

疾病好发于截石位时肛门的

A. 3 点、7 点

B. 6 点、9 点

C. 6 点、9 点、12 点

D. 3 点、6 点、7 点

E. 3 点、7 点、11 点

40. 压力性尿失禁多见于

A. 老年男性

B. 体力劳动者

C. 老年女性

D. 儿童

E. 经产妇

41. 颅内动静脉畸形最常见的首发症状是

A. 癫痫

B. 头痛、呕吐

C. 视力障碍

D. 运动障碍

E. 失语

42. 血栓闭塞性脉管炎早期临床表现<u>不包括</u>

A. 间歇性跛行

B. 皮肤温度低于正常

C. Buerger 氏征试验阳性

D. 干性坏疽

E. 游走性浅静脉炎

43. 前列腺增生尿潴留后，尿液从尿道口溢出，称为

A. 压力性尿失禁

B. 松弛性尿失禁

C. 神经性尿失禁

D. 痉挛性尿失禁

E. 充溢性尿失禁

44. 血栓闭塞性脉管炎早期最主要的临床表现是

A. 游走性静脉炎

B. 小腿和足部酸痛

C. 静息痛

D. 间歇性跛行

E. 患肢萎缩

45. 急性骨髓炎的早期局部表现是

A. 干骺端肿痛及邻近关节积液

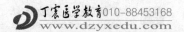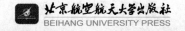

B．干骺端肿胀，皮温增高，静脉怒张

C．肢体明显红肿及广泛性压痛

D．肢体剧烈疼痛及活动障碍

E．干骺端持续性剧痛及深压痛

46．镁的生理功能<u>不包括</u>

    A．激活体内多种酶

    B．维持肌肉收缩

    C．维持神经活动

    D．促进能量储存、转运和利用

    E．维持酸碱平衡

47．第Ⅰ期乳腺癌患者，肿瘤最大直径<u>不超过</u>

    A．2cm

    B．1cm

    C．4cm

    D．5cm

    E．3cm

48．患者，男，50岁。因胃癌行根治手术后2天，患者表现为口唇苍白，前胸、下肢多处皮下出血点及瘀斑，血压偏低，伴低热，经血液科会诊确诊为弥散性血管内凝血（DIC）。请问DIC早期常见的临床表现是

    A．贫血

    B．出血

    C．休克

    D．发热

    E．低血压

49．患者，男，65岁。因阵发性腹部绞痛5小时入院，腹痛发作时自觉有腹内气块窜动感，伴呕吐胃内容物多次，肛门有少量排气。腹部X线显示肠黏膜皱襞呈"鱼肋骨刺"状改变。该患者可能发生

    A．肠套叠

    B．肠扭转

    C．回肠梗阻

    D．结肠梗阻

    E．空肠梗阻

50．判断开放性胸外伤的主要依据是

    A．肺破裂伴气胸

    B．肋骨骨折刺破胸膜

C．胸壁有开放性伤口

D．胸壁有创口与胸膜腔相通

E．食管破裂

51．局部麻醉药物中毒的临床表现<u>不包括</u>

    A．血压增高

    B．精神症状

    C．黄绿色视

    D．心律失常

    E．呼吸困难

52．急性肾衰竭患者少尿期或无尿期补液原则为

    A．先糖后盐，先晶后胶，见尿补钾

    B．先盐后糖，先晶后胶，见尿补钾

    C．量出为入，宁少勿多

    D．量入为出，宁多勿少

    E．先盐后糖，先胶后晶，见尿补钾

53．开放性骨折最关键的处理步骤是

    A．彻底清创

    B．复位和固定

    C．及早闭合伤口

    D．迅速转运

    E．应用抗生素

54．患者，女，30岁。乘务员，因飞机座位上方行李滑下，面部皮肤被拉链搭扣划开12小时，检查左面颊皮肤全层裂开约2.5cm，有血痂。此时该患者的伤口属于

    A．轻度污染伤口

    B．清洁伤口

    C．感染伤口

    D．异物残留

    E．重度污染伤口

55．肾移植患者出院后第1个月复查时间是

    A．每周2次

    B．每周1次

    C．隔周1次

    D．隔周2次

    E．每周3次

56．急性尿潴留的常见原因<u>不包括</u>

    A．前列腺增生

    B．尿道损伤

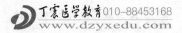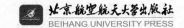

C. 椎管麻醉术后

D. 泌尿及男生殖系统结核

E. 尿道结石

57. 膀胱挫伤应采取的治疗方法是

　　A. 留置导尿管持续引流

　　B. 使用抗生素

　　C. 手术修补

　　D. 不必处理

　　E. 膀胱造瘘

58. 患者，男，65岁。进行性吞咽困难2个月，病检报告示食管鳞状细胞癌。行食管癌根治术后第4天出现胸闷、呼吸困难，白细胞 $14 \times 10^9$/L。该患者最可能发生了

　　A. 肺不张

　　B. 坠积性肺炎

　　C. 乳糜胸

　　D. 急性肺水肿

　　E. 吻合口瘘

59. 诊断胰岛素瘤的实验室检查，首选

　　A. 癌胚抗原（ECA）

　　B. 血淀粉酶

　　C. 血糖

　　D. CA19-19

　　E. 血碱性磷酸酶

60. 器官移植术后的排斥反应主要由于

　　A. 受者抵抗力下降

　　B. 术前没有应用抗排斥药物

　　C. 供体与受体细胞膜上 HLA 抗原不同

　　D. 术后没有及时服用抗排斥药物

　　E. 供体与受体的抗体不同

61. 患者，女，26岁。于2002年10月19日无意间发现右侧乳腺有一质地坚韧、光滑、活动好的肿块，该患者于10月18日月经来潮，其最佳的就诊时间是

　　A. 10月22日～10月23日

　　B. 10月19日～10月21日

　　C. 10月28日～10月30日

　　D. 11月1日～11月3日

　　E. 10月24日～10月27日

62. 枕叶肿瘤患者除颅内压增高表现外，其局灶症状主要为

　　A. 精神异常

　　B. 对侧肢体运动和感觉障碍

　　C. 视觉障碍

　　D. 内分泌功能障碍

　　E. 共济失调

63. 食物中供给机体最主要热量的营养素是

　　A. 无机盐

　　B. 脂肪

　　C. 维生素

　　D. 糖类

　　E. 蛋白质

64. 诊断心搏骤停的依据除外

　　A. 神志突然丧失

　　B. 皮肤苍白或青紫

　　C. 双侧瞳孔散大，对光反射消失

　　D. 口唇发绀

　　E. 摸不到大动脉搏动

65. 颅中窝骨折的患者皮下淤血的部位是

　　A. 眼结膜下

　　B. 眼睑

　　C. 耳后

　　D. 枕下部

　　E. 耳后乳突区

66. 门静脉高压合并食管静脉曲张手术治疗最主要的目的是

　　A. 防止肝癌的发生

　　B. 提高抵抗力

　　C. 防止上消化道出血

　　D. 防止肝功能衰竭

　　E. 减少腹水

67. 患者，男，25岁。外伤致右胫、腓骨中上1/3粉碎性骨折，患肢肿胀明显加剧，疼痛剧烈，足背感觉有异常，足趾活动差，足背动脉搏动存在，但趾端皮色稍紫红，对此患者要特别预防的并发症是

　　A. 腓总神经损伤

　　B. 血管损伤

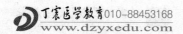 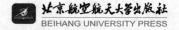

C. 关节僵硬

D. 脂肪栓塞

E. 骨筋膜室综合征

68. 单纯性机械性肠梗阻的腹痛特点是

A. 持续性隐痛

B. 阵发性胀痛

C. 阵发性绞痛伴肠鸣音亢进

D. 持续性钝痛

E. 持续性绞痛伴呕吐

69. 患者，女，62 岁。食管癌切除术后 10 天，进少量食物后出现胸痛，呼吸困难，最可能的并发症是

A. 吻合口狭窄

B. 乳糜胸

C. 伤口裂开

D. 吻合口瘘

E. 食物反流

70. 关于特殊类型的阑尾炎叙述错误的是

A. 老年人病理表现与临床表现不一致

B. 小儿阑尾炎易发生坏疽穿孔

C. 小儿急性阑尾炎宜保守治疗

D. 妊娠期急性阑尾炎穿孔后炎症不局限

E. 妊娠期急性阑尾炎压痛点上移

二、以下提供若干个案例，每个案例下设若干个考题。请根据各考题题干所提供的信息，在每题下面的 A、B、C、D、E 五个备选答案中选择一个最佳答案，并在答题卡上将相应字母所属的方框涂黑。

（71－73 题共用题干）

患者，女，32 岁。2 小时前突然出现上腹部刀割样疼痛，迅速波及全腹，不敢直腰走路。查体：腹膜刺激征（＋），肝浊音界消失，肠鸣音消失。

71. 问题 1：腹膜炎标志性体征是

A. 腹部压痛、腹胀、腹肌紧张

B. 腹部压痛、反跳痛、腹肌紧张

C. 腹部压痛、恶心、呕吐

D. 腹胀、恶心、呕吐

E. 腹部压痛、腹泻、腹肌紧张

72. 问题 2：最可能的诊断是

A. 重症胰腺炎

B. 急性胆囊炎

C. 上消化道溃疡穿孔

D. 急性阑尾炎穿孔

E. 急性化脓性胆管炎

73. 问题 3：关于腹膜炎症状和体征的描述，不正确的是

A. 喜取仰卧位，双下肢屈曲

B. 患者呈急性病容

C. 腹部拒按

D. 腹式呼吸减弱或消失

E. 疼痛呈间歇性

（74－75 题共用题干）

患者，女，68 岁。诉上腹疼痛 12 小时，无恶心、呕吐。查体：右下腹麦氏点固定压痛，结肠充气试验阳性。

74. 问题 1：该患者最可能的诊断是

A. 急性胃炎

B. 急性阑尾炎

C. 急性胆囊炎

D. 胃溃疡发作

E. 急性胰腺炎

75. 问题 2：该患者首选的治疗方案是

A. 禁食、安置胃管

B. 局部理疗

C. 手术

D. 中医治疗

E. 应用抗生素

（76－78 题共用题干）

患者，男，28 岁。因乏力、头晕、头痛 1 天，肌肉强直性痉挛和阵发性抽搐 1 小时，以破伤风收入院。

76. 问题 1：破伤风梭菌污染伤口后，影响其发病的主要因素是

A. 毒素的毒力

B. 破伤风梭菌的数量

C. 感染时间

D. 伤口大小

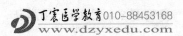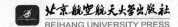

E. 缺氧环境

77. 问题2：关于破伤风，正确的是
A. 潜伏期越长，症状越重，预后越差
B. 潜伏期一般为3～4天
C. 典型症状为肌肉强直性痉挛和阵发性抽搐
D. 破伤风溶血毒素引起肌肉强直性痉挛和阵发性抽搐
E. 乏力、头晕、头痛等前驱症状一般持续3天

78. 问题3：实施该疗法患者较为理想的肛温为
A. 26～28℃
B. ＜26℃
C. 32～34℃
D. 35～36℃
E. 28～30℃

（79－80题共用题干）

患儿，女，8个月。因进食过量发生腹泻，6～10次/天，体温37.9℃，精神稍弱，前囟稍凹陷，尿量稍减少，镜检大便见少量脂肪球，血清钠140mmol/L。

79. 问题1：患儿的脱水程度及性质是
A. 中度低渗性脱水
B. 轻度低渗性脱水
C. 轻度等渗性脱水
D. 中度等渗性脱水
E. 轻度高渗性脱水

80. 问题2：患儿最主要的护理诊断是
A. 体温过高
B. 体液不足
C. 腹痛、腹胀
D. 有皮肤完整性受损的危险
E. 营养不足

（81－83题共用题干）

患者，男，40岁。体重60kg。不慎落入热水池中，被急送医院救治。检查：意识清，能合作，脉搏100次/分，血压120/80mmHg，面部、胸腹部、两前臂、两手、两小腿和双足烧伤。

81. 问题1：烧伤总面积为
A. 48%
B. 47%
C. 50%
D. 51%
E. 49%

82. 问题2：烧伤后第一个24小时补液中的晶体和胶体总量约为
A. 4600ml
B. 4200ml
C. 5600ml
D. 6200ml
E. 5000ml

83. 问题3：在补液过程中，调节补液最简便、可靠的临床指标是
A. 脉率
B. 意识状况
C. 中心静脉压
D. 血压
E. 尿量

（84－86题共用题干）

患者，女，56岁。右上腹部胀痛伴黄疸30天，黄疸呈波动性，无发热。查体：肝脏肿大，可触及肿大胆囊。B超检查示：肝内胆管扩张，胆囊增大。

84. 问题1：最可能的诊断是
A. 胆囊癌
B. 胰头癌
C. 胆管癌
D. 肝癌
E. 壶腹部癌

85. 问题2：术前护理错误的是
A. 密切观察肝、肾功能
B. 首选药物镇痛
C. 静脉补充维生素 $K_1$ 纠正凝血机能障碍
D. 告知置胃管，取得配合
E. 给予高蛋白、高糖类、高维生素、低脂饮食

86. 问题3：术后引流管护理措施，错误的是

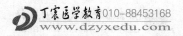 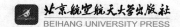

A．保持引流通畅，不可受压、扭曲、折叠

B．妥善固定，防止脱出

C．平卧时引流袋应悬挂于床旁

D．站立或活动时，引流袋可挂于胸前，以防脱出

E．观察并记录引流液的颜色、量和性质

**（87-88题共用题干）**

患者，男，42岁。头部外伤2天，因脑挫裂伤昏迷不醒，为了增加脑对缺血和缺氧的耐受力，采用冬眠低温疗法。

87．问题1：实施该疗法的方法是

A．先进入冬眠状态，再物理降温

B．先物理降温，再进入冬眠状态

C．因患者病情不同，可只采用物理降温

D．因患者病情不同，可只应用冬眠药物

E．物理降温和冬眠疗法同时进行

88．问题2：患者降温的速度为每小时下降

A．2℃

B．1℃

C．4℃

D．5℃

E．3℃

**（89-90题共用题干）**

患者，女，37岁。已婚，2年来感下腹隐痛不适。12小时前突起转移性右下腹痛，伴恶心，呕吐，发热。查体：右下腹明显压痛，反跳痛，肌紧张；血常规白细胞$17×10^9$/L，中性粒细胞0.88，尿常规无异常。

89．问题1：最可能的诊断是

A．急性附件炎

B．急性盆腔炎

C．泌尿系统感染

D．胃十二指肠溃疡穿孔并发腹膜炎

E．急性阑尾炎并发腹膜炎

90．问题2：为该患者行急诊手术，术后4天，患者诉下腹坠胀不适，便次增多，里急后重，排尿困难，应考虑

A．盆腔炎

B．泌尿系统感染

C．直肠癌

D．盆腔脓肿

E．急性附件炎

三、以下提供若干组考题，每组考题共同在考题前列出的A、B、C、D、E五个备选答案。请从中选择一个与考题关系最密切的答案，并在答题卡上将相应字母所属的方框涂黑。每个备选答案可能被选择一次，多次或不被选择。

**（91-93题共用备选答案）**

A．择期手术

B．暂不手术

C．紧急手术

D．佩戴疝带

E．尽早手术

91．婴儿脐疝的治疗主要考虑

92．嵌顿疝的治疗应该是

93．股疝的治疗应该是

**（94-95题共用备选答案）**

A．饮水呛咳

B．手足抽搐

C．呼吸困难

D．高热、脉细速、呕吐

E．声调降低

94．双侧喉返神经损伤，出现的症状是

95．损伤喉上神经内支，出现的症状是

**（96-97题共用备选答案）**

A．肱骨外上髁炎

B．桡骨茎突狭窄性腱鞘炎

C．弹响指

D．腕关节结核

E．肩关节周围炎

96．端东西时腕关节疼痛，桡骨茎突压痛

97．示指伸指困难

**（98-100题共用备选答案）**

A．阿托品

B．肾上腺素

C．去甲肾上腺素

D．异丙肾上腺素

E．胺碘酮

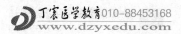
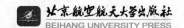

98．心脏复苏的首选药，能增强心传导系统自律性和心肌收缩力的是

99．抗心律失常首选药，有治疗室颤作用的是

100．解除迷走神经对心脏的抑制作用，促使房室传导，对心动过缓有较好疗效的是

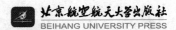

# 单科试卷二

一、以下每一道考题下面有 A、B、C、D、E 五个备选答案，请从中选择一个最佳答案。并在答题卡上将相应题号的相应字母所属的方框涂黑。

1. 幽门梗阻的表现<u>不包括</u>
   A. 蠕动波
   B. 上腹持续胀痛
   C. 上腹膨隆
   D. 节律性上腹部疼痛
   E. 呕吐酸臭味宿食

2. 急性胰腺炎，最具有诊断价值的检查为
   A. 尿淀粉酶
   B. 白细胞计数
   C. 血清脂肪酶
   D. 腹部 X 线摄片
   E. 空腹血糖

3. 烧伤的急救原则<u>不包括</u>
   A. 大量使用抗生素
   B. 清除致病因素
   C. 及时使用破伤风抗毒素
   D. 防止进一步损伤
   E. 避免创面污染

4. 患者，女，31 岁。双大腿被汽车挤压。入院后测得血清钾 6.2mmol/L，脉搏 48 次 / 分，并有心律失常。首选措施应是立即注射
   A. 10% 葡萄糖酸钙溶液
   B. 5% 碳酸氢钠溶液
   C. 5% 葡萄糖盐溶液
   D. 等渗盐水
   E. 25% 葡萄糖溶液 + 胰岛素

5. 肠内营养的优点<u>不包括</u>
   A. 提供途径方便
   B. 无感染性并发症
   C. 价格低廉
   D. 利用胃肠道的免疫防御功能
   E. 相对安全

6. 诊断急性腹膜炎的可靠体征是
   A. 肝浊音界减小
   B. 腹胀
   C. 肠鸣音减小
   D. 移动性浊音
   E. 腹膜刺激征

7. 男性生殖系结核好发年龄
   A. 20 ～ 40 岁
   B. 10 ～ 20 岁
   C. 50 ～ 60 岁
   D. 大于 60 岁
   E. 40 ～ 50 岁

8. 体外冲击波碎石最适宜的结石大小是
   A. ＜ 1cm
   B. ＜ 0.5cm
   C. ≤ 2cm
   D. ≤ 2.5cm
   E. ≤ 1.5cm

9. 急性胰腺炎的临床表现<u>不包括</u>
   A. 淀粉酶升高
   B. 腹痛
   C. 高热
   D. 血钙升高
   E. 腹胀

10. 骨盆骨折最严重的并发症是
    A. 泌尿系感染

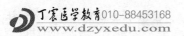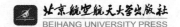

B. 腹膜后巨大血肿

C. 泌尿系结石

D. 疼痛

E. 褥疮

11. 颅前窝骨折最易伤及

    A. 嗅神经

    B. 展神经

    C. 听神经

    D. 滑车神经

    E. 面神经

12. 高血压患者的主要死亡原因是

    A. 脑出血

    B. 缺血性脑卒中

    C. 药物不良反应

    D. 多器官功能衰竭

    E. 癫痫发作

13. 引起急性梗阻性化脓性胆管炎最常见的细菌为

    A. 白色葡萄球菌

    B. 金黄色葡萄球菌

    C. 变形杆菌

    D. 铜绿假单胞菌

    E. 大肠埃希菌

14. 缺血性脑卒中，脑动脉完全闭塞者手术治疗的时机最长在

    A. 12 小时以内

    B. 6 小时以内

    C. 48 小时以内

    D. 72 小时以内

    E. 24 小时以内

15. 发生多器官功能障碍综合征最常见的器官是

    A. 肝脏

    B. 肺脏

    C. 肾脏

    D. 脑

    E. 心脏

16. 冠状动脉搭桥术后第二天，患者血压下降，脉压变小，中心静脉压 15cmH$_2$O，尿量 15ml/h，心率增快，肢端湿冷，足背动脉搏动减弱。首先

考虑的并发症是

    A. 严重传导阻滞

    B. 急性心肌梗死

    C. 急性肾功能衰竭

    D. 血容量不足

    E. 低心排综合征

17. 脑挫裂伤典型的临床表现是

    A. 有偏瘫、锥体束征

    B. 生命体征无变化

    C. 意识障碍时间长，超过 30 分钟

    D. 腰穿为血性脑脊液

    E. 逆行性遗忘

18. 患者，女，60 岁。胃大部切除术后第 6 天，突然出现上腹部剧烈疼痛，并伴有强烈的腹膜刺激征，应首先考虑发生了

    A. 胃肠吻合口破裂

    B. 输出段空肠梗阻

    C. 胃出血

    D. 胃潴留

    E. 倾倒综合征

19. 患者，男，45 岁。因头部受撞击后，出现球结膜下出血，鼻孔流出血性脑脊液，可能为

    A. 颅盖骨骨折

    B. 鼻骨骨折

    C. 颅中窝骨折

    D. 颅后窝骨折

    E. 颅前窝骨折

20. 脑疝患者的治疗原则不包括

    A. 安全护理

    B. 快速输入甘露醇

    C. 保持呼吸道通畅

    D. 备血

    E. 备皮

21. 小脑幕切迹疝的临床表现不包括

    A. 颈项强直，生命体征紊乱，瞳孔改变，出现呼吸骤停

    B. 剧烈头痛，频繁呕吐并有烦躁

    C. 患侧瞳孔进行性散大

    D. 瞳孔散大侧的对侧肢体运动障碍

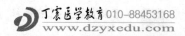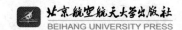

E．有进行性意识障碍

22．乳房纤维腺瘤常好发于
　　A．乳腺内上象限
　　B．乳腺外上象限
　　C．乳腺内下象限
　　D．乳腺下方
　　E．乳晕区

23．成人呼吸窘迫综合征初期的主要表现是
　　A．皮肤明显发绀
　　B．意识障碍
　　C．肺部满布管状啰音
　　D．呼吸音明显减弱
　　E．呼吸加快、呼吸有窘迫感

24．急性硬脑膜外血肿患者中间清醒期的长短取决于
　　A．出血的来源
　　B．原发性脑损伤的轻重
　　C．血肿形成的速度
　　D．血肿量的大小
　　E．血肿的部位

25．急性胰腺炎呕吐与腹痛的关系是
　　A．呕吐后腹痛不缓解
　　B．呕吐后才出现腹痛
　　C．呕吐后腹痛加重
　　D．呕吐后腹痛消失
　　E．呕吐后腹痛缓解

26．胰腺癌最常见的首发症状是
　　A．食欲缺乏
　　B．进行性加重黄疸
　　C．消化不良
　　D．上腹部不适及隐痛
　　E．乏力消瘦

27．急性腹膜炎的手术原则不包括
　　A．处理原发病变
　　B．探查确定病因
　　C．充分引流
　　D．边抗休克边手术
　　E．清理腹腔

28．深Ⅱ度烧伤局部损伤的深度为
　　A．真皮浅层、部分生发层健在
　　B．表皮层、生发层健在
　　C．皮下脂肪层
　　D．脂肪下层
　　E．真皮深层，有皮肤附件残留

29．失血性休克患者应首先输入
　　A．血液制品
　　B．新鲜全血
　　C．平衡液
　　D．生理盐水
　　E．新鲜血浆

30．自控止痛法的优点不包括
　　A．止痛效果好
　　B．用药量少，不易过量
　　C．不会产生呼吸抑制
　　D．患者有主动参与感
　　E．有利于全身情况的恢复

31．空腔脏器梗阻合并绞窄时，其腹痛特点是
　　A．持续性钝痛
　　B．阵发性绞痛
　　C．"钻顶样"剧痛
　　D．持续性痛，阵发性加剧
　　E．持续性胀痛

32．关于脊椎骨折，描述错误的是
　　A．屈曲型损伤多见
　　B．典型的体征是后凸畸形
　　C．应尽量避免搬运
　　D．及时指导腹肌锻炼
　　E．易发生于胸、腰段

33．患者，男，60岁。近6个月出现排尿射程短，尿后滴沥，尿排不尽，最可能的原因是
　　A．前列腺炎
　　B．慢性膀胱炎
　　C．前列腺癌
　　D．神经性膀胱炎
　　E．前列腺增生

34．关于疼痛，不正确的是
　　A．诊断明确或术后患者主诉疼痛应积极控

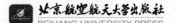

制，最好在疼痛发作前给镇痛药
B. 疼痛会使交感神经兴奋，激活肾素 - 血管紧张素系统，导致患者血压降低，心动过速
C. 疼痛可引起内分泌系统功能改变
D. 疼痛可引起免疫机制改变
E. 疼痛可以引起交感神经兴奋，可反射性的抑制胃肠道功能，使患者出现腹胀、恶心、尿潴留

35. 患者，男，25岁。右上腹疼痛不适，无畏寒、发热、黄疸，AFP阳性，诊断为肝癌，此患者首选的治疗方法是
A. 化疗
B. 手术切除
C. 免疫治疗
D. 肝移植
E. 放疗

36. 应立即手术治疗的腹外疝是
A. 难复性疝
B. 易复性疝
C. 嵌顿性疝
D. 小儿脐疝
E. 绞窄性疝

37. 深静脉血栓形成者需紧急手术治疗出现的情况是
A. 患肢明显肿胀
B. 患肢剧痛
C. 股青肿
D. 股白肿
E. 患肢皮温高于健侧

38. 外科手术热一般<u>不超过</u>
A. 38℃
B. 37.8℃
C. 39℃
D. 39.5℃
E. 38.5℃

39. 皮肤牵引重量一般<u>不能</u>大于
A. 2～3kg
B. 1～2kg

C. 4～5kg
D. 5～6kg
E. 3～4kg

40. 有关肛管齿状线解剖意义的描述，<u>错误</u>的是
A. 齿状线以上发生的痔是内痔，以下发生的痔是外痔
B. 齿状线以上的管腔是黏膜，以下是皮肤
C. 齿状线以上静脉血回流入上腔静脉，齿状线以下静脉血回流入下腔静脉
D. 齿状线以上由自主神经支配，以下由阴部内神经支配
E. 齿状线以上的组织由直肠上、下动脉供血，以下由肛管动脉供血

41. 血栓闭塞性脉管炎营养障碍期的主要表现是
A. 静息痛
B. 间歇性跛行
C. 足背动脉搏动消失
D. 患肢肌肉萎缩
E. 肢端冰凉

42. 重症胆管炎最常见的原因是
A. 胆总管肿瘤梗阻
B. 胆总管结石
C. 胆道蛔虫
D. 肿大胆囊压迫胆总管
E. 胆总管狭窄

43. 骨盆骨折主要的体征是
A. 畸形
B. 反常活动
C. 骨擦音或骨擦感
D. 骨盆分离试验和挤压试验阳性
E. 压痛和瘀斑

44. 肛周伤口反复出现少量溢液，应考虑为
A. 肛周脓肿
B. 肛裂
C. 外痔
D. 肛瘘
E. 内痔

45. 乳腺癌最早的临床表现是
A. 腋窝淋巴结肿大

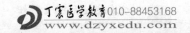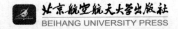

B. 乳房橘皮样变、"酒窝征"

C. 菜花样肿块

D. 乳头溢液

E. 无痛单发的小肿块，质硬，表面不光滑

46. 脱位特有的体征是

A. 功能障碍

B. 疼痛

C. 弹性固定

D. 骨擦音或骨擦感

E. 肿胀

47. 患者，女，66 岁。滑倒后髋部疼痛，不敢站立，经检查"股骨颈骨折"收入院，并行人工全髋骨关节置换术，术后进行股四头肌等长收缩训练，其目的<u>不包括</u>

A. 预防下肢静脉血栓

B. 预防压疮

C. 预防肌肉萎缩

D. 预防关节萎缩

E. 减轻水肿

48. 诊断消化性溃疡病瘢痕性幽门梗阻最可靠的依据是

A. 阵发性腹痛

B. 食欲下降

C. 呕吐大量宿食

D. 腹胀

E. 消瘦

49. 女性最常见的骨转移性肿瘤主要来源于

A. 甲状腺癌

B. 子宫内膜癌

C. 乳腺癌

D. 膀胱癌

E. 胰腺癌

50. 休克诊断指标中<u>不包括</u>

A. 收缩压＜70mmHg

B. 脉率＜80 次 / 分

C. 神志淡漠或烦躁

D. 皮肤苍白、湿冷

E. 尿量＜30ml/h

51. 患者，女，40 岁。双侧乳房周期性胀痛 5

个月，检查：右乳房外侧有 2 个蚕豆大扁平的肿块，边界不清、活动，腋窝淋巴结无肿大，最可能的诊断

A. 乳房纤维腺瘤

B. 乳腺癌

C. 乳管内乳头状瘤

D. 乳房结核

E. 乳腺囊性增生病

52. 停止使用胃肠减压拔除胃管时应该

A. 打开吸引器

B. 胃管与吸引装置不要分开

C. 慢慢拔除胃管以免引起患者恶心

D. 拔完后擦净鼻孔清洁面部胶布

E. 嘱患者屏气

53. 肾结石经体外冲击波碎石术后护理要点<u>不包括</u>

A. 用纱布过滤尿液

B. 严密观察生命体征

C. 根据结石成分调节饮食

D. 观察和记录尿量及性状

E. 术后 2 天内多站立

54. 属于抗组胺药物的是

A. 阿托品

B. 地西泮

C. 异丙嗪

D. 吗啡

E. 芬太尼

55. 患者，女，50 岁。摔倒后昏迷约 10 分钟，随即清醒，出现头痛、恶心呕吐，伴逆行性健忘，辅助检查无异常发现，考虑是

A. 脑挫裂伤

B. 颅内血肿

C. 脑震荡

D. 脑疝

E. 颅骨骨折

56. 化脓性阑尾炎术后第 5 天，出现发热、下腹坠胀不适、大便次数增多、里急后重、尿频，可能的并发症是

A. 膈下脓肿

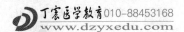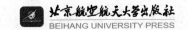

B. 盆腔脓肿

C. 髂窝脓肿

D. 尿路感染

E. 肠间脓肿

57. 肺性脑病不能用高浓度吸氧，主要是因为

A. 可引起氧中毒

B. 缺氧不是主要因素

C. 促使 $CO_2$ 排出过速

D. 诱发代谢性酸中毒，使缺氧更加严重

E. 可解除主动脉体和颈动脉体的兴奋性

58. 用于固定脊柱的石膏型是

A. 肩人字石膏

B. 石膏背心

C. 长臂石膏

D. 蛙式石膏

E. 髋人字石膏

59. 最易造成骨折不愈合的因素是

A. 糖尿病

B. 高龄

C. 骨折间软组织嵌入

D. 畸形位置固定

E. 骨折部位血肿

60. 既可了解胆管内病变、又有助于黄疸鉴别的检查是

A. 腹部 B 超

B. 腹部平片

C. 经皮肝穿刺胆管造影

D. 内镜逆行胰胆管造影

E. 腹部 CT

61. 对疑有盆腔脓肿者，首先进行的检查是

A. 盆腔 X 线

B. 直肠指检

C. 局部穿刺抽脓

D. 血常规

E. 腹部 B 超

62. 颅内压增高的重要客观体征是

A. 呼吸深而慢

B. 血压增高

C. 视神经乳头水肿

D. 外展神经麻痹

E. 脉搏缓慢而有力

63. 胰头癌典型的症状是

A. 消化不良、厌食

B. 腹痛、腹部不适

C. 肝脾肿大

D. 消瘦乏力

E. 进行性黄疸

64. 乳腺癌的早期表现是

A. 酒窝征

B. 无痛性乳房肿块

C. 卫星结节

D. 皮肤溃疡

E. 橘皮样变

65. 患者，男，62 岁。因急性化脓性阑尾炎行阑尾切除术后 5 天，左上腹持续性疼痛，逐渐加重，疼痛放射至左肩部，深呼吸及咳嗽时加重。体温 38℃，压痛局限于左季肋下，并有叩击痛。X 线检查提示：左膈肌升高；B 超：左膈下有 5cm×6cm 液性暗区。最可能的诊断为

A. 阑尾残端瘘

B. 化脓性门静脉炎

C. 急性胰腺炎

D. 左下胸膜炎

E. 膈下脓肿

66. 腹部急诊手术的术前准备<u>不包括</u>

A. 麻药过敏试验

B. 禁食、留置胃管

C. 配血

D. 备皮

E. 灌肠

67. 胃、十二指肠溃疡幽门梗阻的主要临床表现是

A. 食欲减退

B. 消瘦

C. 腹胀

D. 呕吐大量隔夜的食物

E. 阵发性腹痛

68. 甲状腺功能亢进患者可能的临床表现<u>不包括</u>

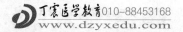
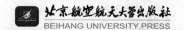

A. 双手细速颤动

B. 心悸

C. 食欲亢进

D. 脉搏细弱

E. 性情急躁

69. 肝硬化门脉高压症患者门静脉与腔静脉交通支扩张，最主要的是

A. 前腹壁交通支

B. 腹膜后交通支

C. 胃底、食管下段交通支

D. 直肠上静脉交通支

E. 直肠下端、肛管交通支

70. 低钾血症的心电图表现<u>不包括</u>

A. T 波高耸而基底较窄

B. T 波低平或倒置

C. Q-T 时间延长

D. u 波出现

E. S-T 段降低

二、以下提供若干个案例，每个案例下设若干个考题。请根据各考题题干所提供的信息，在每题下面的 A、B、C、D、E 五个备选答案中选择一个最佳答案，并在答题卡上将相应字母所属的方框涂黑。

（71-73 题共用题干）

患者，男，19 岁。因左胸被刀刺伤 1 小时入院。体检：躁动，面色苍白，皮肤湿冷，脉搏弱，心率 150 次／分，血压 90/75mmHg，左前胸壁第四肋间近胸骨处有一 4cm 长伤口，有不凝血流出，心脏听诊：心音遥远。

71. 问题 1：此患者最严重的诊断是

A. 失血性休克

B. 左侧气胸

C. 左侧张力性气胸

D. 心脏外伤心包压塞

E. 左侧开放性气胸

72. 问题 2：其病理生理变化为

A. 纵隔扑动

B. 循环衰竭

C. 血容量不足

D. 心脏受压，回心血量减少

E. 低氧血症

73. 问题 3：应立即采取的治疗措施为

A. 胸腔闭式引流

B. 抗休克治疗

C. 呼吸机辅助呼吸

D. 急症手术

E. 气管切开吸痰

（74-76 题共用题干）

患者，女，28 岁。肥胖、头痛伴闭经 1 年半。查体：血压 180/110mmHg，向心性肥胖，满月脸，皮肤薄，有痤疮，腹壁有宽大紫纹，下肢胫前可凹性水肿。

74. 问题 1：为明确库欣综合征，拟检查

A. 尿游离皮质醇

B. 血浆皮质醇

C. 小剂量地塞米松抑制试验

D. 大剂量地塞米松抑制试验

E. 血皮质醇昼夜节律

75. 问题 2：最常见的病因是

A. 肾上腺皮质腺癌

B. 肾上腺皮质腺瘤

C. 异位 ACTH 综合征

D. 医源性皮质醇增多症

E. 垂体 ACTH 分泌过多

76. 问题 3：肾上腺皮质肿瘤引起的库欣综合征与库欣病的鉴别，最有意义的试验室检查是

A. 葡萄糖耐量试验

B. 血皮质醇昼夜节律消失

C. 小剂量地塞米松抑制试验

D. 大剂量地塞米松抑制试验

E. 24 小时 17-羟类固醇

（77-78 题共用题干）

患者，女，29 岁。因风湿性心脏病行二尖瓣瓣膜置换术。

77. 问题 1：患者术后健康教育中最重要的是

A. 适量运动

B. 定期检查凝血功能

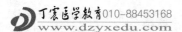
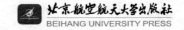

C. 预防感染

D. 保持心情愉快

E. 每天摄入足量蛋白质

78. 问题2：患者术后最常用的抗凝药物是

A. 华法林

B. 肝素

C. 阿司匹林

D. 双嘧达莫

E. 新抗凝片

**（79－83题共用题干）**

患者，男，71岁。因情绪激动后出现剧烈头痛、呕吐、言语不清，随即意识不清，左侧肢体瘫痪，大小便失禁。诊断急性脑出血破入脑室，急症行侧脑室体外引流术。

79. 问题1：诊断脑出血最可靠的依据是

A. 脑膜刺激征

B. 意识障碍

C. CT结果

D. MRI结果

E. 高血压病史

80. 问题2：脑室引流管放置的时间，一般<u>不超过</u>

A. 4天

B. 3天

C. 6天

D. 7天

E. 5天

81. 问题3：脑室体外引流患者每天引流量不超过

A. 200ml

B. 100ml

C. 400ml

D. 500ml

E. 300ml

82. 问题4：脑室引流管引流不通畅时，<u>禁止</u>采用的处理方法是

A. 使用生理盐水冲洗

B. 使用无菌注射器抽吸

C. 轻轻旋转引流管

D. 更换引流管

E. 放低引流袋

83. 问题5：脑室体外引流患者的护理措施，<u>不正确</u>的是

A. 准确记录引流量

B. 保持引流通畅

C. 妥善固定引流管

D. 更换引流袋要遵守无菌操作原则

E. 引流管开口低于侧脑室平面15cm

**（84－85题共用题干）**

患者，男，61岁。因呼吸困难转入ICU病房，给予鼻导管吸氧，氧流量为3L/min。

84. 问题1：该患者吸入氧气的浓度（$FiO_2$）是

A. 28%

B. 24%

C. 36%

D. 40%

E. 33%

85. 问题2：ICU的收治对象<u>不包括</u>

A. 大手术患者

B. 休克患者

C. 急性肾衰竭患者

D. 终末期肿瘤患者

E. 器官移植患者

**（86－87题共用题干）**

患者，女，30岁。头部被铁棍击伤后昏迷，在送医院途中清醒，入院查体时又呈昏迷状态，左瞳孔直径0.5cm，右侧0.2cm，右侧肢体无自主运动。

86. 问题1：诊断首先考虑为

A. 原发性脑干损伤

B. 脑挫裂伤

C. 急性硬脑膜外血肿

D. 急性脑内血肿

E. 急性硬脑膜下血肿

87. 问题2：目前禁忌的处理方法是

A. 开颅探查

B. 腰椎穿刺测定颅内压

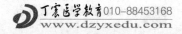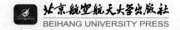

C. 应用地塞米松

D. 脑室引流

E. 20% 甘露醇快速静滴

**（88－90 题共用题干）**

患者，男，67 岁。脊柱手术后卧床 2 周，出现右腿小腿疼痛、紧束感，并逐渐出现下肢肿胀。有长期吸烟史。

88. 问题 1：患者出现的并发症是

A. 切口感染

B. 关节炎

C. 水电解质紊乱

D. 下肢深静脉血栓形成

E. 肌肉萎缩

89. 问题 2：护理措施错误的是

A. 卧床

B. 理疗

C. 按摩患肢

D. 应用抗生素

E. 抬高患肢

90. 问题 3：预防该并发症发生的主要护理措施是

A. 抬高患肢

B. 热敷、理疗

C. 术后早期活动肢体

D. 应用低分子肝素

E. 定时观察，早期发现

三、以下提供若干组考题，每组考题共同在考题前列出的 A、B、C、D、E 五个备选答案。请从中选择一个与考题关系最密切的答案，并在答题卡上将相应字母所属的方框涂黑。每个备选答案可能被选择一次，多次或不被选择。

**（91－92 题共用备选答案）**

A. 咖啡色脓液

B. 乳白色脓液

C. 棕褐色脓液

D. 透明囊液

E. 黄白色脓液

91. 阿米巴性肝脓肿脓液特点为

92. 细菌性肝脓肿脓液特点为

**（93－94 题共用备选答案）**

A. 颈后痛

B. 面部疖肿

C. 蜂窝织炎

D. 浅部脓肿

E. 面部丹毒

93. 一般不化脓的疾病是

94. 创面有多个脓头的疾病是

**（95－96 题共用备选答案）**

A. 术前结肠灌洗

B. 术前洗胃

C. 术前行胃肠减压

D. 术前两周服用复方碘剂

E. 术前 3 天做皮肤准备

95. 瘢痕性幽门梗阻手术应

96. 结直肠手术应

**（97－98 题共用备选答案）**

A. 胃内喂养

B. 经口进食

C. 周围静脉营养

D. 中心静脉营养

E. 空肠喂养

97. 对营养液渗透压要求比较严格的是

98. 最符合生理营养的方法是

**（99－100 题共用备选答案）**

A. 呕吐物为血性

B. 呕吐早、频繁

C. 呕吐出现晚，呕吐物带酸臭味

D. 呕吐物为带酸臭味的宿食

E. 呕吐物呈溢出性

99. 高位肠梗阻呕吐的特点是

100. 绞窄性肠梗阻呕吐的特点

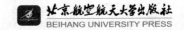

# 单科试卷三

一、以下每一道考题下面有 A、B、C、D、E 五个备选答案，请从中选择一个最佳答案。并在答题卡上将相应题号的相应字母所属的方框涂黑。

1. 嵌顿性疝与绞窄性疝的鉴别要点是
   A. 疝块不能还纳的时间长短
   B. 疝块是否有压痛
   C. 疝内容物有无血运障碍
   D. 疝内容物
   E. 疝内容物与疝囊粘连

2. 调节酸碱平衡的重要器官是
   A. 肺、肾
   B. 肺、血管
   C. 肾、血管
   D. 大脑
   E. 肝

3. 患者，男，18 岁。近半年来出现食欲缺乏，消瘦，盗汗，髋关节疼痛、发僵，并逐渐发生跛行，疑患有髋关节结核，进行托马斯征检查是了解
   A. 内收功能
   B. 外展功能
   C. 外旋功能
   D. 屈曲功能
   E. 内旋功能

4. 肛周脓肿的主要治疗方法是
   A. 应用抗生素
   B. 高锰酸钾坐浴
   C. 切开引流
   D. 药物外敷
   E. 局部理疗

5. 与 Billroth Ⅱ式术后完全性输入袢梗阻的典型症状不相符的是
   A. 突发上腹部剧痛
   B. 呕吐物为食物和胆汁
   C. 呕吐量少
   D. 呕吐后症状不缓解
   E. 频繁呕吐

6. 急性化脓性腹膜炎行非手术治疗的时间一般不超过
   A. 24 小时
   B. 12 小时
   C. 48 小时
   D. 72 小时
   E. 36 小时

7. 患者，女，22 岁。左侧乳房外上象限有一包块，易推动，表面光滑，质韧，诊断为乳房纤维腺瘤。该患者首选的治疗方式是
   A. 放疗
   B. 疏肝理气
   C. 手术治疗
   D. 内分泌治疗
   E. 化疗

8. 关于脓毒症，正确的是
   A. 体温不超过 40℃
   B. 持续高热
   C. 起病缓慢
   D. 通常不出现感染性休克
   E. 易出现转移性脓肿

9. 属于慢性排斥反应的特点是
   A. 术后 24 小时内发生
   B. 突发寒战高热
   C. 移植器官功能逐渐减退

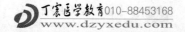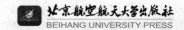

D. 移植器官肿大，局部疼痛

E. 术后 1～2 周发生

10. 腹部损伤并发出血性休克时，最重要的处理原则是

    A. 抗休克同时手术探查

    B. 镇痛

    C. 补充血容量

    D. 禁食

    E. 升压药物

11. 皮质醇症特有的临床表现是

    A. 向心性肥胖

    B. 高血压

    C. 腰背痛

    D. 失眠

    E. 电解质紊乱

12. 肺结核患者行胸廓成形术后加压包扎胸部的目的是

    A. 利于患者术后活动

    B. 减轻局部疼痛

    C. 减少胸廓震动

    D. 避免反常呼吸

    E. 减少局部出血

13. 急性阑尾炎最主要的体征是

    A. 腰大肌试验阳性

    B. 闭孔内肌试验阳性

    C. 墨菲征阳性

    D. 麦氏点压痛

    E. 直肠指检阳性

14. 急性乳腺炎患者脓肿形成后切开引流的切口一般是

    A. 横切口

    B. 放射状切口

    C. 弧形切口

    D. 纵切口

    E. 圆形切口

15. 乳腺癌侵犯淋巴管最常见的皮肤改变是

    A. "酒窝样"变化

    B. "橘皮样"变化

    C. "菜花状"新生物

    D. "铠甲胸"

    E. "卫星样"结节

16. 判断脑震荡的重要依据是

    A. 颅底骨折

    B. 颅内压增高

    C. 各生理反射消失

    D. 短暂昏迷和逆行性遗忘

    E. 生命体征改变

17. 血栓闭塞性脉管炎患者健康教育最重要的是

    A. 戒烟

    B. 保持情绪稳定

    C. 适当功能锻炼

    D. 患肢保暖

    E. 卧床休息

18. 良性骨肿瘤的治疗一般采用

    A. 手术为主的综合治疗

    B. 手术切除

    C. 放射疗法

    D. 中药治疗

    E. 化学药物治疗

19. 患者，女，24 岁，臀部被刀刺伤后半小时入院。该患者伤口属于

    A. 感染伤口

    B. 清洁伤口

    C. Ⅱ期愈合伤口

    D. Ⅰ期愈合伤口

    E. 污染伤口

20. 创伤后的休克患者用救护车转送时，姿势正确的是

    A. 足向车尾，头向车头，平卧

    B. 足向车头，头向车尾，平卧

    C. 足向车尾，头向车头，半卧位

    D. 足向车头，头向车尾，头高足低位

    E. 足向车头，头向车尾，半卧位

21. 急性脓胸并发支气管胸膜瘘最主要的治疗方法是

    A. 加强全身支持

    B. 应用抗菌药

    C. 反复穿刺排脓

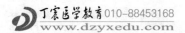
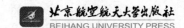

D. 胸腔闭式引流术

E. 纠正贫血

22. 椎间盘突出症与椎管狭窄的鉴别，最重要的根据是

    A. 腰痛的程度

    B. 腰痛的部位

    C. 有无神经源性间歇跛行

    D. X 线片、造影、CT、MRI 等检查

    E. 有无坐骨神经区的放射痛

23. 肾结核患者最早出现的症状是

    A. 尿痛

    B. 尿频

    C. 脓尿

    D. 盗汗

    E. 血尿

24. 患者，男，45 岁。乙型肝炎病史 10 年，右上腹疼痛不适，无畏寒、发热、黄疸，AFP 阳性，诊断为肝癌，此患者首选的治疗方法是

    A. 化疗

    B. 手术切除

    C. 免疫治疗

    D. 肝移植

    E. 放疗

25. 腹部手术 4 天后，患者体温再次升高，伤口疼痛，首先要考虑

    A. 腹腔脓肿

    B. 肺部感染

    C. 切口感染

    D. 肠粘连

    E. 盆腔脓肿

26. 患者，女，21 岁。双侧甲状腺肿大，清晨起床前测得血压 140/70mmHg，脉率为 100 次/分，该患者的甲状腺功能应属于

    A. 功能正常

    B. 功能低下

    C. 中度甲亢

    D. 重度甲亢

    E. 轻度甲亢

27. 单纯性肠梗阻发生后，肠腔内的气体大部分

来源于

    A. 肠道内容物经细菌分解产生

    B. 血液弥散至肠腔内

    C. 咽下的空气

    D. 肠道感染产生

    E. 肠道内容物发酵产生

28. 需及时到医院就诊，注射破伤风抗毒素的<u>不包括</u>

    A. 开放性骨折

    B. 生锈的铁钉刺伤

    C. 木头刺伤，但伤口深

    D. 被犬类咬伤

    E. 烧伤

29. 患者，男，60 岁。因胰头癌行胰、十二指肠切除术，术后第 5 天突然出现上腹疼痛，腹腔引流管流出含胆汁的液体。患者最可能出现

    A. 急性腹膜炎

    B. 膈下脓肿

    C. 胆囊穿孔

    D. 胰空肠吻合口瘘

    E. 嵌顿性内疝

30. 恶性肿瘤 TNM 分期中的 N 表示

    A. 肿瘤的部位

    B. 肿瘤的大小

    C. 区域淋巴结

    D. 肿瘤远处转移

    E. 肿瘤的恶性程度

31. 经内镜结肠息肉切除术，术前清洁肠道的药物<u>不包括</u>

    A. 硫酸镁

    B. 蕃泻叶

    C. 聚-己二醇平衡液

    D. 甘露醇

    E. 蓖麻油

32. 心脏瓣膜置换术后使用抗凝剂，<u>错误</u>的是

    A. 换生物瓣膜的患者术后早期可以不必使用抗凝剂

    B. 术后 24～48 小时拔除引流管后开始抗凝治疗

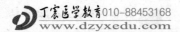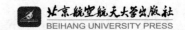

C．使用抗凝剂要定时测凝血酶原时间，调整口服抗凝药剂量

D．用抗凝剂期间要观察皮肤黏膜出血情况

E．患者术后不可随意停用抗凝剂

33．患者进行性吞咽困难伴消瘦，首先考虑的疾病是
   A．食管良性狭窄
   B．食管炎
   C．食管憩室
   D．贲门失驰缓症
   E．食管癌

34．急性胰腺炎最有价值的检查为
   A．血清淀粉酶
   B．白细胞计数及分类
   C．血清脂肪酶
   D．腹部 CT
   E．空腹血糖

35．急腹症的手术探查指征<u>不包括</u>
   A．腹腔内出血不止
   B．怀疑消化道穿孔
   C．经积极治疗，病情加重者
   D．腹痛反复发作 4 小时以上
   E．怀疑肠坏死

36．属于肾结石症状的是
   A．高血压
   B．疼痛，放射至大腿外侧
   C．贫血
   D．与活动有关的血尿
   E．膀胱刺激症状

37．膀胱癌最常见的早期症状是
   A．下腹部隐痛
   B．尿频、尿痛
   C．排尿困难和尿潴留
   D．下腹部肿块
   E．无痛性全程肉眼血尿

38．提示有胃肠穿孔的体征是
   A．腹膜刺激征
   B．明显腹胀
   C．肠鸣音消失

D．移动性浊音阳性

E．肝浊音界消失

39．左侧小脑幕切迹疝的典型临床表现是
   A．昏迷、左侧瞳孔散大，左侧肢体瘫痪
   B．昏迷、右侧瞳孔散大，左侧肢体瘫痪
   C．昏迷、双侧瞳孔散大，右侧肢体瘫痪
   D．昏迷、右侧瞳孔散大，右侧肢体瘫痪
   E．昏迷、左侧瞳孔散大，右侧肢体瘫痪

40．重症胰腺炎患者皮肤出现蓝紫色瘀斑时，多见于
   A．肩部
   B．胸部
   C．脐周
   D．腰部
   E．腹部

41．患者，女，23 岁。从二楼摔下，左侧先着地，腹部检查后怀疑胰腺破裂，诊断的主要根据是
   A．腹膜刺激征
   B．腹部疼痛
   C．血尿淀粉酶显著升高
   D．血钙降低
   E．血白细胞升高

42．创伤的病理基础是
   A．全身炎性反应
   B．组织损害
   C．发热
   D．内环境紊乱
   E．创伤性局部炎症

43．患者，男，55 岁。食管癌晚期。无法手术也无法经口进食。应建立营养支持最适应的是
   A．深静脉置管进行长期全营养混合液输注
   B．鼻胃管进行短暂管饲
   C．鼻肠管进行长期管饲
   D．外周静脉进行短期营养液输注
   E．胃造瘘管进行长期管饲

44．胶布皮肤牵引的主要并发症是
   A．坠积性肺炎
   B．缺血性痉挛
   C．肌肉萎缩

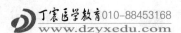
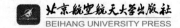

D. 消化道出血

E. 皮肤过敏

45. 皮牵引适用于

    A. 青枝骨折

    B. 成年人肱骨骨折

    C. 儿童骨折

    D. 脊柱骨折

    E. 成人股骨干骨折

46. 麻醉前使用的抗胆碱能药是

    A. 东莨菪碱

    B. 地西泮

    C. 吗啡

    D. 芬太尼

    E. 异丙嗪

47. 术前准备需禁食的患者，一般情况良好，估计很快能恢复进食，一般不给静脉高营养，只给100g左右的葡萄糖和适当水分，此时补糖的目的是

    A. 患者处于低代谢状不需多补

    B. 提供基本能量需要

    C. 保护肝功能

    D. 减少糖原消耗

    E. 减少蛋白质消耗

48. 在出现低渗性脱水时，应选择的输液张力为

    A. 2/3 张

    B. 等张

    C. 1/3 张

    D. 3/4 张

    E. 1/4 张

49. 前列腺增生所致尿路梗阻，与严重程度有关的因素是

    A. 前列腺肥大程度

    B. 年龄

    C. 前列腺增生部分的位置

    D. 是否伴有感染

    E. 是否伴有膀胱结石

50. 肠梗阻确诊后，最重要的是了解

    A. 梗阻程度

    B. 梗阻部位

C. 梗阻是否完全

D. 梗阻是否绞窄

E. 梗阻原因

51. 基础代谢率的常用计算公式为

    A. 脉率＋脉压－111

    B. 脉率 × 脉压－111

    C. 111－脉压＋脉率

    D. （脉率－脉压）×111

    E. 脉率－脉压－111

52. 乳房淋巴液输出途径错误的是

    A. 大部分淋巴流至锁骨上淋巴结

    B. 大部分乳房淋巴液流至腋窝淋巴结

    C. 一侧乳房的淋巴液可以流向对侧

    D. 乳房深侧淋巴网可延腹直肌鞘和肝镰状韧带通向肝

    E. 部分乳房内侧淋巴液流至胸骨旁淋巴结

53. 癌症疼痛的药物治疗，早期主张选用

    A. 可待因

    B. 阿司匹林

    C. 哌替啶

    D. 地西泮

    E. 吗啡

54. 进行残余尿测定时，提示膀胱逼尿肌处于失代偿状态的残余尿量是

    A. 20 ～ 30ml

    B. 10 ～ 20ml

    C. 40 ～ 50ml

    D. 50ml 以上

    E. 30 ～ 40ml

55. 患者，男，63 岁。因胰腺癌行胰十二指肠切除术后 2 天，术后引流管护理中不需要的措施是

    A. 观察引流性状及量

    B. 保持引流通畅

    C. 避免引流管脱落

    D. 每天冲洗 T 管

    E. 注意无菌技术操作

56. 乳腺癌的主要转移途径是

    A. 淋巴转移

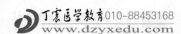 
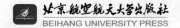

B．血行转移

C．种植转移

D．对侧转移

E．浸润转移

57．早期原发性肝癌最有效的治疗方法是

　　A．肝叶切除术

　　B．肝移植

　　C．化学治疗

　　D．放射治疗

　　E．肝动脉栓塞

58．关于良性肿瘤的特点，<u>错误</u>的是

　　A．多呈膨胀性生长

　　B．生长缓慢

　　C．细胞分化程度较高

　　D．发生转移

　　E．表面光滑，易推动

59．患者，女，45 岁。饱餐后出现上腹持续性疼痛并向左肩、腰背部放射，伴有恶心呕吐，诊断为急性胰腺炎。入院评估的资料中与其疾病关系密切的是

　　A．平时喜食素食

　　B．母亲高血压

　　C．休息时喜欢看电视

　　D．吸烟 3 支 / 天

　　E．患胆总管结石 5 年

60．患者，女，56 岁。间歇性出现肉眼血尿 1 个月，抗生素治疗无效。近日出现尿频、尿急和尿痛。首选的检查手段是

　　A．X 线检查

　　B．膀胱镜检查

　　C．CT 检查

　　D．MRI 检查

　　E．B 型超声检查

61．石膏绷带的浸水方法，下列<u>错误</u>的是

　　A．石膏绷带平置放入水中

　　B．水温 35 ～ 40℃

　　C．取出时两手应握住石膏绷带的两端

　　D．取出石膏绷带后用力绞拧多余水分

　　E．石膏绷带不再冒气泡后从水中取出

62．患者，男，67 岁。患风湿性关节炎 20 年，长期服用小剂量消炎痛，今进辛辣食物后突然大量黑便及呕血，最可能的原因是

　　A．胃十二指肠溃疡出血

　　B．食管静脉曲张破裂出血

　　C．克隆氏病出血

　　D．胆道出血

　　E．应激性溃疡出血

63．一般择期手术患者的术前呼吸道准备措施是

　　A．应用抗生素

　　B．进行体位引流

　　C．口服地塞米松

　　D．吸烟患者戒烟 2 周

　　E．应用支气管扩张剂

64．患者，男，27 岁。因胸部被刀刺伤 2 小时，创口与胸腔相通，出现极度呼吸困难，首选的急救措施是

　　A．立即放置胸腔闭式引流

　　B．迅速封闭伤口

　　C．立即手术治疗

　　D．大剂量应用抗生素

　　E．立即输血补液

65．患者，女，55 岁。桡骨远端粉碎性骨折，石膏固定 4 周后拆除，发现右手各手指屈曲功能受限，主要原因是

　　A．骨折时合并右手屈伸肌腱损伤

　　B．骨折时合并正中神经、尺神经损伤

　　C．石膏固定，造成右手关节僵硬

　　D．骨折时合并右手诸关节的损伤

　　E．石膏压迫引起右手缺血挛缩

66．内痔的早期症状是

　　A．便秘

　　B．痔块脱出

　　C．便后疼痛

　　D．黏液便

　　E．无痛性鲜血便

67．颅内动静脉畸形的临床特点<u>不包括</u>

　　A．头痛

　　B．突眼

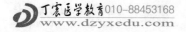
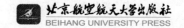

C. 意识障碍

D. 神经功能缺损

E. 抽搐

68. 胰腺癌手术切除率低的原因主要是

A. 癌直接浸润和转移

B. 癌肿的恶性程度高

C. 胰腺癌好发于老年人，不宜手术

D. 手术复杂

E. 手术的危险性高

69. 断肢的正确保存方法是

A. 用生理盐水浸泡保存

B. 用生理盐水充分冲洗

C. 将冰块直接放置于断肢周围

D. 用无菌敷料包裹断肢套入塑料袋，放入4℃的有盖容器中

E. 用75%乙醇初步消毒

70. 当腹压突然增加时尿液不自主流出，称为

A. 压力性尿失禁

B. 真性尿失禁

C. 急迫性尿失禁

D. 膀胱刺激症状

E. 充溢性尿失禁

二、以下提供若干个案例，每个案例下设若干个考题。请根据各考题题干所提供的信息，在每题下面的A、B、C、D、E五个备选答案中选择一个最佳答案，并在答题卡上将相应字母所属的方框涂黑。

（71－74题共用题干）

亚低温冬眠疗法是应用药物和物理方法降低患者体温，目的是增加脑对缺血和缺氧的耐受力。

71. 问题1：患者降温的速度为每小时下降

A. 2℃

B. 1℃

C. 4℃

D. 5℃

E. 3℃

72. 问题2：实施该疗法患者较为理想的肛温为

A. 26～28℃

B. ＜26℃

C. 32～34℃

D. 35～36℃

E. 28～30℃

73. 问题3：停用该疗法时，正确的是

A. 先停物理降温，一次性停用冬眠药物，并予以保暖

B. 先停物理降温，再逐渐停用冬眠药物，自然复温

C. 物理降温和冬眠疗法同时停用，自然复温

D. 因病情不同，停用物理降温和冬眠药物的顺序而不同，复温方法也不同

E. 先逐渐停用冬眠药物，再停物理降温，并予以保暖

74. 问题4：最适合采用该疗法的是

A. 老年患者

B. 儿童患者

C. 中枢性高热患者

D. 全身衰竭患者

E. 休克患者

（75－76题共用题干）

患者，男，35岁。因车祸撞伤中腹部，患者诉腹痛难忍，伴恶心、呕吐，拟诊为外伤性肠穿孔。

75. 问题1：该患者目前的治疗措施，<u>不正确</u>的是

A. 静脉输液

B. 禁食，胃肠减压

C. 肥皂水灌肠

D. 尽快术前准备

E. 应用广谱抗菌药

76. 问题2：对上述诊断有确定性意义的体征是

A. 腹膜刺激征

B. 肠鸣音消失

C. 腹式呼吸消失

D. 移动性浊音阳性

E. 肝浊音界扩大

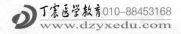 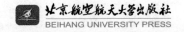

（77 - 78 题共用题干）

患者，男，50 岁。进行性吞咽困难 4 个月。食管造影示：上段食管 3cm 长狭窄，黏膜破坏。

77. 问题 1：该患者最可能的诊断是
    A. 食管炎
    B. 食管癌
    C. 贲门失弛缓症
    D. 食管瘢痕性狭窄
    E. 食管憩室

78. 问题 2：对患者采用放射疗法，放疗期间皮肤有水疱时，可局部使用
    A. 羊毛脂
    B. 2% 甲紫
    C. 氢化可的松霜
    D. 0.2% 薄荷淀粉
    E. 硼酸软膏

（79 - 80 题共用题干）

患者，女，45 岁。因肝外胆管结石伴感染入院，患者剑突下压痛，有反跳痛，腹肌稍紧张，体温 38℃，皮肤巩膜轻度黄染。

79. 问题 1：应警惕重症胆管炎发生的体征是
    A. 脉搏加快
    B. 体温升高
    C. 呼吸加快
    D. 尿量减少
    E. 血压下降

80. 问题 2：患者目前护理措施中不妥的是
    A. 使用抗生素
    B. 静脉输液支持治疗
    C. 进食低脂饮食
    D. 观察腹部体征
    E. 观察神志及意识情况

（81 - 83 题共用题干）

患者，女，59 岁。胃癌术后 8 天，出现小腿剧痛，行走时症状加重，小腿肿胀有深压痛，Homans 征阳性。既往无下肢肿胀和回流障碍的病史。诊断为下肢静脉血栓形成。

81. 问题 1：与此病形成无关的原因是

A. 下肢深静脉瓣功能不全
B. 静脉壁损伤
C. 卧床，血流缓慢
D. 肿瘤患者处于高凝状态
E. 术后液体不足

82. 问题 2：溶栓疗法首选的药物是
    A. 速比林
    B. 阿司匹林
    C. 尿激酶
    D. 肝素
    E. 链激酶

83. 问题 3：护理措施错误的是
    A. 下床活动时应穿弹力袜或弹力绷带
    B. 卧床休息，抬高患肢
    C. 观察患肢脉搏和皮肤温度的变化
    D. 按摩患肢，减轻肿胀
    E. 进食低脂、富含纤维素的饮食

（84 - 86 题共用题干）

患者，男，23 岁。肺炎高热 4 天，血压 100/80mmHg，呼吸 20 次 / 分，脉搏 110 次 / 分。今晨护士注射时发现针眼出血不止，同时见到躯干和上肢有散在的瘀斑。

84. 问题 1：目前最应怀疑的是
    A. 菌血症
    B. 脓毒症
    C. 急性肾功能衰竭
    D. 弥散性血管内凝血
    E. 急性肝衰竭

85. 问题 2：此患者进一步检查的主要项目是
    A. 红细胞计数
    B. 血小板计数
    C. 凝血酶原时间测定
    D. 二氧化碳结合力测定
    E. 白细胞计数

86. 问题 3：该患者实验室检查不可能发现的是
    A. 3P 试验阳性
    B. 血小板增加
    C. 纤维蛋白原减少
    D. 凝血酶原时间延长

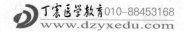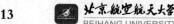

E. 凝血时间延长

（87－88题共用题干）

患者，男，20岁。因踢球造成左胫骨骨折，行石膏固定复位。

87. 问题1：关于骨折后功能锻炼的目的，<u>不正确</u>的是
   A. 促进局部血运循环
   B. 改善全身功能情况
   C. 增强肌肉力量，利于骨折部位的固定
   D. 预防骨折并发症
   E. 维持和恢复关节功能

88. 问题2：该患者的功能锻炼开始时间为
   A. 石膏固定后3天
   B. 石膏固定后当天
   C. 石膏固定后2周
   D. 石膏固定后1月
   E. 石膏固定后1周

（89－90题共用题干）

患者，男，25岁。近3个月经常排便后滴鲜血，量不多。肛门指检无异常发现，肛镜检截石位见一突出肛管内暗红色圆形软结节。

89. 问题1：该患者最可能的诊断是
   A. 肛裂
   B. 直肠息肉
   C. 外痔
   D. 内痔
   E. 直肠癌

90. 问题2：关于该疾病的描述，正确的是
   A. 对疼痛敏感
   B. 表面覆盖的是黏膜
   C. 早期发现后越早手术疗效越好
   D. 常伴随有直肠刺激症状
   E. 是动脉扩张纡曲形成的团块

三、以下提供若干组考题，每组考题共同在考题前列出的A、B、C、D、E五个备选答案。请从中选择一个与考题关系最密切的答案，并在答题卡上将相应字母所属的方框涂黑。每个备选答案可能被选择一次，多次或不被选择。

（91－92题共用备选答案）
   A. 交通支开放
   B. 脾肿大
   C. 呕血
   D. 脾功能亢进
   E. 腹水

91. 门脉高压症患者最危急的并发症是

92. 门脉高压症患者早期即出现的临床表现是

（93－94题共用备选答案）
   A. 尿潴留
   B. 血尿
   C. 尿急
   D. 排尿困难
   E. 尿频

93. 膀胱癌最常见的临床表现是

94. 前列腺增生任何阶段均可出现的临床表现是

（95－96题共用备选答案）
   A. 口渴、乏力
   B. 口渴、少尿
   C. 口渴、烦躁
   D. 乏力、手足抽搐
   E. 乏力、无口渴

95. 低渗性脱水最典型的早期症状是

96. 高渗性脱水最典型的早期症状是

（97－98题共用备选答案）
   A. 尿道全层裂伤
   B. 尿道完全断裂
   C. 尿道球部损伤
   D. 尿道挫伤
   E. 尿道膜部损伤

97. 骑跨伤易造成

98. 能通畅留置导尿，一般<u>不是</u>

（99－100题共用备选答案）
   A. 排尿困难
   B. 排尿突然中断
   C. 镜下血尿
   D. 肾绞痛
   E. 膀胱刺激症状

99. 膀胱结石的典型症状是

100. 结石活动或引起输尿管梗阻时可出现

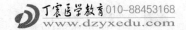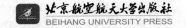

# 单科试卷四

一、以下每一道考题下面有 A、B、C、D、E 五个备选答案，请从中选择一个最佳答案。并在答题卡上将相应题号的相应字母所属的方框涂黑。

1. 诱发脑疝的原因是
   A. 冬眠疗法
   B. 腰穿
   C. 应用抗生素
   D. 吸氧
   E. 脱水疗法

2. 患者，男，65 岁。1 月前因"腹股沟斜疝"行疝修补术。术后 20 天，出现右小腿肿胀，并逐渐加重至大腿根部。为明确诊断，入院后首选检查为
   A. 放射性核素检查
   B. 多普勒血流探测仪
   C. 静脉测压
   D. CT 检查
   E. 静脉造影

3. 可以了解体内骨骼肌含量的营养指标是
   A. 肌酐身高指数
   B. 体重
   C. 白蛋白
   D. 肱三头肌皮褶厚度
   E. 体质指数

4. 门脉高压症形成后，最先出现的病理变化是
   A. 脾功能亢进
   B. 脾肿大
   C. 腹水
   D. 黄疸
   E. 交通支扩张

5. 急性胆囊炎患者不可能出现
   A. 右上腹腹肌紧张
   B. 右上腹压痛
   C. 麦氏点压痛
   D. 畏寒、发热
   E. 墨菲征阳性

6. 低渗性脱水时，体液的容量变化特点为
   A. 细胞外液轻度减少，细胞内液正常
   B. 细胞外液正常，细胞内液减少
   C. 细胞外液轻度减少，细胞内液显著减少
   D. 细胞外液、内液按比例减少
   E. 细胞外液显著减少，细胞内液轻度减少

7. 局部麻醉药物中毒的原因，错误的是
   A. 注射部位血管丰富
   B. 一次用药超过最大安全剂量
   C. 局麻药中加了肾上腺素
   D. 患者严重肝功能障碍
   E. 患者体质衰弱

8. 乳腺癌患者术后多长时间内应避免妊娠
   A. 2 年
   B. 1 年
   C. 5 年
   D. 7 年
   E. 3 年

9. 肾损伤中可采取非手术治疗的是
   A. 肾蒂血管部分断裂
   B. 肾挫伤
   C. 肾横断伤
   D. 肾蒂横断伤
   E. 肾全层裂伤

10. 属于水溶性维生素的是

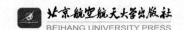

A. 维生素 D

B. 维生素 A

C. 维生素 K

D. 维生素 C

E. 维生素 E

11. 确定颈部包块性质最有价值的检查方法是

A. CT

B. B 超

C. 细针穿刺细胞学检查

D. X 线平片

E. MRI

12. 骨盆骨折可采用的方法是

A. 骨盆悬吊牵引

B. 骨盆带牵引

C. 胶布牵引

D. 骨牵引

E. 枕颌带牵引

13. 机械通气患者气道峰压增高见于

A. 呼吸机管道漏气

B. 导管套囊充气不足

C. 小潮气量

D. 呼吸机管道堵塞

E. 呼吸机管道脱落

14. 判断口对口呼吸有效的指标是

A. 口唇发绀是否改善

B. 胸廓是否升起

C. 心跳是否恢复

D. 吹气时阻力减小

E. 瞳孔是否缩小

15. 膈下脓肿主要采用的治疗原则是

A. 手术治疗

B. 抗生素治疗

C. 温盐水保留灌肠

D. 物理透热

E. 热水坐浴

16. 解除胆绞痛有效的药物是

A. 酸性药物

B. 碱性药物

C. 解热镇痛抗炎药

D. 镇静催眠药

E. 抗胆碱药物

17. 患者，男，22 岁。双下肢挤压伤，血压正常，血清钾 5.6mmol/L。治疗原则中错误的是

A. 积极防治心律失常

B. 不给一切带钾的药物或溶液

C. 恢复肾脏功能

D. 补充血容量

E. 静脉输注 5% 碳酸氢钠溶液 60 ～ 100ml

18. 患者，男，68 岁。双上肢持物不稳，双下肢行走有踩棉花感，诊断为脊髓型颈椎病，行手术治疗。患者术后出现颈部明显肿胀，增粗，并出现呼吸困难，应高度怀疑患者出现了

A. 血肿形成

B. 喉头水肿

C. 喉返神经损伤

D. 痰液阻滞

E. 喉上神经损伤

19. 更换胸腔闭式引流瓶前应首先用

A. 两把止血钳同向夹住引流管末端

B. 两把止血钳平行向夹住胸腔引流管

C. 一把止血钳夹住引流管末端

D. 手捏住胸腔引流管

E. 一把止血钳夹住胸腔引流管

20. 放疗局部皮肤干反应的正确护理是

A. 涂碘酒每天 3 次

B. 多用肥皂擦拭

C. 涂薄荷淀粉

D. 阳光直射

E. 热敷每天 2 次

21. 乳腺癌最常见的临床表现是

A. 乳房皮肤橘皮样改变

B. 乳头凹陷

C. 乳腺弥漫性增生

D. 两侧乳头位置不对称

E. 乳房的无痛性肿块

22. 颅内压增高患者的治疗不包括

A. 去除病因

B. 一般速度输入甘露醇

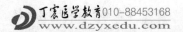 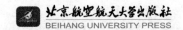

C. 脱水治疗

D. 激素治疗

E. 冬眠降温治疗

23. 有关脊髓型颈椎病的临床表现，错误的是

    A. 上肢发麻，手部肌力弱

    B. 大小便障碍

    C. 压头及牵拉试验阳性

    D. 不规则感觉障碍，肌张力增高

    E. 下肢发紧、发麻、行走困难

24. 急性胃穿孔的腹腔穿刺液性质为

    A. 有粪臭味的血性渗液

    B. 不凝固血液

    C. 棕褐色脓液，无臭味

    D. 黄色浑浊液体，有食物残渣

    E. 稀薄白色脓性液

25. 风湿热患者，心尖部听诊闻及舒张期隆隆样杂音，首先考虑是

    A. 三尖瓣关闭不全

    B. 三尖瓣狭窄

    C. 主动脉瓣狭窄

    D. 二尖瓣狭窄

    E. 肺动脉瓣狭窄

26. 治疗休克时常用的碱性药物是

    A. 15% 碳酸氢钠

    B. 20% 碳酸氢钠

    C. 5% 碳酸氢钠

    D. 3% 碳酸氢钠

    E. 10% 碳酸氢钠

27. 胆道 T 管引流与腹腔引流管的护理措施不同的是

    A. 每天更换引流袋

    B. 保持引流管通畅

    C. 拔管前夹管观察 1 ～ 2 天

    D. 引流袋不得高于引流出口

    E. 观察引流量和性状

28. 肾结核术后需要抗结核治疗的时间是

    A. 1 个月

    B. 2 周

    C. 6 ～ 9 个月

D. 6 ～ 12 个月

E. 2 个月

29. 手术室内划为限制区的是

    A. 护士办公室

    B. 休息室

    C. 值班室

    D. 辅料准备间

    E. 手术间及刷手间

30. 患者，男，40 岁。发热 5 天，伴直肠坠胀便意不净感，无腹泻。直肠指检在直肠右侧触及有压痛的隆起，首先考虑的是

    A. 肛门周围脓肿

    B. 盆腔脓肿

    C. 肛瘘

    D. 肛裂

    E. 骨盆直肠间隙脓肿

31. 胃大部切除术后，最早易出现的并发症是

    A. 吻合口瘘

    B. 倾倒综合征

    C. 低血糖综合征

    D. 十二指肠残端破裂

    E. 胃出血

32. 甲状腺大部分切除术后最严重的并发症是

    A. 喉返神经损伤

    B. 呼吸困难和窒息

    C. 甲状旁腺损伤

    D. 甲状腺危象

    E. 喉上神经损伤

33. 患者，女，30 岁。痔切除术后 24 小时，出现急性尿潴留，最可能的原因是

    A. 麻醉后排尿反应抑制

    B. 伤口肿胀疼痛

    C. 不习惯床上排尿

    D. 精神负担过重

    E. 尿路感染

34. 机械性肠梗阻的重要腹部体征是

    A. 腹式呼吸减弱

    B. 腹部压痛

    C. 腹肌紧张和反跳痛

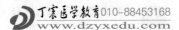
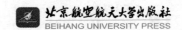

D. 移动性浊音

E. 腹部膨隆，并有肠型及蠕动波

35. 腹膜的功能**不包括**

　　A. 防御

　　B. 润滑

　　C. 增生

　　D. 吸收

　　E. 修复

36. 患者，女，24岁。分娩后14天，因"左下肢肿胀伴疼痛3天"急诊入院。查体：左下肢肿胀明显，足背动脉搏动可扪及，诊断为"左下肢深静脉血栓形成"。下列护理措施中**不正确**的是

　　A. 患肢制动

　　B. 抬高患肢

　　C. 嘱患者母乳喂养

　　D. 适当活动健侧肢体

　　E. 使用溶栓抗凝药物

37. 肝癌早期的疼痛性质是

　　A. 持续性剧痛

　　B. 阵发性疼痛

　　C. 持续性隐痛

　　D. 搏动性疼痛

　　E. 持续性疼痛阵发性加剧

38. 使用止痛药物的注意事项，**错误**的是

　　A. 诊断不明者禁忌使用

　　B. 了解药物的药理和医嘱

　　C. 首选麻醉性药物

　　D. 根据个体调整剂量

　　E. 术后应在疼痛发作前给药

39. 患者，女，23岁。阑尾切除术后4天，突发高热39℃，无腹痛，应首先做的检查是

　　A. 化验白细胞

　　B. 查看伤口

　　C. 胸片

　　D. 血培养

　　E. B超

40. 当患者自主呼吸存在时，容易出现人机对抗的机械通气模式是

　　A. CMV

B. AMV

C. PSV

D. IMV

E. SIMV

41. 破伤风患者注射大量破伤风抗毒素，作用是

　　A. 控制和解除痉挛

　　B. 中和游离与结合的毒素

　　C. 预防肺内并发症

　　D. 中和游离毒素

　　E. 抑制破伤风梭菌的生长

42. 急性硬脑膜外血肿患者的典型意识变化特点是

　　A. 无意识障碍

　　B. 短暂昏迷

　　C. 昏迷 - 清醒 - 昏迷

　　D. 昏迷进行性加重

　　E. 持续昏迷

43. 急性胰腺炎患者非手术疗法时，护理措施**不妥**的是

　　A. 保持胃肠减压通畅

　　B. 监测血糖

　　C. 维持水电解质平衡

　　D. 尽量采用肠内营养支持

　　E. 给予抗胰酶的药物

44. 患儿，女，8岁。发热2周，左膝痛，查体：左膝关节浮髌试验（－），胫骨上部肿胀，压痛明显，血白细胞$20×10^9$/L，中性粒细胞$0.9×10^9$/L，胫骨上干骺端穿刺有脓液。正确的处理是

　　A. 开窗减压术

　　B. 大剂量抗菌药物静脉输入

　　C. 病灶清除，植骨

　　D. 膝关节内抗菌药物连续冲洗

　　E. 病灶冲洗，搔刮脓腔

45. 成人全关节结核并有窦道形成，最合适的治疗是

　　A. 石膏固定，开窗换药

　　B. 继续抗结核治疗

　　C. 病灶清除，关节融合

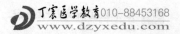 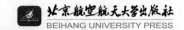

D. 病灶清除，石膏固定

E. 加强支持，窦道冲洗

46. 肝动脉插管化疗使用的冲洗液为

    A. 注射用水

    B. 生理盐水

    C. 5% 葡萄糖

    D. 肝素稀释液

    E. 无菌蒸馏水

47. 可直接窥视壶腹部癌，并可活检的检查方法是

    A. 十二指肠引流

    B. 胃肠钡餐造影检查

    C. PTC

    D. ERCP

    E. 放射性核素扫描

48. 妊娠妇女被诊断为急性阑尾炎，治疗方法正确的是

    A. 临产期的急性阑尾炎并发阑尾穿孔可考虑经腹剖宫产术，同时行阑尾切除术。

    B. 使用广谱抗生素

    C. 中医中药治疗

    D. 需立即手术治疗

    E. 禁忌手术

49. 肺结核手术治疗的前提是

    A. 经 2 年以上正规的抗结核治疗

    B. 经 1 年以上正规的抗结核治疗

    C. 经正规的抗结核治疗、病灶稳定 6～8 个月

    D. 经正规的抗结核治疗、病灶稳定 10 个月以上

    E. 经正规的抗结核治疗、病灶稳定 3 个月以上

50. 手术中，术者的手套污染后应

    A. 更换无菌手套

    B. 用碘酒消毒

    C. 用 75% 的乙醇消毒

    D. 重新刷手后再戴无菌手套

    E. 加戴一只无菌手套

51. 腹部实质性脏器损伤的主要临床表现是

    A. 呕血、黑便

    B. 腹膜刺激征阳性

    C. 有气腹

    D. 腹痛

    E. 腹腔内出血

52. 患者，男，32 岁。持续高热伴食欲差、腹胀 10 天入院，确诊为伤寒，已遵医嘱应用喹诺酮类抗菌药，昨晚饭后突然发生右下腹剧痛。查体：腹部压痛，反跳痛明显。患者出现的情况是

    A. 肠炎

    B. 阑尾炎

    C. 肠穿孔

    D. 肠系膜炎症

    E. 便秘所致

53. 手术中发现疝囊颈在腹壁下动脉的内侧称为

    A. 腹股沟斜疝

    B. 脐疝

    C. 股疝

    D. 白线疝

    E. 腹股沟直疝

54. 原发性醛固酮增多症的临床特征

    A. 高血压、低血钾、低肾素血症

    B. 高血压、高血钾、高肾素血症

    C. 低血压、高血钾、低肾素血症

    D. 高血压、高血钾、酸中毒

    E. 低血压、低血钾、低肾素血症

55. 关于骨折临床愈合的标准，正确的是

    A. 局部无反常活动

    B. 局部无畸形

    C. 下肢不扶拐在平地连续步行 5 分钟，不少于 50 步

    D. 连续功能锻炼 2 天骨折处不变形

    E. 上肢向前平举 2 千克重量达 1 分钟

56. 一般情况下，ICU 护士总数与病床数之比为

    A. 2～3：1

    B. 1～2：1

    C. 4～5：1

    D. 5～6：1

    E. 3～4：1

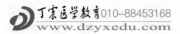 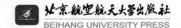

57. 患者，男，32岁。被车撞伤左胸，造成第4～7肋骨骨折，左胸中量积液，行胸膜腔闭式引流，引流出血性液体540ml，其血胸属于
    A. 中等量血胸
    B. 少量血胸
    C. 感染性血胸
    D. 纤维性血胸
    E. 大量血胸

58. 腹腔内抽出凝固的血液，提示
    A. 脾破裂
    B. 肝破裂
    C. 腹膜后血肿
    D. 抽出血管内血液
    E. 出血性胰腺炎

59. 最易发生嵌顿的腹外疝是
    A. 腹股沟直疝
    B. 腹股沟斜疝
    C. 脐疝
    D. 切口疝
    E. 股疝

60. 颅内压增高引起的头痛特点是
    A. 闪电样头痛
    B. 断续性头痛
    C. 夜间、清晨加重
    D. 搏动性头痛
    E. 持续性头痛

61. 急性心肌梗死患者突然发生青紫、呼吸困难、神志不清、大动脉搏动消失，首选的抢救措施是
    A. 静脉注射利多卡因
    B. 非同步电复律
    C. 静脉注射肾上腺素
    D. 口对口人工呼吸
    E. 胸外心脏按压

62. 骨盆骨折易造成的损伤是
    A. 尿道全层裂伤
    B. 尿道完全断裂
    C. 尿道球部损伤
    D. 尿道前列腺部损伤
    E. 尿道膜部损伤

63. 1500U TAT 脱敏注射法是
    A. 用等渗盐水稀释成10ml分4次肌注
    B. 用等渗盐水稀释成10倍分4次肌注
    C. 用注射用水稀释成10ml分4次肌注
    D. 用注射用水稀释成10ml分3次肌注
    E. 将1ml抗毒素分成0.1ml、0.2ml、0.3ml、0.4ml，以生理盐水分别稀释至1ml分4次肌注

64. 患者，男，42岁。急性腹痛、腹胀，无排气、排便，伴有呕吐，呕吐物为暗褐色液体，查潜血（+），诊断可能为
    A. 输尿管结石
    B. 单纯性机械性肠梗阻
    C. 胆道蛔虫症
    D. 绞窄性肠梗阻
    E. 急性阑尾炎

65. 甲状旁腺功能亢进患者容易发生的电解质紊乱类型是
    A. 高钙血症
    B. 低钙血症
    C. 高镁血症
    D. 高磷血症
    E. 低镁血症

66. 肱骨中下段骨折最易损伤的神经是
    A. 正中神经
    B. 腋神经
    C. 桡神经
    D. 肌皮神经
    E. 尺神经

67. 休克代偿期的临床表现为
    A. 血压稍降低，脉搏、脉压正常
    B. 血压稍升高，脉搏、脉压正常
    C. 血压稍升高，脉搏快、脉压缩小
    D. 血压稍降低，脉搏快、脉压缩小
    E. 血压稍升高，脉搏快、脉压无变化

68. 感染性休克常继发于
    A. 革兰阳性球菌
    B. 革兰阳性杆菌
    C. 革兰阴性球菌

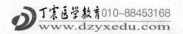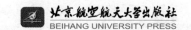

D. 真菌

E. 革兰阴性杆菌

69. 患者，男，55岁。患脊髓型颈椎病多年，首选的治疗方法为

A. 中医中药治疗

B. 超短波治疗

C. 颈椎牵引

D. 手术治疗

E. 药物离子导入

70. 寒战、高热，膝关节红、肿、热、痛呈半屈曲位，浮髌试验阳性，最可能的疾病是

A. 恶性骨肿瘤

B. 急性血源性骨髓炎

C. 化脓性膝关节炎

D. 膝关节滑膜结核

E. 膝关节结核

二、以下提供若干个案例，每个案例下设若干个考题。请根据各考题题干所提供的信息，在每题下面的A、B、C、D、E五个备选答案中选择一个最佳答案，并在答题卡上将相应字母所属的方框涂黑。

（71-73题共用题干）

患儿，男，12岁。10天前出现左膝部间歇性疼痛，且逐渐加重，局部出现肿胀。经检查诊断为骨肉瘤。

71. 问题1：骨肉瘤的好发部位是

A. 脊椎骨

B. 扁骨

C. 短骨干骺端

D. 长骨骨干

E. 长骨干骺端

72. 问题2：骨肉瘤最常见的转移部位是

A. 肺

B. 脑

C. 胰腺

D. 肝

E. 肾

73. 问题3：骨肉瘤患者首选的治疗方法是手术

治疗加

A. 免疫治疗

B. 中药治疗

C. 放射治疗

D. 化学治疗

E. 生物治疗

（74-78题共用题干）

患者，男，45岁。搬抬重物后出现腰痛伴右下肢放射痛3天来院就诊，诊断为腰椎间盘突出症，检查时发现患者小腿外侧及拇趾的针刺觉减退。

74. 问题1：腰椎间盘突出症多发生于

A. 腰1～2

B. 胸12腰1

C. 腰3～4

D. 腰4～5

E. 腰2～3

75. 问题2：此患者可能受压的神经根是

A. 腰2

B. 腰1

C. 腰4

D. 腰5

E. 腰3

76. 问题3：此患者临床检查时可发现的有价值的体征是

A. 腰椎前凸畸形

B. 腰椎侧凸畸形

C. 脊柱"S"形畸形

D. 腰椎生理弯曲消失

E. 腰椎后凸畸形

77. 问题4：此患者目前首选的治疗方法是

A. 绝对卧床休息

B. 理疗推拿

C. 局部封闭

D. 髓核化学融合法

E. 手术摘除髓核

78. 问题5：此患者不可做弯腰运动的时间是伤后

A. 2周

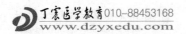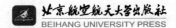

B. 1周

C. 2个月

D. 3个月

E. 1个月

**（79－81题共用题干）**

患者，女，48岁。寒战、高热，体温39℃。超声波检查示：肝区有液平段。诊断为肝脓肿。

79. 问题1：肝脓肿致病菌进入肝脏的途径，最常见的是

A. 淋巴管

B. 胆道

C. 肝动脉

D. 脐静脉

E. 门静脉

80. 问题2：肝脓肿的临床表现不包括

A. 肝区钝痛或胀痛

B. 乏力、食欲缺乏

C. 脾脏肿大

D. 白细胞升高

E. 肝脏肿大

81. 问题3：肝脓肿患者发热的热型是

A. 弛张热

B. 稽留热

C. 不规则热

D. 波状热

E. 间歇热

**（82－84题共用题干）**

患者，男，53岁。左腹股沟下方半球性肿物10年。平卧时肿物缩小，站立时肿块复出且局部有胀感。初步诊断是左腹股沟疝。

82. 问题1：腹外疝形成的病因不包括

A. 后天性腹壁强度降低

B. 先天性腹壁强度降低

C. 腹内压力增高，腹壁强度薄弱

D. 腹内压力增高，腹壁强度正常

E. 腹壁切口愈合不良

83. 问题2：如发生嵌顿，早期主要症状是疝块

突然增大，伴

A. 腹胀

B. 呕吐

C. 明显疼痛

D. 食欲减退

E. 便秘

84. 问题3：术后出院应注意的事项不包括

A. 1个月后即可参加劳动

B. 保持大便通畅

C. 注意保暖、避免感冒

D. 若腹股沟区再出现包块，应及早诊治

E. 多吃蔬菜、水果，多喝水

**（85－87题共用题干）**

患者，男，76岁。因排尿困难，造成急性尿潴留，已15小时未排尿，下腹胀痛。

85. 问题1：造成老年男性急性尿潴留最常见的原因是

A. 膀胱结石

B. 尿道狭窄

C. 前列腺增生

D. 膀胱结核

E. 膀胱肿瘤

86. 问题2：急性尿潴留的病因中，属于非机械梗阻的是

A. 外伤性高位截瘫

B. 尿道结石

C. 尿道肿瘤

D. 前列腺增生

E. 尿道断裂

87. 问题3：目前正确的护理措施是

A. 让患者听水声

B. 让患者坐起排尿

C. 热敷下腹部

D. 行导尿术

E. 用温水冲洗会阴部

**（88－90题共用题干）**

患者，女，45岁。饱餐后突发腹痛，伴呕吐，无肛门排便、排气。查体：腹肌紧张、压痛及反跳痛。准备在全麻下急诊探查。

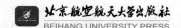

88. 问题 1：预防术中呕吐和误吸，术前最有效的措施是
    A. 给予镇静药
    B. 放置胃管
    C. 给予阿托品
    D. 给予止吐药
    E. 禁食补液

89. 问题 2：影响吸入麻醉药进入机体的因素<u>不包括</u>
    A. 通气量
    B. 药物浓度
    C. 药物物理特性
    D. 水电平衡
    E. 心输出量

90. 问题 3：该患者麻醉后完全清醒的标志是
    A. 呼吸加快
    B. 眼球活动
    C. 睫毛反射恢复
    D. 能正确回答问题
    E. 呻吟、转动

三、以下提供若干组考题，每组考题共同在考题前列出的 A、B、C、D、E 五个备选答案。请从中选择一个与考题关系最密切的答案，并在答题卡上将相应字母所属的方框涂黑。每个备选答案可能被选择一次，多次或不被选择。

（91－92 题共用备选答案）
    A. 进行性吞咽困难
    B. 消瘦和贫血
    C. 持续胸背疼
    D. 声音嘶哑
    E. 吞咽粗硬食物时有不适感觉
91. 早期食管癌的临床表现
92. 食管癌的中晚期的典型症状

（93－94 题共用备选答案）
    A. 真菌
    B. 支原体
    C. 革兰阴性菌
    D. 革兰阳性菌
    E. 衣原体
93. 腹膜炎致病菌主要是
94. 皮肤感染致病菌主要是

（95－96 题共用备选答案）
    A. 伤后立即出现意识障碍，且持续时间长。早期常出现生命体征紊乱，可伴有"去大脑强直"
    B. 伤后出现短暂的意识障碍，醒后不能回忆当时的情况
    C. 伤后出现啼哭，抽搐
    D. 伤后出现意识障碍，典型的临床过程为"清醒 - 昏迷"或"昏迷 - 清醒 - 再昏迷"
    E. 伤后出现浅昏迷，脑脊液为血性
95. 脑震荡
96. 急性硬脑膜外血肿

（97－98 题共用备选答案）
    A. 粗针头穿刺排气
    B. 补液、输血、准备手术
    C. 体位引流
    D. 胸腔闭式引流
    E. 迅速封闭伤口
97. 开放性气胸的紧急处理是
98. 进行性血胸的紧急处理是

（99－100 题共用备选答案）
    A. 肾上腺素
    B. 组胺
    C. 去甲肾上腺素、组胺
    D. 肾上腺素、去甲肾上腺素、多巴胺
    E. 肾素、多巴胺
99. 儿茶酚胺包括
100. 肾上腺髓质主要分泌

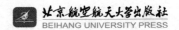

# 单科试卷一答案与解析

1．A。体外循环时低灌注量和大量游离血红蛋白可影响肾脏功能，甚至造成肾衰竭。体外循环术后应留置导尿管，维持尿量 1ml/（kg·h），密切监测肾功能，每小时测 1 次尿量，每 4 小时测尿 pH 及比重，注意尿色的改变，有无血红蛋白尿等，警惕肾功能不全的发生。

2．B。实质性脏器如肝、脾、胰、肾等或大血管损伤主要为腹腔内（或腹膜后）出血，临床表现为面色苍白、脉率加快，严重时脉搏微弱，血压不稳，甚至休克，早期机体代偿表现为心率增快，收缩压下降。

3．A。壶腹周围癌患者主要表现为梗阻性黄疸，可有食欲减退、体重减轻、陶土色粪便。该患者出现黄疸，陶土色便，肝胆肿大，且不发热，最可能诊断为壶腹周围癌。胆总管结石主要表现为腹痛、寒战与高热、黄疸。慢性胰腺炎患者主要表现为腹痛，呕吐后不缓解。

4．A。甲亢术后喉上神经损伤者，若损伤外支，可使环甲肌瘫痪，引起声带松弛、声调降低；若损伤内支，则使喉部黏膜感觉丧失，饮水时易发生误咽或呛咳。甲亢术后出现声调降低，进食呛咳，应考虑喉上神经内外支均受到损伤。单侧喉返神经损伤可引起声音嘶哑；双侧喉返神经损伤可引起两侧声带麻痹、失声或呼吸困难，甚至窒息。喉头水肿严重者可有呼吸困难或窒息。甲状旁腺损伤主要表现为面唇或手足部的针刺感、麻木感或强直感，严重者可有持续性痉挛，甚至窒息死亡。

5．D。关节脱位早期常合并关节内外骨折、周围血管神经损伤、休克等。晚期可发生骨化性肌炎、骨缺血性坏死和创伤性关节炎等。骨筋膜室综合征是由骨、骨间膜、肌间隔和深筋膜形成的密闭腔隙，骨筋膜室综合征不会发生于关节脱位。

6．C。颅底骨折以线性骨折为主，易撕裂硬脑膜，产生脑脊液外漏，为开放性骨折，诊断颅底骨折最可靠的依据是有脑脊液漏的临床表现。

7．E。肾盂造瘘管拔拔出后，为防止拔管后漏尿，应采用健侧卧位。该患者右肾切开取石，宜取左侧卧位。

8．D。胆道蛔虫病患者多经非手术治疗即可治愈，仅在出现并发症才考虑手术治疗，可行胆总管切开探查、T 管引流术。

9．E。与活动有关的疼痛和血尿是上尿路（肾和输尿管）结石主要表现，血尿常发生于疼痛之后。

10．D。弥散性血管内凝血（DIC）患者早期血液处于高凝状态，表现为血液不易抽出容易凝固。随后进入消耗性低凝期，主要表现为皮肤瘀斑、针眼出血；继发性纤溶期出血倾向更为明显，常表现为严重出血和渗血。

11．A。尿频、尿急、尿痛是肾结核的典型症状。无痛性尿频是肾结核最为突出的症状，呈进行性加重，出现时间最早，持续时间也最长。当结核病变侵及膀胱壁，尿频加剧，并伴有尿急、尿痛，表现为典型的膀胱刺激症状。

12．A。肿瘤患者愤怒期表现为患者接受疾病现实，产生恐慌、哭泣，继而愤怒、烦躁、不满，甚至出现冲动性行为，对此期患者，应通过交谈和沟通尽量诱导患者表达自身的感受和想法，纠正其认知错误，教育和引导患者正视现实。震惊否认期常表现为患者初悉病情后，眼神呆滞，不

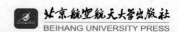

言不语，知觉淡漠甚至晕厥，继之极力否认，甚至辗转多家医院就诊、咨询。

13．D。乳腺癌多发于 40～60 岁的女性，乳房肿块为最常见的症状，早期为无痛、单发的小肿块，癌细胞累及 Cooper 韧带，使其缩短而致皮肤表面凹陷，出现"酒窝征"，是乳腺癌的特征性体征。癌细胞阻塞乳房皮下、皮内淋巴管可使皮肤产生"橘皮样"改变；癌细胞侵犯乳管可引起乳头内陷；晚期癌肿侵及皮肤可引起皮肤破溃。

14．C。结肠癌患者 Dukes 分期中，C 期为癌肿已发生淋巴结转移（包括早期结肠癌伴淋巴结转移的病例）。A 期癌肿浸润深度限于直肠壁内，未穿出深肌层，且无淋巴结转移。B 期癌肿侵犯浆膜层，亦可侵入浆膜外或肠外周围组织，但尚能整块切除，无淋巴结转移。D 期癌肿伴有远处器官转移、局部广泛浸润或淋巴结广泛转移不能根治性切除。

15．E。慢性脓胸常有长期低热、食欲减退、消瘦、贫血、低蛋白血症等慢性全身中毒症状，有时可伴有气促、咳嗽、咳脓痰等症状。体征可见胸廓内陷，呼吸运动减弱，壁胸膜变厚所致的肋间肌萎缩、肋间隙变窄，支气管及纵隔偏向患侧。可有杵状指（趾），严重者有脊椎侧凸等体征。听诊呼吸音减弱或消失。

16．B。体外循环指将回心的上、下腔静脉血和右心房静脉血引出体外，经人工心肺机进行氧合并排出 $CO_2$，经过调节温度和过滤后，再由人工心泵输回体内动脉继续血液循环的生命支持技术。

17．C。早期手术切除是胰腺癌首选的、唯一有效的根治方法，适用于无远处转移的胰头癌。如癌肿已不能根治，可行姑息性手术。化学治疗、介入治疗、放射治疗及免疫治疗等是胰腺癌患者的辅助治疗。

18．C。枕骨大孔疝为小脑幕下的小脑扁桃体及邻近小脑组织经枕骨大孔向椎管内移位，病情变化更快，常有进行性颅内压增高的临床表现，因脑干缺氧，瞳孔可忽大忽小，剧烈头痛、频繁呕吐、颈项强直或强迫头位，生命体征紊乱出现早，

意识障碍出现较晚。因呼吸中枢受损严重，患者早期即可突发呼吸骤停而死亡。

19．A。实质性脏器如肝、脾、胰、肾等或大血管损伤主要为腹腔内（或腹膜后）出血，临床表现包括面色苍白、脉率加快，严重时脉搏微弱，血压不稳等，甚至休克。

20．A。肾癌可蔓延至肾盏、肾盂、输尿管，并常侵犯肾静脉，易形成静脉癌栓。静脉内柱状的癌栓可延伸至下腔静脉，有下腔静脉癌栓严重阻塞静脉回流者可出现双下肢水肿，左肾肿瘤肾静脉癌栓者可出现不受体位改变而变化的左侧精索静脉曲张。

21．A。闭合性多根多处肋骨骨折患者胸壁软化可出现反常呼吸运动，若软化范围较大，纵隔左右扑动、影响换气和静脉血回流，导致体内缺氧和二氧化碳潴留，严重者可发生呼吸和循环衰竭。

22．B。患者出现室颤，除颤是首选的治疗。直流非同步电复律适用于室颤和室扑。直流同步电复律适用于室颤和室扑以外的快速心律失常，如室上速、持续性房颤等。肾上腺素是心脏复苏的首选药物，可使心室纤颤由细颤转为粗颤，使电除颤易于生效。当患者的心律失常不适合电除颤时，应尽早给予肾上腺素。利多卡因可抗心律失常，在无法获取胺碘酮时考虑使用。

23．B。全脊麻指全部脊神经受阻滞，是硬膜外阻滞最危险的并发症。原因为穿刺针或导管误入蛛网膜下腔而未被及时发现，将超量局麻药注入而产生异常广泛的神经根阻滞。

24．D。局麻药液中加肾上腺素，可使局部血管收缩，延长局麻药吸收，减少局麻药用量，避免或减轻中毒。局麻药中加入肾上腺素的浓度一般为 1：200 000。

25．C。心内手术后一般需连续监测心功能 48 小时。连续监测及记录生命体征每 15 分钟 1 次，平稳后改为 30 分钟 1 次。观察左房压、右房压、肺动脉和肺动脉嵌压，为术后维持和恢复正常的血流动力学提供客观依据。

26．B。肾绞痛所致疼痛剧烈难忍，位于腰部或

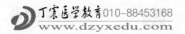

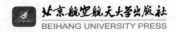

上腹部，阵发性发作，辗转不安，大汗，恶心，呕吐。此时应准备具有较强止痛效果的镇痛药和解痉药。阿片类镇痛药如哌替啶（度冷丁）、曲马多等，解痉药如 M 型胆碱受体阻断剂、钙通道阻滞剂、黄体酮等。654-2 学名山莨菪碱，为 M 型胆碱受体阻断剂，类似阿托品，但较其毒性小。肾绞痛多由平滑肌痉挛引起，阿片类药物可引起输尿管平滑肌紧张度增加，偶尔可加重肾结石所致的肾绞痛，需合用具有舒张平滑肌作用的 M 型胆碱受体阻滞剂，即度冷丁＋654-2。鲁米那即苯巴比妥钠，为镇痛催眠药。阿司匹林、安痛定为解热镇痛药，可用于轻、中度疼痛。

27. B。丹毒是皮肤淋巴管网受乙型溶血性链球菌侵袭感染所致的急性非化脓性炎症，好发于下肢与面部。乙型溶血链球菌为革兰阳性球菌，首选青霉素治疗。

28. C。患者注射局麻药物后不久患者出现面色苍白、心悸气短、多语和烦躁不安等表现，首先考虑患者出现了局麻药毒性反应。局麻药毒性反应中枢神经系统毒性表现往往先于心脏毒性，轻度毒性反应患者表现为头晕、血压升高、谵妄、心率增快等，继续发展可出现肌肉抽搐、惊厥、低血压，最终出现严重低血压、心律失常，甚至心搏骤停等心血管系统全面抑制表现。

29. A。化脓性关节炎患肢制动用皮牵引或石膏固定关节于功能位，以减轻疼痛，促进炎症消散和预防关节畸形。

30. B。弥散性血管内凝血（DIC）是以微血管体系损伤为病理基础，凝血及纤溶系统被激活，导致机体弥散性微血栓形成、凝血因子大量消耗并继发纤溶亢进，从而引起全身性出血和微循环障碍的临床综合征。其主要临床表现为全身广泛性出血、微循环障碍和休克。

31. A。低钾血症最早、最主要的临床表现是肌无力，先是四肢软弱无力，以后可延及躯干和呼吸肌，一旦呼吸肌受累，可致呼吸困难或窒息，还可有软瘫、腱反射减退或消失等表现。低钾血症还可出现心脏功能异常，表现为心肌收缩无力，心音低钝，心动过速，室颤，心衰甚至猝死；胃

肠道平滑肌受累出现恶心、呕吐，食欲缺乏，肠蠕动减弱，腹胀，肠鸣音减弱，便秘，肠麻痹等；神经系统表现为表情淡漠，反应迟钝，定向力差，昏睡甚至昏迷。患者还可因低钾、低氯性碱中毒，出现反常性酸性尿。

32. E。肿瘤患者进入协议期，步入"讨价还价"阶段，常心存幻想，祈求生命的延长，是求生欲望最强的心理反应期，此期患者易接受他人的劝慰，有良好的遵医行为。愤怒期患者接受疾病现实后，会产生恐慌、哭泣，继而愤怒、烦躁、不满，甚至出现冲动性行为。患者进入抑郁期，当治疗效果不理想时，患者往往感到绝望无助，对治疗失去信心，表现为悲伤抑郁。

33. D。烧伤现场救护措施包括灭火和灭火后的处理。灭火包括尽快扑灭火焰、脱去着火或沸液浸渍的衣服；劝止伤员衣服着火时站立或奔跑呼叫，以防增加头面部烧伤或吸入性损伤；迅速离开密闭和通风不良的现场。冷疗一般适用于小面积烧伤，如手烧伤后用冷水湿敷。灭火后尽快将患者撤离现场并判断伤情；注意有无吸入性损伤、复合伤等；补液治疗时，如现场不具备输液条件，可口服含盐饮料，防单纯大量饮水发生水中毒。

34. E。感染是器官移植后最常见的致命并发症。肾移植术后并发肺部感染和败血症的病死率较高，术后患者感染以预防为主，严格无菌操作，采用保护性隔离（保护性隔离是保护患者避免感染的有效方法），并合理预防性使用抗生素、免疫抑制药及全身的营养支持，防治术后并发症。

35. B。肠瘘患者伴随消化液的大量丢失，可出现相应的电解质的丧失，如以胃液丢失为主，丧失的电解质主要为 $H^+$、$Cl^-$、$K^+$，患者可出现低钾低氯性碱中毒；而伴随肠液丢失的电解质主要为 $Na^+$、$K^+$、$HCO_3^-$，多表现为代谢性酸中毒及低钠、低钾血症。最常见的电解质紊乱类型是低钾、低钠。

36. C。浸润性膀胱癌患者施行保留膀胱手术的 5 年生存率为 58.5% ～ 69%。

37. B。急性呼吸窘迫综合征（ARDS）患者若有低血容量，必须及时输液，补液时应控制输液

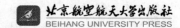

速度，合理限制液体入量，以输入晶体液为主，适当给予白蛋白。失血较多者应给予新鲜血。酌情使用利尿药，液体出入量可轻度负平衡。

38．A。术后早期腹胀是由于胃肠蠕动受抑制所致，胃肠蠕动恢复即可自行缓解；若多日仍未缓解，可能出现肠麻痹。

39．E。内痔好发于截石位 3 点、7 点、11 点位置。

40．E。压力性尿失禁是膀胱逼尿肌功能正常，但由于尿道括约肌张力减低或骨盆底部尿道周围肌肉和韧带松弛，导致尿道阻力下降，患者平时尚能控制排尿，但当腹内压突然增高（如咳嗽、喷嚏、大笑、举重等）时，使膀胱内压超过尿道阻力，少量尿液不自主地由尿道口溢出。常见于多次分娩或绝经后的妇女。

41．B。出血是颅内动静脉畸形最常见的首发症状，多因畸形血管破裂引起脑内、脑室内和蛛网膜下隙出血。多在患者进行体力活动或有情绪波动时发病，表现为头痛、呕吐、意识障碍等症状。

42．D。早期血栓闭塞性脉管炎，又称局部缺血期，Buerger 氏征试验阳性，主要的病理变化是血管痉挛，表现为患肢苍白、发凉、酸胀无力、麻木、刺痛及烧灼感等，典型表现为间歇性跛行，少数患者可伴游走性浅静脉炎，表现为小静脉条索状炎性栓塞。干性坏疽为血栓闭塞性脉管炎晚期表现。

43．E。前列腺增生加重尿道梗阻时，过多的残余尿使膀胱逼尿肌收缩力减弱，逐渐发生尿潴留，膀胱过度充盈时，使少量尿液从尿道口溢出，称充溢性尿失禁。梗阻加重后，残余尿量增多，膀胱有效容量减少，尿频更为明显，还可出现反复的低容量不自主排尿的急迫性尿失禁表现。

44．D。早期血栓闭塞性脉管炎患者处于局部缺血期，主要病理变化为血管痉挛，典型表现为间歇性跛行，当患者行走一段后患肢疼痛，被迫停下，休息后疼痛缓解，其他表现包括患肢苍白、酸胀无力，少数可伴游走性静脉炎等。营养障碍期（中期）主要表现为静息痛，可有肌肉萎缩、松弛。

45．E。急性骨髓炎早期患处剧痛及深压痛，患肢半屈曲状，因疼痛抗拒主动与被动运动。局部皮温增高，有局限性压痛和活动受限，肿胀并不明显。数天后局部出现水肿，压痛更为明显，说明该处已形成骨膜下脓肿。

46．E。镁可以控制神经活动、维持神经肌肉的兴奋性、激活体内多种酶，促进能量储存、转运和利用从而促进细胞代谢。

47．A。乳腺癌患者分期按照国际抗癌组织制定的 TNM 分期，T 代表原发肿瘤，N 代表淋巴结，M 为远处转移，再根据肿块大小、浸润程度在字母后标以数字 $0 \sim 4$，表示肿瘤的发展程度。1 代表小，4 代表大，0 代表无。有远处转移为 $M_1$，无为 $M_0$。Ⅰ期乳腺癌是指 $T_1N_0M_0$，$T_1$ 是指肿瘤最大直径 $\leqslant 2cm$。

48．B。出血是 DIC 早期常见的症状，表现为突然发生的自发性、多发性的出血，部位可遍及全身，多见于皮肤黏膜、伤口及穿刺部位。

49．E。该患者考虑为空肠梗阻。单纯性机械性肠梗阻由于梗阻部位以上肠管剧烈蠕动，患者表现阵发性腹部绞痛。疼痛发作时，患者自觉腹内有"气块"窜动，并受阻于某一部位，即梗阻部位。空肠梗阻时，空场黏膜环状皱襞可显示"鱼肋骨刺"状改变。回肠梗阻时，扩张的肠袢多可见阶梯状液平面。肠扭转表现为突然发作的持续性剧烈腹部绞痛，腰背牵涉痛，呕吐频繁，极易发生绞窄。肠套叠三大典型症状是腹痛、果酱样血便、腊肠形光滑有压痛的腹部肿块。

50．D。开放性胸外伤胸壁存在开放性伤口，患侧胸膜腔与大气直接相通，空气自由进入胸膜腔，胸膜腔内负压消失，肺组织萎陷。

51．C。局麻药毒性反应中枢神经系统毒性表现往往先于心脏毒性，轻度毒性反应患者表现为头晕、血压升高、谵妄、心率增快等，继续发展可出现肌肉抽搐、惊厥、低血压，最终出现严重低血压、心律失常，甚至心搏骤停等心血管系统全面抑制表现。

52．C。急性肾功能衰竭少尿期或无尿期，液体

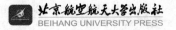

不能排出，水分大量蓄积可引起高血压、肺水肿、脑水肿等，应严格限制液体入量，坚持"量出为入，宁少勿多"的补液原则。严格记录24小时液体出入量。

53．A。开放性骨折处理的关键是彻底清创，使开放污染的伤口转变为接近无菌的创面，防止感染。

54．A。污染伤口是指被异物或细菌沾染、但未发生感染的伤口，一般指伤后8小时以内的伤口。该患者被拉链搭扣划开12小时后，有血痂形成，表明该患者伤口未发生感染，属于轻度污染伤口。重度污染伤口多有合并感染的可能。清洁伤口是无菌手术切口或经清创术处理后的、无明显污染的创伤伤口。感染伤口有脓液、渗出液及坏死组织，周围皮肤红、肿、热、痛。

55．B。一般肾移植术后患者3个月内每周门诊随访1次，术后4～6个月每两周门诊随访1次，6个月～1年每月1次。以后根据患者身体状况及医嘱安排随访时间，每年至少要有2次门诊随访，如有不适及时就诊。

56．D。急性尿潴留病因可分为机械性和动力性两类。机械性梗阻包括任何导致膀胱颈部及尿路梗阻的病变，如前列腺增生、尿道损伤、尿道狭窄、膀胱尿道结石、异物和肿瘤等。动力性梗阻指膀胱出口、尿道无器质性梗阻病变，尿潴留系排尿动力障碍所致。最常见的原因为中枢或周围神经系统病变，如脊髓或马尾损伤、肿瘤、糖尿病等。直肠或妇科盆腔根治性手术损伤副交感神经分支、痔疮或肛瘘手术以及腰椎麻醉术后可出现排尿困难，引起尿潴留。此外，各种松弛平滑肌的药物，如阿托品、普鲁苯辛、654-2等，也可引起排尿困难、尿潴留。尿潴留也可见于高热、昏迷、低血钾或不习惯卧床排尿者。

57．A。膀胱轻度损伤，如挫伤或膀胱造影仅见少量尿液外渗、症状较轻者，可采用非手术治疗，从尿道插入导尿管，持续引流尿液7～10天，合理使用抗生素预防感染。

58．E。该患者食管癌根治术后出现胸闷、呼吸困难，白细胞数升高，判断其发生吻合口瘘。吻合口瘘是术后最严重的并发症，表现为呼吸困难、胸腔积液和全身中毒症状。乳糜胸表现为胸闷、气急、心悸，甚至血压下降。

59．C。传统的 Whipple 三联症概括了胰岛素瘤的临床表现和诊断要点，Whipple 三联症包括空腹或运动后出现低血糖症状；症状发生时血糖低于2.8mmol/L（50mg/dl）；进食或静脉推注葡萄糖可迅速缓解症状。诊断胰岛素瘤的实验室检查首选血糖。密切监测血糖，证实患者存在 Whipple 三联症。

60．C。在同种异体细胞、组织和器官移植时，受者的免疫系统常对移植物产生移植排斥反应，这是一个十分复杂的免疫学反应，涉及细胞和抗体介导的多种免疫损伤机制，但皆针对移植物中的人类白细胞抗原（HLA）。T淋巴细胞上的抗原受体能够识别被主要组织相容性复合因子（MHC，又称 HLA）结合的抗原肽是"自我"还是"外来"，并对外来抗原产生免疫应答，器官移植中，移植物供者 MHC 分子作为移植抗原，被受者免疫系统识别为外来异物而排斥，即为排斥反应的免疫学基础。供者与受者 HLA 的差异程度决定了排斥反应的轻重。

61．D。乳腺检查最好在月经后的7～10天进行，该患者于10月18日月经来潮，月经结束约为10月25日，最佳就诊时间为10月25日之后的7～10天，即11月1日～11月3日。

62．C。颅内肿瘤主要表现为颅内压增高和神经功能定位症状，神经定位症状和体征因肿瘤部位不同而各异。枕叶肿瘤可出现视觉障碍；额叶肿瘤可出现淡漠、情绪欣快等精神障碍；中央前、后回肿瘤表现为对侧肢体运动和感觉障碍；颞叶肿瘤有视野的改变和不同程度的幻觉；小脑肿瘤会引起共济失调。

63．D。食物中供给机体最主要热量的营养素是糖类。糖类是食物中供给机体最主要的营养素，也是人体供能的主要物质。蛋白质是构成人体的主要成分，是生命的物质基础。

64．D。心搏骤停临床上具体可表现为意识突然丧失，可伴有全身短暂性抽搐和大小便失禁，随

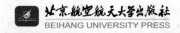

即全身松软；大动脉搏动消失，触摸不到颈动脉搏动；呼吸停止或先呈叹息样呼吸，继而停止；面色苍白或青紫；双侧瞳孔散大。

65．E。颅中窝骨折的患者骨折常累及蝶骨和额骨，出血积聚在筋膜下，皮下淤血的部位是耳后乳突区。

66．C。外科治疗门静脉高压症主要是预防和控制食管胃底曲张静脉破裂出血。因食管胃底曲张静脉一旦破裂引起出血，就会反复出血，而每次出血必将给肝带来损害，积极采取于手术止血，不但可以防止再出血，而且是预防发生肝昏迷的有效措施。

67．E。患者因外伤致右胫、腓骨中上 1/3 粉碎性骨折，患肢肿胀加剧，出现疼痛、足背感觉异常、趾端皮色稍紫红表现，提示患肢存在血运不良，此时应警惕骨折部位骨筋膜室内的压力增高导致的骨筋膜室综合征。一旦出现应立即放平肢体并报告医生，做好切开减压准备。

68．C。单纯性机械性肠梗阻患者腹痛由梗阻部位以上肠管强烈蠕动所致，蠕动呈间歇性，腹痛特点是阵发性剧烈绞痛伴肠鸣音亢进。

69．D。据患者进食后出现呼吸困难首先考虑发生了吻合口瘘。吻合口瘘多发生在术后 5～10 天，患者出现吻合口瘘表现为呼吸困难、胸痛、胸腔积液和全身中毒症状，如高热、寒战、甚至休克等；乳糜胸多发生在食管癌术后 2～10 天，乳糜胸患者表现为胸闷、气急、心悸，甚至血压下降，胸腔闭式引流为淡血性或淡黄色液；术后 3～4 周再次出现吞咽困难可能为吻合口狭窄。伤口裂开后，伤口局部会出现疼痛，伴有渗血、渗液。

70．C。特殊类型阑尾炎包括小儿急性阑尾炎、老年人阑尾炎、妊娠期急性阑尾炎。小儿急性阑尾炎常无典型的转移性右下腹疼痛，右下腹体征不典型，小儿阑尾壁薄，穿孔率高，并发症和死亡率也较高，应尽早手术。老年人急性阑尾炎因老年人对疼痛反应较迟钝，体征不典型，临床表现轻而病理改变却很重，易坏死穿孔，引起腹膜炎，应及时手术治疗。妊娠期急性阑尾炎患者妊娠中期子宫的增大较快，盲肠和阑尾被增大的子宫推挤向右上腹移位，压痛部位也随之上移，大网膜难以包裹炎症阑尾，腹膜炎不易被局限而易在腹腔内扩散。

71．B。腹部压痛、腹肌紧张和反跳痛是腹膜炎的标志性体征，尤以原发病灶所在部位最为明显。

72．C。胃、十二指肠溃疡急性穿孔患者典型表现为突发上腹部刀割样剧痛，迅速扩散至全腹，可有明显的腹膜刺激征，查体可见肝浊音界消失，肠鸣音消失，结合查体表现，该患者最可能诊断为上消化道溃疡穿孔。急性胆囊炎主要表现为胆绞痛、墨菲征阳性。急性化脓性胆管炎患者主要表现为腹痛、寒战和高热、黄疸及休克、神经中枢系统受抑制表现。

73．E。腹膜炎标志性体征是腹部压痛、反跳痛、腹肌紧张。疼痛呈持续性，腹膜炎患者面容痛苦，喜取仰卧位，双下肢屈曲。

74．B。急性阑尾炎的典型症状为转移性右下腹痛，最常见体征为右下腹麦氏点固定压痛，可有胃肠道症状和全身症状。该患者右下麦氏点固定压痛，结肠充气试验阳性，最可能诊断为急性阑尾炎。急性胰腺炎患者主要表现为腹痛剧烈而持续，呕吐后不缓解。急性胆囊炎患者主要表现为胆绞痛，墨菲征阳性。

75．C。急性阑尾炎患者首选手术治疗，绝大多数急性阑尾炎一经确诊，应及早施行阑尾切除术，早期手术操作简单，术后并发症少。

76．E。破伤风是由破伤风梭菌经皮肤或黏膜伤口侵入人体，在缺氧环境中生长繁殖所导致的特异性感染，影响其发病的主要因素是缺氧环境。

77．C。破伤风患者典型症状是肌紧张性收缩及阵发性强烈痉挛，以咀嚼肌最先受累。破伤风潜伏期长短不一，通常 7～8 天。潜伏期越短，预后越差。前驱期症状无特异性，以张口不便为主要特征，出现乏力、头痛、头晕、咀嚼无力、反射亢进等前驱症状，一般不超过 3 天。破伤风梭菌致病因素主要是外毒素（痉挛毒素和溶血毒素），其中痉挛毒素是引起临床症状的主要毒素，可致全身横纹肌持续性收缩与阵发性痉挛，血压

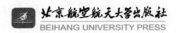
丁震医学教育 010-88453168
www.dzyxedu.com

北京航空航天大学出版社
BEIHANG UNIVERSITY PRESS

升高、心率加快、发热、大汗等；而溶血毒素可引起局部组织坏死和心肌损害。

78．C。冬眠疗法进行物理降温时，体温降至肛温 32～34℃、腋温 31～33℃较为理想。

79．C。患儿考虑为轻度等渗性脱水。儿童等渗性脱水血清钠浓度 130～150mmol/L。患儿轻度脱水表现为精神稍差，尿量少，前囟稍下陷，四肢温，皮肤黏膜稍干燥；中度脱水患儿精神萎靡，尿量减少，前囟下陷，皮肤干燥弹性差，四肢稍凉；重度患儿精神淡漠，尿量极少，皮肤弹性极差，出现花纹，前囟明显下陷，出现脉细、血压下降等休克征象。儿童低渗性脱水血清钠浓度＜130mmol/L；高渗性脱水血清钠＞150mmol/L。

80．B。患儿腹泻 6～10 次/天，出现轻度等渗性脱水，如不处理脱水程度可能进一步进展，出现休克，危及患者生命，此时最主要的护理诊断为体液不足。

81．B。中国新九分法将成人体表面积划分为 11 个 9% 的等分法，另加 1%，构成 100% 的总体表面积，头颈部共 9%，其中发、面、颈各 3%；双上肢共 2 个 9%，其中双手 5%、双前臂 6%、双上臂 7%；躯干占 3 个 9%，其中腹侧 13%、背侧 13%、会阴 1%；双下肢占 5 个 9%＋1%，其中双臀 5%、双足 7%、双小腿 13%、双大腿 21%。该患者烧伤面积为 3%＋13%＋6%＋5%＋13%＋7%＝47%。

82．B。该患者落入热水池考虑为Ⅱ度烧伤，烧伤总面积为 47%。大面积烧伤患者伤后第一个 24 小时补液量＝体重（kg）×Ⅱ、Ⅲ度烧伤面积（%）×1.5ml（小儿 1.8ml，婴儿 2ml）＋生理日需量 2000ml。该患者伤后第一个 24 小时静脉补充电解质溶液和胶体液量（不包括生理需要量）＝ 60（kg）×47（%）×1.5ml ＝ 4230ml，最接近的选项为 4200ml。

83．E。大面积烧伤患者监测每小时尿量是判断血容量是否充足的简便而可靠的指标，也是调整输液速度最有效的观察指标。尿量应达到 1ml/（kg·h）。此外，还应观察精神状态（有无烦躁不安、明显口渴）、皮肤黏膜颜色、血压（不低

于 90mmHg）和心率（不高于 120 次/分）等，有条件者应监测肺动脉压、中心静脉压（5～12cmH$_2$O）和心输出量，随时调整输液的量和成分。

84．C。胆管癌患者主要表现为黄疸、胆囊肿大，肝大腹部超声和 CT 显示肿瘤上方胆管扩张，黄疸轻重与梗阻程度、是否继发感染及是否有结石松动等有关，因此黄疸可呈间歇性和波动性变化。该患者肝脏和胆囊肿大，出现黄疸呈波动性变化，结合 B 超检查，最可能诊断为胆管癌。胰头癌患者梗阻性黄疸是最突出的症状，呈进行性加重，伴皮肤瘙痒、茶色尿及白陶土色大便。壶腹癌 B 超检查更明显的表现为胆总管扩张。肝癌患者最常见和最主要的症状为肝区疼痛，黄疸、腹水等。

85．B。胆管癌患者术前应尽量减少肝毒性药物如镇痛药等使用。给予患者给予高蛋白、高糖类、高维生素、低脂饮食，密切观察肝、肾功能。静脉补充维生素 K$_1$ 纠正凝血机能障碍。术前告知患者置胃管，取得配合。

86．D。胆管癌患者术后引流管应妥善固定，避免引流管压迫、折叠、扭曲。如有阻塞，由近端向远端挤捏引流管，用 50ml 注射器负压抽吸或用少量无菌生理盐水缓慢冲洗，但禁止用力推注。平卧时引流管应悬挂于床旁，位置不可高于腋中线，活动或改变体位时注意引流管的位置不可高于腹部切口，以免胆汁反流而致感染。观察并记录引流液的颜色、量和性质，及时发现患者有无肝功能不佳、胆管阻塞及肝功能衰竭等表现。

87．A。实施冬眠疗法时，应先给予冬眠药物，使患者进入冬眠状态，再加用物理降温。

88．B。冬眠疗法进行物理降温时，降温速度以每小时下降 1℃为宜。

89．E。转移性右下腹痛是急性阑尾炎患者的典型表现，该患者 12 小时前突起转移性右下腹痛，伴恶心，呕吐，发热，并出现腹部压痛、反跳痛，肌紧张等腹膜刺激征等表现，该患者最可能的诊断是急性阑尾炎并发腹膜炎。急性输卵管炎和急性盆腔炎常有脓性白带和盆腔的双侧对称性压痛，经阴道后穹窿穿刺可见脓液。泌尿系统感

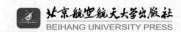

染主要表现为尿多、尿急、尿痛等排尿不适及下腹部疼痛，部分患者可出现排尿困难。胃十二指肠破裂穿孔并发腹膜炎可有板状腹，肠鸣音消失等症状，立位 X 线腹平片可见膈下游离气体。

90．D。腹腔脓肿是急性阑尾炎的常见并发症，最常见的为盆腔脓肿，发生在盆腔的脓肿由于刺激直肠，可有大便次数增多，混有黏液，伴里急后重。该患者表现考虑其发生了盆腔脓肿。泌尿系统感染主要表现为尿多、尿急、尿痛等排尿不适及下腹部疼痛，部分患者可出现排尿困难。阑尾炎术后切口感染者主要表现为术后 3 天左右切口胀痛或跳痛，体温升高，局部红肿，腰痛明显，甚至出现波动等。盆腔炎多为性传播疾病的病原体或寄居于阴道内的微生物群感染所致，轻者无症状或症状轻微，多表现为持续性下腹痛、阴道分泌物增多，伴发热，活动或性交后加重，盆腔检查可见阴道充血，大量脓性臭味分泌物。直肠癌主要表现为排便习惯改变和大便带血。

91．D。未闭锁的脐环迟至 2 岁时多能自行闭锁，2 岁前的小儿采取非手术法治疗，佩戴疝带，回纳疝块后用一大于脐环的、外包纱布的硬币或小木片抵住脐环，并用胶布或绷带加以固定。

92．C。股疝诊断明确后，应尽早手术，发生嵌顿性或绞窄性患者更应进行紧急手术。

93．E。股疝诊断明确后，应尽早手术，发生嵌顿性或绞窄性患者更应进行紧急手术。

94．C。喉返神经损伤多因甲状腺手术处理甲状腺下极不当所致，双侧喉返神经损伤可引起两侧声带麻痹、失声或呼吸困难，甚至窒息，需立即行气管切开；单侧喉返神经损伤引起声音嘶哑，可由健侧声带向患侧过度内收而代偿。

95．A。喉上神经损伤多在甲状腺手术时处理甲状腺上极时不当所致，若损伤内支，则使喉部黏膜感觉丧失，患者饮水时易发生误咽或呛咳；若损伤外支，可使环甲肌瘫痪，引起声带松弛、声调降低。手足抽搐多与手术时损伤甲状旁腺引起甲状旁腺功能低下、血钙浓度下降有关。

96．B。握拳尺偏腕关节时，桡骨茎突处出现疼痛，称为 Finkelstein 试验阳性，见于桡骨茎突狭窄性腱鞘炎。

97．C。弹响指初起时患指发僵、疼痛，缓慢活动后消失，随病情进展，严重者患指屈曲，伸指困难，不敢活动。各手指发病的频度依次为中、环指最多，示、拇指次之，小指最少。

98．B。肾上腺素是心脏复苏的首选药物，通过兴奋 α 肾上腺素受体，激发心肌自主收缩，增强心肌收缩力，升高血压，加快心率，使心排血量增加。

99．E。胺碘酮是目前临床应用最广泛的抗心律失常药，用于治疗对心肺复苏、除颤和血管加压药物无反应的室颤或无脉性室速。利多卡因应用较少，在无法获得胺碘酮时考虑使用。

100．A。阿托品为抗胆碱能药，可减弱心肌迷走神经反射，提高窦房结的兴奋性，促进房室传导，使心率加快，可用于治疗缓慢型心率失常，如窦性心动过缓、房室传导阻滞等。阿托品还可用于治疗有机磷中毒，缓解内脏绞痛，麻醉前应用抑制呼吸道腺体和唾液腺的分泌。碳酸氢钠只在心脏骤停前已存在代谢性酸中毒、高钾血症、三环类抗抑郁药物过量等情况下适当补充，不作为常规用药。

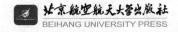

# 单科试卷二答案与解析

1．D。呕吐是幽门梗阻患者最为突出的症状，呕吐物为宿食，不含胆汁，有腐败酸臭味；幽门梗阻患者初期症状表现为上腹部饱胀和不适，阵发性上腹部痛，同时伴有嗳气、恶心；随症状加重出现腹痛和呕吐，当出现脱水时，查体可见上腹膨隆，胃型及自左肋下向右腹的蠕动波、晃动上腹部时可闻及振水声。节律性上腹部疼痛是消化性溃疡的临床表现。

2．A。淀粉酶测定是胰腺炎早期最常用和最有价值的检查方法。血清淀粉酶在发病后数小时开始升高，8～12小时标本最有价值，24小时达高峰，持续4～5天后恢复正常。尿淀粉酶于24小时才开始升高，48小时达高峰后缓慢下降，1～2周后逐渐降至正常。淀粉酶升高的幅度和病情严重程度不成正比。

3．A。烧伤急救原则包括迅速去除致伤原因，防止进一步损伤；早期及时补液，迅速纠正低血容量休克；维持呼吸道通畅；烧伤患者应及早合理使用抗生素和破伤风毒素，积极治疗严重吸入性损伤，采取有效措施防治脏器功能障碍。

4．A。血清钾的正常值范围为3.5～5.5mmol/L。血钾浓度高于5.5mmol/L即为高钾血症，主要表现为神志模糊、感觉异常和肢体软弱无力等，常有心动过缓或心律不齐。一旦出现心律失常，立即用10%葡萄糖酸钙20ml加等量25%葡萄糖溶液缓慢静脉推注，对抗钾离子对心肌的抑制作用。

5．B。肠内营养的优点是营养物质经肠道和门静脉吸收，能很好地被机体利用，符合生理过程，相对安全；维持肠黏膜细胞的正常结构，保护肠道屏障功能；严重代谢并发症少，安全、经济；对技术和设备的要求少，提供途径方便。

6．E。腹部压痛、腹肌紧张和反跳痛的腹膜刺激征表现是腹膜炎的标志性体征，尤以原发病灶所在部位最为明显。

7．A。男性生殖系统结核大多继发于肾结核，一般来自后尿道感染，少数由血行直接播散所致，包括附睾结核、前列腺、精囊结核，均多见于20～40岁青壮年。

8．C。体外冲击波碎石（ESWL）适用于直径≤2cm的肾结石及输尿管上段结石。

9．D。急性胰腺炎患者胰酶外溢，脂肪酶在组织内被激活，分解脂肪，并与钙离子结合并形成皂化斑，造成血钙降低，血钙降低的水平提示了疾病的严重程度以及疾病的预后，＜2mmol/L提示病情比较严重，预后不良。

10．B。骨盆各骨主要为松质骨，邻近又有许多动脉和静脉丛，血液循环丰富。骨折后可形成腹膜后血肿，骨折后巨大血肿可沿腹膜后疏松结缔组织间隙蔓延至肾区或膈下，患者可有腹痛腹胀等腹膜刺激症状。血肿过大、失血过多可造成失血性休克，甚至造成患者迅速死亡。

11．A。颅前窝骨折多累及额骨水平部（眶顶）和筛骨，最易伤及嗅神经。

12．A。脑出血是高血压患者主要的死亡原因。

13．E。引起急性梗阻性化脓性胆管炎的致病菌最多为大肠埃希菌，其他常见的致病菌包括克雷白杆菌、肠球菌等。

14．E。缺血性脑卒中，脑动脉完全闭塞者，应在24小时以内行手术治疗，以改善病变区血供情况。

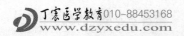
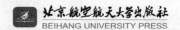

15. B。多器官功能障碍综合征患者急性肺功能障碍发生率高达 83%～100%，其次为肝和肾。

16. E。低心排综合征是由于体外循环过程中阻断心脏循环，心脏缺血、缺氧以及再灌注损伤使心肌收缩不全所致。患者表现为血压下降、脉压变小，心率增快，脉搏细弱，中心静脉压增高（正常 5～12cmH₂O），四肢发冷、尿量减少。该患者体外循环下行冠脉搭桥术后出现中心静脉压上升、血压下降，肢端湿冷等表现，考虑为低心排综合征。

17. C。脑挫裂伤是外力造成的原发性脑器质性损伤，可发生于着力部位，也可发生在对冲部位。意识障碍是最突出的症状。伤后立即出现，持续时间长短不一，绝大多数在半小时以上，重症者可长期持续昏迷。

18. A。胃肠吻合口破裂或瘘常发生于术后 5～7 天，与吻合口张力过大、缝合技术不当等有关，可出现高热、脉速、腹痛及弥漫性腹膜炎的表现，该患者首先考虑发生了胃肠吻合口破裂。输出段空肠梗阻主要表现为呕吐，呕吐物含食物和胆汁。倾倒综合征主要为血容量不足表现或低血糖表现。胃出血指胃大部切除术后短期从胃管引流出大量鲜血，或 24 小时后仍有鲜血。

19. E。颅前窝骨折患者骨折多累及眶顶和筛骨，骨折出血可经鼻流出，或进入眶内在眼睑和球结膜下形成瘀斑，称"熊猫眼"，该患者出现球结膜下出血，鼻孔流出血性脑脊液，可能为颅前窝骨折。鼻骨骨折主要表现为外鼻畸形、肿胀、鼻出血、鼻塞等。颅中窝骨折主要表现为鼻漏、耳漏，常发生面神经和听神经损伤。颅后窝骨折主要表现为乳突和枕下部可见皮下淤血，或咽后壁发现黏膜下淤血。

20. A。脑疝是由于急剧的颅内压增高造成的，应快速静脉输注高渗性脱水药以降低颅内压，缓解病情，维持呼吸道通畅，确诊后尽快手术，去除病因，尽快备血、备皮准备手术。

21. A。小脑幕切迹疝发生时，移位的脑组织在小脑幕切迹挤压脑干，脑干移位，严重者可有脑干内部出血；同侧的大脑脚受到挤压而造成病变对侧偏瘫，同侧动眼神经受到挤压产生动眼神经麻痹症状。其相应的典型临床表现是进行性意识障碍；病变对侧肢体肌力减弱或瘫痪；患侧瞳孔进行性散大。脑疝多由于颅内各分腔压力不均而引起，可有剧烈头痛，频繁呕吐并有烦躁等颅内压增高的症状。枕骨大孔疝患者主要表现为颈项强直，生命体征紊乱，瞳孔改变，出现呼吸骤停。

22. B。乳腺纤维腺瘤多发生于 20～40 岁女性，好发于乳房外上象限，约 75% 为单发，少数属多发，患者常无明显自觉症状。

23. E。成人呼吸窘迫综合征初期表现为呼吸加快，有呼吸窘迫感，普通供氧常不能缓解缺氧。患者进展期有明显呼吸困难，有全身缺氧表现，需气管插管给予机械通气支持，才能缓解缺氧症状。ARDS 早期体检无明显异常体征，或仅闻少量细湿啰音。后期听诊双肺可有中小水泡音、管状呼吸音。

24. C。硬脑膜外血肿患者典型的意识障碍是伤后昏迷有"中间清醒期"，即患者伤后原发性脑损伤的意识障碍清醒后，在一段时间后颅内血肿形成，因颅内压增高导致患者再度出现昏迷。因此，"中间清醒期"的长短主要取决于脑损伤的程度及血肿形成的速度。

25. A。急性胰腺炎腹痛主要因胰腺的急性水肿，炎症刺激和牵拉其包膜上的神经末梢及胰腺的炎性渗出液和胰液外溢刺激腹膜和腹膜后组织引起，疼痛剧烈而持续，呕吐后腹痛不缓解。

26. D。胰腺癌患者上腹痛常呈隐痛、钝痛、胀痛是最常见的首发症状。由于胰胆管梗阻，压力增高，疼痛可放射到肩背部和腰部。晚期腹痛加重难以忍受，患者不能平卧，屈膝卧位可稍缓解。

27. D。急性化脓性腹膜炎患者手术原则为处理原发病，先明确病因，后决定处理方法；彻底清洁腹腔；充分引流。急性腹膜炎血流动力学不稳定的患者应予以复苏，足量静脉输液至保持 20～30ml/h 尿量，收缩压应达到 100mmHg，脉搏低于 100 次／分。

28. E。深Ⅱ度烧伤伤及真皮乳头层以下，仍残

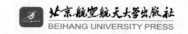

留部分网状层。Ⅰ度伤及表皮角质层、透明层和颗粒层；浅Ⅱ度烧伤伤及真皮浅层（乳头层），部分表皮生发层（基底层）健在。Ⅲ度伤及皮肤全层，皮下、肌肉或骨骼。

29．C。失血性休克患者一般先补充扩容迅速的晶体液，首选平衡盐溶液，再补充扩容作用持久的胶体液，如低分子右旋糖酐溶液（既可扩容，又可降低血液黏稠度，改善微循环），全血（补充血容量的最佳胶体液，急性失血量超过30%快速输注）等。等渗盐水的 $Cl^-$ 含量高于血清 $Cl^-$ 含量，大量补充有导致高氯性酸中毒的危险。

30．C。自控止痛法的优点包括镇痛效果好，镇痛用药剂量个体化；用药总量少，不易过量，中毒反应少；患者很少产生呼吸抑制；有利于疾病康复；患者可根据自己的疼痛强度调节给药剂量和给药间隔时间，有主动参与感。

31．D。空腔脏器梗阻患者可因平滑肌痉挛引起阵发性绞痛，合并绞窄时常为持续性痛，阵发性加剧。胆道蛔虫病患者主要表现为突发上腹剑突下钻顶样绞痛。

32．D。脊柱骨折以胸腰段脊柱骨折最多见。脊柱骨折按损伤机制分可分为压缩骨折、屈曲 - 分离骨折、旋转骨折和伸展 - 分离骨折。压缩骨折可分为屈曲压缩力和垂直压缩力造成的两类骨折，其中以屈曲压缩骨折最为常见。对疑有脊柱骨折者应尽量避免移动。若确实需要搬运，可采用平托法或滚动法移至硬担架、木板或门板上。根据骨折部位、程度和功能锻炼计划，指导和鼓励患者早期活动和功能锻炼。单纯压缩骨折患者卧床3天后开始腰背部肌肉锻炼，除了腰背肌锻炼，还应定时进行全身各个关节的全范围被动或主动活动，每天数次，以促进血液循环，预防关节僵硬和肌肉萎缩。

33．E。进行性排尿困难是前列腺增生最主要的症状，典型表现是排尿迟缓、断续、尿细而无力、射程短、终末滴沥、排尿时间延长。严重者需用力并增加腹压以帮助排尿，常有排尿不尽感。

34．B。疼痛可以引起交感神经兴奋，使患者血压升高、心率增快，甚至心律失常；可反射性的

抑制胃肠道功能，使患者出现腹胀、恶心、尿潴留。疼痛刺激可引起应激反应，促使体内释放多种激素，如儿茶酚胺、促肾上腺皮质激素等。疼痛还可引起机体免疫力下降，对预防或控制感染及控制肿瘤扩散不利。诊断明确或术后患者主诉疼痛应积极控制，最好在疼痛发作前给镇痛药。

35．B。目前治疗肝癌首选的和最有效的方法是手术切除。

36．E。肠管嵌顿时间过久，肠管及其系膜受压程度不断加重可使动脉血流减少，甚至完全阻断，疝内容物缺血坏死，导致绞窄性疝。绞窄性疝应及早手术治疗，若处理不及时，可发生肠穿孔、腹膜炎等严重并发症，继发感染还可引起疝外被盖组织的急性蜂窝织炎，甚至脓毒症。

37．C。全下肢深静脉血栓形成（混合型）主要临床表现为全下肢明显肿胀、剧痛，股三角区、腘窝、小腿基层都可有压痛，常伴有体温升高和脉率加速（股白肿），如病程继续进展，肢体极度肿胀，对下肢动脉造成压迫以及动脉痉挛，导致下肢动脉血供障碍，出现足背动脉和胫后动脉搏动消失，进而小腿和足背往往出现水泡，皮肤温度明显降低并呈青紫色（股青肿），出现股青肿者应切开静脉壁直接取栓，术后辅以抗凝、祛聚治疗，如不及时处理，可发生静脉性坏疽。

38．A。由于手术创伤的反应，术后患者的体温可略升高，变化幅度在 $0.1\sim1℃$，一般不超过38℃，称之为外科手术热或吸收热。

39．C。皮牵引多用于四肢牵引。无创、简单易行，但牵引重量小，一般不超过5kg，牵引时间为 $2\sim4$ 周。

40．C。齿状线以上为单层柱状上皮，血供来源于直肠上、下动脉，回流至肝门静脉，淋巴引流至肠系膜下淋巴结和髂内淋巴结，受内脏神经支配，无疼痛感；齿状线以下为复层扁平上皮，血供来源于肛门动脉，回流至下腔静脉，淋巴引流至腹股沟浅淋巴结，受躯体神经支配，痛觉敏锐。发生在齿状线以上的痔为内痔，以下的为外痔。

41．A。血栓闭塞性脉管炎患者营养障碍期主要

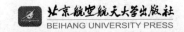

的病理变化是血管壁增厚及血栓形成，特征性表现为出现静息痛，即休息时也不能满足局部组织的血液供应，患肢持续疼痛，夜间尤甚，彻夜难眠。为缓解疼痛，患者常屈膝抱足或将患肢垂于床沿下，以增加血供。局部缺血期（早期）主要的病理变化是血管痉挛，典型症状为间歇性跛行，少数患者可伴游走性浅静脉炎，表现为小静脉条索状炎性栓塞，局部红肿伴压痛。患肢足背动脉、胫后动脉搏动明显减弱。

42．B。急性重症胆管炎又称急性梗阻性化脓性胆管炎，在我国最常见的原因是肝内外胆管结石，其次为胆道寄生虫和胆管狭窄。

43．D。骨盆骨折主要的体征是骨盆分离试验和挤压试验阳性。还可出现肢体长度不对称、会阴部瘀斑等。

44．D。肛瘘患者主要表现为肛门周围外口流出少量脓性、血性或黏液性分泌物，肛门周围皮肤潮湿、瘙痒、湿疹，常自觉有粪便及气体排出。肛裂典型表现是疼痛、便秘、出血。肛周脓肿主要表现为肛周持续性跳痛，局部红肿，有压痛，脓肿形成可有波动感。

45．E。乳房肿块为乳腺癌最常见的症状，早期为无痛、单发的小肿块，质硬，表面不光滑，与周围组织分界不清，活动度差，以乳房外上象限最常见。

46．C。关节脱位的特征性表现为畸形、弹性固定和关节盂空虚。骨擦音或骨擦感为骨折的特有体征。

47．B。股骨颈骨折患者应指导患肢股四头肌等长收缩、踝关节和足趾屈伸、旋转运动，每小时练习 1 次，每次 5～20 分钟，可促进肢体血液循环，消除肿胀，防止下肢深静脉血栓形成、肌肉萎缩和关节僵硬。

48．C。幽门梗阻患者因胃幽门部梗阻，食物不能顺利进入十二指肠，其典型临床表现为反复呕吐，呕吐物为宿食，有腐败酸臭味，不含胆汁。幽门梗阻患者初期表现也可有上腹胀痛，但特异性不强。

49．C。女性最常见的转移性骨肿瘤主要来源于乳腺癌。

50．B。低血压，收缩压＜90mmHg 或平均动脉压（MAP）＜70mmHg 或收缩压较基础值下降 40mmHg 应怀疑休克的存在，但部分休克的患者仍可能具有正常的血压；组织灌注不足的症状和体征如尿量、皮肤改变以及精神状态是常见的三个反应组织灌注的指标。出现兴奋、少尿、出冷汗、皮肤苍白等症状，应认为休克已经存在，必须作积极的处理。若患者出现神志淡漠、反应迟钝、呼吸浅快及少尿者，则提示患者已进入休克抑制期；乳酸，高乳酸血症反映了细胞氧代谢异常的一个敏感指标，乳酸＞1.5mmol/L 提示休克存在。在临床中，应结合患者的病情以及病情变化综合判断。

51．E。乳腺囊性增生病（乳腺囊肿）多为内分泌失调所致，主要表现为一侧或双侧乳房胀痛和肿块，增生可发生于腺管周围并伴有大小不等的囊肿形成，或腺管内表现为不同程度的乳头状增生，伴乳管囊性扩张，体检可见一侧或双侧乳房内有大小不一的单个或多个结节。肿块的大小和质地常随月经周期而变化，该患者最可能诊断为乳腺囊性增生病。乳腺癌最常见表现为乳房肿块，早期为无痛、单发的小肿块，表面不光滑，皮肤可有"橘皮征"、"酒窝征"、乳头内陷等。乳腺纤维腺瘤多为单发肿块，表面光滑，易于推动。乳管内乳头状瘤患者典型表现为乳头溢液，可为血性、暗棕色或黄色液体。

52．D。停止使用胃肠减压拔除胃管时，将胃管末端用夹子夹紧。嘱患者做深呼吸，在患者呼气时拔管，边拔边擦，到咽喉部时迅速拔出。拔管后帮助患者清洁口、鼻、面部，擦拭胶布痕迹。协助患者漱口，取舒适卧位，整理床单位。洗手，记录拔管时间、患者的反应。

53．E。体外冲击波碎石术后应鼓励患者多饮水，每天饮水 2500～3000ml，可根据出汗量适当增减饮水量，促进排石。术后卧床休息 6 小时，若患者无全身反应及明显疼痛，宜适当活动、变换体位，可增加输尿管蠕动、促进碎石排出；巨大

 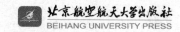

肾结石碎石后，应采取患侧卧位48～72小时，以后逐渐间断起立。术后严密观察生命体征、观察和记录碎石后排尿及排石情况，观察有无碎石后血尿、肾绞痛、梗阻、感染等并发症发生。可用纱布过滤尿液，收集结石碎渣作成分分析；定时摄腹部平片观察结石排出情况。根据结石成分、代谢状态调节饮食以预防结石。

54．C。盐酸异丙嗪、苯海拉明属于抗组胺药。地西泮、吗啡属于镇痛、抗惊厥药。阿托品属于抗胆碱药。芬太尼属于麻醉药物。

55．C。脑震荡是最轻的脑损伤，患者主要表现为伤后立即出现短暂的意识丧失，持续时间一般不超过半小时，出现颅内压升高如头痛、恶心呕吐等表现，意识恢复后，出现逆行性遗忘，神经系统检查多无明显阳性体征。该患者表现最可能的诊断是脑震荡。

56．B。急性腹膜炎治疗过程中、阑尾穿孔或结直肠手术后，出现体温下降后又升高、典型的直肠或膀胱刺激症状，如里急后重、大便频而量少、有黏液便、尿频、排尿困难等，应考虑盆腔脓肿。膈下脓肿患者脓肿部位可有持续的钝痛，深呼吸时加重，脓肿刺激膈肌可引起呃逆。肠间脓肿可出现化脓感染的症状，并有腹胀、腹痛、腹部压痛或扪及肿块。尿路感染主要表现为尿频、尿急、尿痛及排尿困难等症状。

57．E。肺性脑病患者为Ⅱ型呼吸衰竭，同时存在缺氧和$CO_2$潴留，此时呼吸主要依靠低氧血症对外周化学感受器（颈动脉体和主动脉体）的刺激来维持，若高浓度吸氧，使血氧迅速上升，即解除了低氧对外周化学感受器的有效刺激，患者易发生呼吸抑制，$CO_2$潴留进一步加重，严重时出现$CO_2$麻醉。

58．B。固定躯干的石膏型有石膏床、石膏围腰、石膏背心、石膏围领，主要用于固定脊柱，根据固定的部位和范围选择。肩人字石膏用于固定肩部；髋人字石膏用于固定髋部；长臂石膏用于固定上肢；蛙式石膏用于治疗先天性髋脱位。

59．C。骨折不愈合多由于骨折断端间嵌夹较多软组织；开放性骨折骨块丢失或清创时去除的骨

片较多，造成骨缺损；严重损伤或治疗不当对骨的血液供应破坏较大；感染等因素所致。

60．C。经皮肝穿刺胆管造影是在X线电视或超声监视下，经皮穿入肝内胆管，再将造影剂直接注入胆道而使肝内外胆管迅速显影。可显示肝内外胆管病变部位、范围、程度和性质等，有助于胆道疾病，特别是黄疸的诊断和鉴别诊断。

61．B。对疑有盆腔脓肿者，首先进行的检查是直肠指检，可发现肛管括约肌松弛，在直肠前壁可触及向直肠腔内膨起、有触痛、有时可触及有波动感的肿物。

62．C。视神经乳头水肿是颅内压增高的客观体征。表现为视神经乳头充血、边缘模糊、中央凹陷变浅或消失，视网膜静脉怒张、纡曲，严重时乳头周围可见火焰状出血。长期、慢性颅内压增高可致视神经乳头颜色苍白、视野向心缩小，引起视神经继发性萎缩，甚至失明。

63．E。胰头癌最主要的临床表现是梗阻性黄疸，多数是由于胰头癌压迫或浸润胆总管所致，呈进行性加重。

64．B。乳房肿块为乳腺癌患者最常见的症状，早期为无痛、单发的小肿块，质硬，表面不光滑，与周围组织分界不清，活动度差，以乳房外上象限最常见。

65．E。脓液可积聚于腹腔，由肠管、内脏、网膜或肠系膜等粘连包围，与游离腹腔隔离，形成腹腔脓肿。急性腹膜炎或腹腔内脏器的炎性病变经治疗，原有病情好转或腹部手术数日后出现发热、腹痛或全身感染症状，应高度怀疑膈下脓肿。该患者阑尾切除术后5天，左上腹疼痛，X线检查示左膈肌升高，最可能诊断为膈下脓肿。化脓性门静脉炎临床表现为寒战、高热、轻度黄疸、肝大、剑突下压痛等。阑尾残端瘘主要表现为术后切口脓肿形成或切口感染，切开引流时脓液恶臭，可有窦道形成或粪性分泌物溢出。

66．E。外科急腹症有"四禁"原则，即禁食、禁饮、禁忌灌肠、禁用泻药、禁用吗啡等镇痛药物。

67．D。幽门梗阻患者因胃幽门部梗阻，食物不

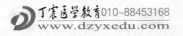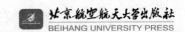

能顺利进入十二指肠，其典型临床表现为反复呕吐，呕吐物为宿食，有腐败酸臭味，不含胆汁。幽门梗阻患者初期表现也可有上腹胀痛，但特异性不强。

68．D。甲状腺功能亢进症患者由各种原因引起循环中甲状腺素异常增多，交感神经功能过度兴奋，临床表现为性情急躁、容易激动、失眠、双手颤动、怕热、多汗、食欲亢进但反而消瘦、心悸、脉快有力、脉压增大、内分泌功能紊乱。

69．C。由于正常的肝内门静脉通路受阻，门静脉又无静脉瓣，门静脉系与腔静脉系之间的4个主要交通支大量开放并扩张、扭曲形成静脉曲张。在扩张的交通支中最有临床意义的是在胃底-食管下段交通支形成的曲张静脉，它离门静脉主干和腔静脉最近，压力差最大，因而经受门静脉高压的影响也最早、最显著，胃底-食管下段静脉破裂出血是门静脉高压症最严重的并发症。

70．A。低钾血症典型的心电图改变为T波降低、增宽、双相或倒置，随后出现ST段降低、QT间期延长。如出现u波则更有诊断价值。高钾血症心电图会出现T波高尖，PR间期延长，P波下降或消失，QRS波群增宽，ST段升高。

71．D。该患者左胸部受锐器损伤，出现脉搏弱、血压90/75mmHg（脉压减小）、心音遥远的典型贝克三联征表现，考虑为心脏损伤导致心包压塞。心包与心脏裂口小时可致心包压塞，患者可迅速发生急性循环衰竭。致伤物和致伤力能较大时，心包和心脏裂口较大，心包裂口不易被血凝块阻塞，大部分出血流入胸腔，可导致失血性休克。开放性气胸胸壁存在开放性伤口，空气自由进入胸膜腔，胸膜腔内负压消失，肺组织萎陷，表现为明显的呼吸困难、口唇发绀。患者伤口处有不凝血流出，不符合闭合性气胸与张力性气胸的解剖形成条件。

72．D。由于心包缺乏弹性，心包腔内急性少量积血（0.1～0.2L）可使心包腔内压力急剧升高并压迫心脏，阻碍心室扩张，导致心脏压塞，继而回心血量和心排量降低，静脉压升高、动脉压下降，发生急性循环衰竭。

73．D。已有心脏压塞或失血性休克者，应立即在急诊室施行开胸手术。在气管插管全身麻醉下，切开心包缓解压塞，控制出血，迅速补充血容量。

74．C。小剂量地塞米松抑制试验是库欣综合征的定性诊断试验。各型库欣综合征都不能被小剂量地塞米松抑制。

75．E。库欣综合征（皮质醇增多症）最常见的病因是腺垂体分泌过多的ACTH，即库欣病，约占70%。

76．D。大剂量地塞米松试验可区分肾上腺皮质肿瘤引起的库欣综合征与库欣病。23:00～24:00顿服地塞米松8mg，次日8:00抽血，测定血浆游离皮质醇值，与试验前相比，下降（或抑制）超过50%，则提示为垂体性皮质醇增多症，而肾上腺皮质肿瘤或异位ACTH综合征不被抑制。

77．B。二尖瓣狭窄生物瓣置换术后抗凝3～6个月，机械瓣置换术后需终身抗凝。术后最重要的指导为对抗凝用药指导及抗凝和出血的检测的指导。患者术后半年内，应每个月定期复查凝血酶原时间（PT）和国际标准比值（INR），根据结果遵医嘱调整用药。半年后，置入机械瓣膜患者每6个月定期复查。

78．A。二尖瓣瓣膜置换术术后需长期服用华法林，华法林为维生素K拮抗剂，无体外抗凝作用，体内抗凝作用缓慢而持久。（醋硝香豆素）新抗凝片也为维生素K拮抗剂。肝素为凝血酶间接抑制药，静脉注射后，抗凝作用立即发生。阿司匹林和双嘧达莫可抗血小板聚集，增强抗凝效果。

79．C。头颅CT是确诊脑出血的首选检查方法，具有确诊价值。脑出血发病后CT即刻出现边界清楚的高密度影像。

80．D。脑室引流时间不宜过长，一般不超过7天，否则易增加颅内感染的风险。

81．D。正常脑脊液每天分泌400～500ml，故脑室引流每天引流量宜不超过500ml。

82．A。引流管被小凝血块或破碎的脑组织阻塞，引流不通畅时，可在严格消毒管口后，用无菌注

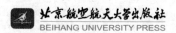

射器轻轻向外抽吸，切不可注入生理盐水冲洗，以免管内阻塞物被冲至脑室系统，引起脑脊液循环受阻。颅内压低于 120～150mmH$_2$O 或引流瓶高度过高，引流管无引流液流出时，可缓慢降低引流瓶至有脑脊液流出。引流口吸附于脑室壁可轻轻旋转引流管。

83．E。放置脑室引流患者，应注意保持引流管通畅，妥善固定引流管，引流管开口应高于侧脑室平面 10～15cm，以维持正常颅内压。观察并记录引流液的颜色、量及形状，更换引流袋时应严格执行无菌操作。

84．E。吸氧浓度（%）＝ 21 ＋ 4× 氧流量（L/min）。该患者氧流量为 3L/min，FiO$_2$=21 ＋ 4×3=33%。

85．D。终末期肿瘤患者不应收入 ICU。ICU 主要收治经过严密监测、积极治疗和加强护理后有可能恢复的各类重危患者，主要包括严重创伤、大手术及器官移植术后需要监测器官功能的患者；各种原因引起的循环功能失代偿，需要以药物或特殊设备支持的患者；有可能发生呼吸衰竭，需要严密监测呼吸功能，或需用呼吸机治疗的患者；严重水、电解质紊乱及酸碱平衡失调的患者；麻醉意外、心脏停搏复苏后需要继续治疗和护理的患者等。

86．C。硬脑膜外血肿患者原发性脑损伤略重的患者，伤后一度昏迷，随后完全清醒或好转，但不久又陷入昏迷，临床过程为昏迷 - 中间清醒或好转 - 昏迷，颅内血肿所致的颅内压增高达到一定程度，便可形成脑疝，早期可因动眼神经受到刺激，患侧瞳孔缩小，时间短暂，随后动眼神经受压，出现患侧瞳孔进行性散大，由于患侧大脑脚受压，出现对侧肢体力弱或瘫痪，肌张力增高等表现。该患者首先考虑的诊断为硬脑膜外血肿。

87．B。颅内高压患者禁行腰椎穿刺，腰椎穿刺患者穿刺放液后因椎管内压力急剧下降，颅腔与椎管内压力差加大，可使脑组织向下移位，引起枕骨大孔疝或加重脑疝症状。

88．D。深静脉血栓多见于下肢。起初患者常感腓肠肌疼痛和紧束，或腹股沟区出现疼痛和压痛，

继而出现下肢凹陷性水肿，沿静脉走行有触痛，可扪及条索变硬的静脉。一旦血栓脱落可引起肺栓塞，导致死亡。切口感染表现为切口疼痛加重，切口局部有红、肿、热、压痛或波动感等。

89．C。并发下肢深静脉血栓时应严禁经患肢静脉输液及局部按摩，以防血栓脱落；抬高患肢、制动，局部 50% 硫酸镁湿敷，配合理疗和全身性抗生素治疗；遵医嘱静脉输注低分子右旋糖酐和复方丹参溶液，以降低血液黏滞度，改善微循环；血栓形成 3 天内，遵医嘱使用溶栓剂（首选尿激酶）及抗凝剂（肝素、华法林）进行治疗。

90．C。为预防下肢深静脉血栓应鼓励患者术后早期下床活动，卧床期间进行肢体的主动和被动运动，按摩下肢比目鱼肌和腓肠肌，促进血液循环。术后可穿弹力袜以促进下肢静脉回流。对于血液处于高凝状态者，可预防性口服小剂量阿司匹林或复方丹参片。

91．C。阿米巴肝脓肿由溶组织内阿米巴通过门静脉到达肝脏，引起细胞坏死，从而形成脓肿，脓液大多为棕褐色，呈巧克力酱样。继发细菌感染时，脓液为黄色或黄绿色。

92．E。细菌性肝脓肿是指由细菌侵入肝脏而形成的肝内化脓性感染疾病，最常见的致病菌是大肠埃希菌和金黄色葡萄球菌，脓液多为黄白色脓液，涂片和培养有细菌。

93．E。面部丹毒是面部皮肤淋巴管网受乙型溶血性链球菌侵袭感染所致的急性非化脓性炎症，丹毒患者淋巴管炎沿集合淋巴管蔓延，很少发生局部组织坏死或化脓。

94．A。痈是指多个相邻毛囊及其周围组织同时发生急性细菌性化脓性炎症，也可由多个疖融合而成，其创面常有多个脓头。疖是单个毛囊及其周围组织的急性细菌性化脓性炎症。面部丹毒主要表现为局部片状红疹，中央较淡，边界清楚，可见水疱，附近淋巴结肿大、疼痛。急性蜂窝织炎一种急性弥漫性化脓性感染，表现为局部红、肿、热、痛，病变中央常因缺血而坏死。浅部脓肿常表现为局部隆起，有红、肿、痛、热的典型症状，与正常组织分界清楚，压之剧痛，有波动感。

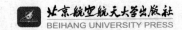

95．B。瘢痕性幽门梗阻患者术前3天每晚用300～500ml温等渗盐水洗胃，以减轻胃壁水肿和炎症，利于术后吻合口愈合。

96．A。结直肠手术前应进行肠道准备，可减少或避免术中污染、术后感染等，一般通过控制饮食、口服肠道抗菌药物如新霉素或甲硝唑、多次清洁灌肠来实现。

97．C。周围静脉管径细小，血流缓慢，输入的高渗营养液不能得到有效稀释，导致血管内皮受损，因此，周围静脉营养对营养液渗透压要求比较严格。

98．B。经口进食是最符合生理营养的方法。

99．B。高位梗阻的呕吐出现较早，呕吐较频繁，吐出物主要为胃及十二指肠内容物。

100．A。绞窄性肠梗阻发生肠管血运障碍，呕吐物为血性。

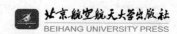

# 单科试卷三答案与解析

1．C。嵌顿性疝和绞窄性疝实际上是一个病理过程的两个阶段，若嵌顿性疝未能及时解除，肠壁及其系膜受压情况不断加重可使动脉血流减少，最后导致完全阻断，即为绞窄性疝，二者鉴别要点为疝内容物有无血运障碍。

2．A。人体代谢过程中不断产生的酸性和碱性物质，必须通过体内缓冲系统及肺、肾的调节作用使 pH 稳定在正常范围。肺通过调节二氧化碳（$CO_2$）排出量调节酸碱平衡；肾通过改变排出固定酸及保留碱性物质的量来维持血浆的 $HCO_3^-$ 浓度，使血浆 pH 不变。

3．D。托马斯征（Thomas 征）阳性，又称髋关节屈曲挛缩实验，可检查髋关节有无屈曲畸形。患者仰卧于检查床上，检查者将其健侧髋骨、膝关节完全屈曲，使膝部尽可能贴近前胸，患肢保持伸直状态，此时腰椎前凸完全消失而腰背平贴于床面，即为阴性；若患髋存在屈曲畸形，患肢随之翘起不能伸直平放于床面上，即为阳性。

4．C。切开引流为治疗直肠肛管周围脓肿的主要方法，一旦诊断明确，即应切开引流，手术方式因脓肿的部位不同而异。

5．B。毕Ⅱ式术后发生完全性输入袢梗阻患者，表现为上腹部剧烈腹痛伴频繁呕吐，量少不含胆汁，呕吐后症状不缓解。输出袢梗阻患者呕吐物为食物和胆汁。

6．B。急性化脓性腹膜炎患者经非手术治疗 6～8 小时后（一般不超过 12 小时），腹膜炎症状及体征不缓解，反而加重者，应及时手术治疗。

7．C。手术切除是治疗乳腺纤维腺瘤唯一有效的方法。常规送病理，大多数纤维腺瘤在完全切除后不再复发，青春期发生的纤维腺瘤有多灶性或在靠近手术部位再发的倾向。

8．E。感染合并有全身炎症反应的表现，如体温、呼吸、循环改变时称脓毒症，脓毒症患者发热最为常见，起病急骤、发展迅速，体温可高达 40～41℃，热型以弛张热、间歇热多见，可伴寒战，出现头痛头晕、食欲缺乏、恶心呕吐、腹胀腹泻、神志淡漠、谵妄、甚至昏迷、休克等临床表现。革兰阴性杆菌所致的脓毒症一般较严重，早期可发生感染性休克。脓毒症患者易出现转移性脓肿，多发生在腰背部及四肢的皮下或深部软组织内。

9．C。慢性排斥反应可发生于手术后数月甚至数年，病程进展慢，以移植物慢性缺血并纤维化萎缩为病例特征，临床以移植器官功能逐渐减退为主要表现。超急性排斥反应多发生于移植术后 24 小时之内。急性排斥反应可出现寒战、高热、全身不适等表现，移植器官肿大引起局部胀痛，伴移植器官功能减退。

10．A。腹部外伤合并出血性休克患者，应当机立断，在抗休克的同时，迅速剖腹止血以消除休克病因。实质性脏器损伤常可发生威胁生命的大出血，单纯补液，恢复血容量（积极抗休克治疗）或剖腹探查不能及时有效的挽救患者的生命。

11．A。向心性肥胖是皮质醇症特有的临床表现，由于皮质醇可提高四肢脂酶的活性，使四肢脂肪水解增加，又可间接促进脂肪合成，导致脂肪重新分布所致。患者主要在头面部、后颈、锁骨上窝及腹部有大量脂肪堆积，形成具有特征的"满月脸""鲤鱼嘴""猪眼""水牛背""罗汉腹"等表现，伴有体重增加。

12．D。胸廓成形术中切除由于切除肋骨会造成一定程度的胸壁软化，术后需加压包扎胸部，以

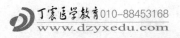
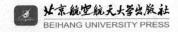

避免反常呼吸。

13．D。右下腹固定压痛是急性阑尾炎的最常见和最重要的体征，最常见的压痛部位为麦氏点。闭孔内肌试验阳性者提示靠近闭孔内肌的阑尾发炎。腰大肌试验阳性者，提示腰大肌前方的阑尾有炎症。阑尾炎症时直肠指检压痛常在直肠的右前方，阑尾穿孔时可有直肠前壁广泛疼痛。墨菲征阳性常见于急性胆囊炎患者。

14．B。急性乳腺炎患者脓肿形成后应及时切开引流，排出积脓，做放射状切口，乳晕下脓肿可沿乳晕边缘做弧形切口，避免损伤乳管引起乳瘘。

15．B。乳腺癌患者癌细胞堵塞皮下淋巴管，导致局部淋巴回流障碍，出现真皮水肿，皮肤呈"橘皮样"改变。"酒窝征"是癌细胞累及 Cooper 韧带产生。癌细胞侵入大片皮肤，可出现多个小结节，呈卫星样围绕原发病灶，称"卫星样"结节。晚期结节彼此融合，弥漫成片，延伸至背部和对侧胸壁，使胸壁紧缩，呈铠甲状，限制呼吸，形成"铠甲胸"。

16．D。脑震荡是最轻的脑损伤，患者主要表现为伤后立即出现短暂的意识丧失，持续时间一般不超过半小时，有的仅表现为瞬间意识混乱或恍惚，并无昏迷，意识恢复后，对受伤当时和伤前近期的情况不能记忆，即逆行性遗忘。神经系统检查多无明显阳性体征。判定脑震荡的重要依据为短暂昏迷和逆行性遗忘。

17．A。主动或被动吸烟是血栓闭塞性脉管炎发生和发展的重要环节，烟碱可使血管收缩、免疫功能紊乱，加重患者病情，应告知患者若能及早绝对禁烟，多数患者可以避免截肢。

18．B。良性骨肿瘤一般无需治疗，若肿瘤过大、生长较快、出现压迫症状影响关节功能或可疑恶变者应手术切除。

19．E。污染伤口是指被异物或细菌沾染、但未发生感染的伤口，一般指伤后 8 小时以内的伤口，该患者被刀刺伤半小时入院，其伤口属于污染伤口。清洁伤口多为无菌手术切口或经清创术处理后的、无明显污染的创伤伤口。感染伤口处多有

脓液、渗出液及坏死组织，周围皮肤红、肿、热、痛，可伴全身症状。伤口愈合的类型分为一期愈合和二期愈合。

20．B。创伤后的休克患者用救护车转送时，患者应平卧，足向车头，头向车尾。

21．D。脓液稠厚不易抽出，或经治疗脓液不见减少，患者症状不见明显改善，或发现有大量气体，疑伴有气管、食管瘘或腐败性脓胸等，均宜及早施行胸膜腔闭式引流术。

22．D。腰椎管狭窄症和腰椎间盘突出症的症状相似，主要鉴别在于前者体征上较腰椎间盘突出症少，直腿抬高试验常为阴性，及 X 线片、造影、侧突、MRI 等影像学检查差异。

23．B。尿频、尿急、尿痛是肾结核的典型症状。尿频往往最早出现，常是患者就诊时的主诉。

24．B。目前治疗肝癌首选的和最有效的方法是手术切除。

25．C。切口感染多表现为患者术后体温升高，伤口红肿、疼痛。

26．C。测定基础代谢率要在完全安静、空腹时进行。常用计算公式为基础代谢率（%）＝（脉率＋脉压）－ 111。正常值为 ±10%；＋ 20% ～＋ 30% 为轻度甲亢，＋ 30% ～＋ 60% 为中度，＋ 60% 以上为重度。脉压＝收缩压－舒张压，该患者脉压＝ 140 － 70 ＝ 70，基础代谢率（%）＝（100 ＋ 70）－ 111 ＝ 59%，甲状腺功能为中度甲亢。

27．C。肠梗阻患者梗阻部以上肠腔积气来自于吞咽的空气、碳酸氢根中和后产生的 $CO_2$、细菌发酵后产生的有机气体。吞咽的空气是肠梗阻时很重要的气体来源，其含氮量高达 70%，而氮又是一种不被肠黏膜吸收的气体。$CO_2$ 气体量虽大，但它易被吸收，不是产生肠胀气的主要成分。

28．D。被犬类咬伤患者可能感染狂犬病毒，应尽快注射狂犬病毒疫苗。破伤风是由破伤风梭菌经皮肤或黏膜伤口侵入人体，在缺氧环境中生长繁殖所导致的特异性感染，常继发于创伤后，尤其是窄而深的伤口，如被生锈的铁钉刺伤者、木

 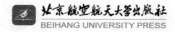

头刺伤，伤口深者、开放性骨折及烧伤患者也可因伤口处的缺氧环境造成破伤风梭菌大量繁殖，为预防破伤风，应及时到医院就诊，注射破伤风抗毒素。

29．D。该患者胰头癌术后5天腹腔引流管流出含胆汁的液体，出现高热，提示患者出现胰空肠吻合口瘘，胰瘘多发生于术后1周左右。应持续负压吸引，保持引流通畅，给予生长抑素抑制胰液分泌，注意保护周围皮肤。

30．C。目前对于肿瘤分期的方法常用的为国际抗癌联盟提出的TNM分期法，T指原发肿瘤，N指区域淋巴结，M指远处转移。

31．D。经内镜结肠息肉切除术，术前清洁肠道可用的药物包括蕃泻叶、硫酸镁、蓖麻油、聚-己二醇平衡液等。因甘露醇口服后可使肠道内产生气体，使用高频电切使可能会引起气体爆炸，因此内镜切除结肠息肉患者禁用甘露醇。

32．A。心脏瓣膜置换术后24～48小时遵医嘱给予华法林抗凝治疗，治疗的效果以凝血酶原时间（INR）保持在2.0～2.5之间为宜。生物瓣置换术后抗凝3～6个月，机械瓣置换术后需终身抗凝。抗凝治疗期间患者不可随意停用，定期复查INR，调整华法林的剂量；用药期间密切观察者患者有无牙龈出血、鼻出血、血尿等出血征象。

33．E。进行性吞咽困难是食管癌中晚期的典型表现。患者逐渐消瘦、脱水、无力。食管炎、贲门失迟缓症、食管憩室和食管良性狭窄均可出现不同程度吞咽困难，但不为进行性。

34．A。淀粉酶测定是胰腺炎早期最常用和最有价值的检查方法。血清淀粉酶在发病后数小时开始升高，8～12小时标本最有价值，24小时达高峰，持续4～5天后恢复正常。血清淀粉酶超过正常值3倍即可诊断。尿淀粉酶于24小时才开始升高，48小时达高峰后缓慢下降，1～2周后逐渐降至正常。

35．D。急腹症患者一般观察24～48小时，在严密观察过程中，如出现下列情况，应积极剖腹探查，疑有腹腔内活动性、进行性出血；疑有肠坏死或肠穿孔呈现全腹腹膜炎者；经非手术治疗病情无明显好转反而加重者。

36．D。与活动有关的疼痛和血尿是上尿路（肾、输尿管）结石主要表现。

37．E。血尿是膀胱肿瘤最常见、最早出现的症状。常为间歇性全程无痛肉眼血尿，终末加重，可自行减轻或停止，易被误以为"好转"。肿瘤坏死、脱落或并发感染时出现尿频、尿急、尿痛，晚期多见。癌肿或血块堵塞膀胱出口可导致排尿困难，严重时可致尿潴留。当肿瘤增大到一定程度时下腹部可触及肿块。

38．E。胃十二指肠穿孔时，溢出的气体积聚于膈下，使肝浊音界缩小或消失。实质脏器出血致腹腔内积液过多时出现移动性浊音阳性。

39．E。小脑幕切迹疝发生时，移位的脑组织在小脑幕切迹挤压脑干，脑干移位，严重者可有脑干内部出血；同侧的大脑脚受到挤压而造成病变对侧偏瘫，同侧动眼神经受到挤压产生动眼神经麻痹症状。左侧小脑幕切迹疝相应的典型临床表现是进行性意识障碍；右侧肢体肌力减弱或瘫痪；左侧瞳孔进行性散大。

40．D。重症胰腺炎患者的出血可经腹膜后途经渗入皮下，在腰部、季肋部和下腹部皮肤出现大片青紫色瘀斑，称Grey-Turner征；若出现在脐周，称Cullen征，多因血液渗入腹壁肌肉所引起。重症胰腺炎患者皮肤出现蓝紫色瘀斑时，多见于腰部。

41．C。胰腺破裂患者血尿淀粉酶显著升高。腹部疼痛、腹膜刺激征、血白细胞升高不具特异性，血钙降低多见于急性胰腺炎患者。

42．E。创伤后，在致伤因素的作用下，机体迅速产生各种局部和全身性防御反应，目的是维持机体自身内环境的稳定。局部反应和全身反应往往同时存在，创伤的病理基础为创伤性局部反应，全身反应较轻或持续时间短；对局部伤口的早期正确处理将有利于全身反应的减轻，并可促进局部炎症反应的消退。

43．E。该患者食管癌晚期，无法手术也无法经口进食，患者需长期营养支持，最适宜的是胃造瘘行长期管饲。胃造瘘和空肠造瘘适用于长期营养支持的患者。鼻胃管和鼻肠管适用于短期（<2～3周）营养支持的患者。营养物质经肠道和门静脉吸收，能很好地被机体利用，符合生理过程，相对安全，能接受肠内营养的患者应优先选用肠内营养。

44．E。胶布皮牵引易出现水疱和皮炎（皮肤过敏），注意及时观察及处理。

45．C。皮牵引的重量一般不超过5kg，适用于小儿股骨骨折；年老体弱者的股骨骨折，在夹板固定的同时辅以患肢皮牵引；手术前的辅助治疗，如股骨头骨折、股骨颈骨折、股骨转子间骨折等。

46．A。麻醉前使用的抗胆碱能药的常用药物为东莨菪碱和阿托品，可阻断M胆碱能受体，抑制腺体分泌，解除平滑肌痉挛及迷走神经兴奋对心脏的抑制作用。

47．E。手术创伤使人体处于高分解代谢状态，肝外蛋白质加快分解为氨基酸，经血液循环到达肝脏，然后在肝脏中经糖异生作用生成肝糖原以保证血糖供应。蛋白质是构成生命的重要物质基础，利用蛋白质供能是不经济的，糖原耗尽后，肌肉蛋白分解会增强，对于术前需禁食，一般状况良好，估计很快能恢复进食，术前补糖可减少蛋白质消耗，增加体内氮的潴留。

48．A。通常低渗性脱水补2/3张含钠液，等渗性脱水补1/2张含钠液，高渗性脱水补1/3～1/5张含钠液。

49．C。增生的前列腺可造成膀胱出口梗阻，梗阻程度与前列腺增生体积的大小并不成比例，而与增生腺体的位置和形态有直接关系。

50．D。肠梗阻确诊后，最为重要的是了解是单纯性还是绞窄性梗阻，这关系到治疗方法的选择和患者的预后。若为绞窄性肠梗阻，应立即手术治疗，争取在肠坏死以前解除梗阻，恢复肠管血液循环。

51．A。测定基础代谢率计算公式为基础代谢率＝（脉率＋脉压）－111。正常值为±10%；＋20%～30%为轻度甲亢，＋30%～60%为中度，＋60%以上为重度。

52．A。乳房的淋巴网甚为丰富，其淋巴液输出有4个途径，乳房大部分淋巴液经胸大肌外侧缘淋巴管回流至腋窝淋巴结，再流向锁骨下淋巴结，部分乳房上部淋巴液可经胸大、小肌间淋巴结，直接到达锁骨下淋巴结，通过锁骨下淋巴结后，淋巴液继续流向锁骨上淋巴结；部分乳房内侧的淋巴液通过肋间淋巴管流向胸骨旁淋巴结；两侧乳房间皮下有交通淋巴管，一侧乳房的淋巴液可流向另一侧；乳房深部淋巴网可沿腹直肌鞘和肝镰状韧带通向肝。

53．B。癌症疼痛的药物治疗，遵循三阶梯疗法。第一阶段适用于轻度疼痛患者：常选用非阿片类、解热镇痛类、抗炎类药物，如布洛芬、阿司匹林、对乙酰氨基酚等。第二阶段适用于中度疼痛患者。在使用非阿片类药物镇痛无效时，可选用弱阿片类药物，如可待因、氨酚待因、曲马多等。第三阶段适用于重度疼痛和剧烈性癌痛患者。选用强阿片类药物，如吗啡、哌替啶、美沙酮等。

54．D。正常人排尿后膀胱内没有或仅有极少残余尿（5ml以下），如残余尿超过50ml，则提示膀胱逼尿肌已处于失代偿状态。

55．D。术后T管引流者应注意无菌技术操作，每天更换外接的引流袋和连接管，但不必每天或定时冲洗T管，若T管不慎脱出立即报告医生，禁止自行重新插回，以防逆行感染。此外，引流管应妥善固定，避免脱落；保持引流通畅；观察胆汁的颜色、性状和量；并按操作要求拔管。

56．A。乳腺癌患者转移途径有直接浸润、淋巴转移和血行转移。淋巴转移为主要的转移方式，最易累及患侧腋窝淋巴结。

57．A。肝叶切除术是早期原发性肝癌最有效的首选治疗方法。

58．D。良性肿瘤的细胞分化程度较高，实质器官的良性肿瘤多呈膨胀性生长，其生长速度较慢，随着体积增大，肿瘤推挤但不侵犯周围组织，与

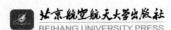

周围组织分界清楚，形状规则，可在肿瘤周围形成完整的纤维性包膜触诊时表面光滑，易推动。良性肿瘤也可发生转移，但并非其特点。恶性肿瘤特点为不同程度分化障碍，甚至未分化，异型性大，常发生转移。

59．E。胆石症、胆道感染或胆道蛔虫是急性胰腺炎的主要病因，其中以胆石症最多见，该患者入院评估的资料中与其疾病关系密切的是患胆总管结石5年。

60．B。判断该患者发生了膀胱癌。血尿是膀胱肿瘤最常见、最早出现的症状，常为间歇性全程无痛肉眼血尿。肿瘤坏死、脱落或并发感染时出现尿频、尿急、尿痛，晚期多见。膀胱镜下取活组织做病理检查是最直接和重要的检查手段，是最可靠的检查方法。

61．D。石膏绷带应平放浸于35～45℃温水中，浸水充分至石膏卷停止冒气泡时取出，取出时双手握住石膏绷带的两端，向中间轻挤出多余水分。

62．A。NSAIDs、消炎痛类药物可抑制COX-l，致维持黏膜正常再生的前列腺素E不足，黏膜修复障碍，导致胃十二指肠溃疡，出现糜烂和出血，多位于胃窦及球部，也可见于全胃。该患者长期服用消炎痛，今突然出现黑便及呕血，最可能原因为胃十二指肠溃疡出血。

63．D。择期手术前呼吸道准备包括吸烟者术前2周应戒烟；痰液黏稠者给予超声雾化吸入；胸部手术者训练腹式呼吸，腹部手术者训练胸式呼吸；促进有效排痰。

64．B。该患者创口与胸腔相通，考虑为开放性气胸，应立即用无菌敷料或清洁器材等在患者呼气末封盖伤口。

65．C。关节僵硬是骨折最常见的并发症，多由于患肢长时间固定导致静脉和淋巴回流不畅，关节周围组织发生纤维粘连所致，预防的方法是积极进行功能锻炼。该患者桡骨远端粉碎性骨折，石膏固定4周拆除后出现右手各手指屈曲功能受限，考虑为石膏固定所致的关节僵硬。

66．E。内痔发生于齿状线以上，表面覆盖直肠黏膜，无痛性间歇性便后出鲜血是内痔早期的常见症状。

67．B。出血是颅内动静脉畸形最常见的首发症状，表现为头痛、呕吐、意识障碍等症状。额、颞部动静脉畸形的青年患者多以抽搐为首发症状，可在颅内出血时发生，也可单独出现。半数患者有间断性或迁延性单侧局部头痛或全头痛病史，还可出现进行性神经功能缺损，运动、感觉、视野以及语言功能障碍。

68．A。胰腺癌患者在病程的早期即可直接浸润门静脉、肠系膜上动静脉、腹腔动脉、肝动脉、下腔静脉及脾动、静脉等腹腔重要血管和胃窦部、十二指肠、胆总管、横结肠及周围腹膜组织和神经丛，也可经血行转移至肝、肺及椎骨等，导致手术切除率低，预后很差。

69．D。在院外，完全离断的肢体，原则上不做任何无菌处理，禁忌用任何液体冲洗、浸泡或涂药。为减轻断指组织的进一步损伤，应低温保存断肢（指），到达医院后，立即检查并清洗消毒，肝素盐水冲洗后，用无菌敷料包好，敷料应干燥，置入4℃冰箱冷藏。切忌放入冷冻室，否则会造成肢体冻伤，影响再植。切忌将肢体浸泡在任何液体中，包括生理盐水。

70．A。压力性尿失禁是膀胱逼尿肌功能正常，但由于尿道括约肌张力减低或骨盆底部尿道周围肌肉和韧带松弛，导致尿道阻力下降，患者平时尚能控制排尿，但当腹内压突然增高（如咳嗽、喷嚏、大笑、举重等）时，使膀胱内压超过尿道阻力，少量尿液不自主地由尿道口溢出。常见于多次分娩或绝经后的妇女。持续性尿失禁（真性尿失禁）即尿液持续地从膀胱或尿道瘘中流出，膀胱处于空虚状态。充溢性尿失禁是由于各种原因使膀胱排尿出口梗阻或膀胱逼尿肌失去正常张力，引起尿液潴留，膀胱过度充盈，造成尿液从尿道不断溢出。急迫性尿失禁由于膀胱局部炎症、出口梗阻的刺激使患者反复的低容量不自主排尿，常伴有尿频和尿急；或由于大脑皮质对脊髓排尿中枢的抑制减弱，引起膀胱逼尿肌不自主收缩或反射亢进，使膀胱收缩不受限制。膀胱刺

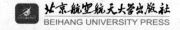

激症状表现为尿频、尿急和尿痛。

71．B。亚低温冬眠疗法患者在降温过程中应使患者体温稳定在治疗要求的范围内，避免大起大落。降温速度以每小时下降1℃为宜。

72．C。实施亚低温冬眠疗法降温患者体温降至肛温32～34℃，腋温31～33℃较为理想。

73．B。实施亚低温冬眠疗法降温患者疗程常为3～5天，停止治疗前，应先停物理降温，再逐渐停用冬眠药物，同时为患者加盖被毯，任其自然复温。

74．C。亚低温冬眠疗法适用于各种原因引起的严重脑水肿、中枢性高热患者，但儿童和老年人应慎用，休克、全身衰竭或房室传导阻滞者应禁用。

75．C。腹部损伤患者应严格执行外科急腹症的"四禁"，即禁食禁饮、禁忌灌肠、禁用泻药、禁用吗啡等镇痛药物。对该患者尽早行胃肠减压，减少胃肠内容物漏出，减轻腹痛，并积极补液，遵医嘱使用抗生素，进行常规术前准备。

76．A。肠穿孔患者消化道内容物大量进入腹腔，主要表现是弥漫性腹膜炎，多出现持续性剧烈腹痛、恶心、呕吐，伴全身性感染症状，最突出的体征是腹膜刺激征，对肠穿孔有诊断性意义。空腔脏器破裂后腹腔内游离气体致肝浊音界缩小或消失。实质性脏器损伤出血量大者可有移动性浊音，

77．B。该患者出现进行性吞咽困难4个月，符合食管癌进展期典型症状，结合食管造影显示食管出现狭窄，伴有黏膜破坏，考虑最可能的诊断为食管癌。食管炎、贲门失迟缓症和食管憩室可出现吞咽困难但均不为进行性。食管瘢痕性狭窄患者可出现逐渐加重的吞咽困难，但一般为食管外伤、或吞服强酸、强碱等所致。

78．E。放疗反应可分为三度，放疗一度反应（干反应）表现为红斑，烧灼和刺痒感，继续照射变为暗红色，有脱屑，应涂0.2%薄荷淀粉或羊脂止痒；放疗二度反应（湿反应）表现为高度充血、水肿，水疱形成，有渗出液，糜烂，应涂2%甲

紫或氢化可的松乳膏，不必包扎。有水疱时，涂硼酸软膏，包扎1～2天，待渗出吸收后改用暴露疗法。放疗三度反应表现为溃疡形成或坏死，难以愈合。

79．E。急性胆管炎患者表现为典型的Charcot三联症，即腹痛、寒战与高热、黄疸，该患者表现考虑诊断为急性胆管炎，急性胆管炎患者胆管梗阻和感染进一步加重时，其临床表现将继续发展，可有低血压和神志改变，如出现血压下降、脉快、神志淡漠、嗜睡、昏迷等症状时，提示患者进展为急性梗阻性化脓性胆管炎（重症胆管炎），应边抗休克边紧急手术解除胆道梗阻并引流。应警惕重症胆管炎发生的体征是血压下降。

80．C。该患者考虑诊断为急性胆管炎，应禁食、胃肠减压，加强营养支持，应用抗生素，并解痉、利胆、护肝、纠正水、电解质紊乱及酸碱失衡。观察腹部体征，观察患者神志及意识情况，如出现神志淡漠、嗜睡、昏迷等症状时，表明患者病情恶化，应及时手术处理。

81．A。静脉壁损伤、血流缓慢、血液高凝状态是导致深静脉血栓的3个主要因素。术后液体不足出现血流缓慢，血液高凝状态，易形成下肢深静脉血栓。下肢深静脉瓣功能不全主要与下肢静脉曲张有关。

82．C。溶栓疗法常用尿激酶和链激酶联合应用抗凝血药物维持疗效，预防新的血栓形成，因尿激酶的出血发生率较链激酶低，故临床首选尿激酶。

83．D。下肢深静脉血栓形成患者应抬高患肢，促进下肢静脉回流，减轻水肿和疼痛。进食低脂、富含纤维素的饮食，避免用力排便，禁止按摩以防血栓脱落引起肺栓塞，可定时翻身。护理期间注意注意输液速度，观察患者呼吸情况，防止患者发生肺栓塞。下床活动时应穿弹力袜或弹力绷带。

84．D。弥散性血管内凝血（DIC）多因严重感染所致，最常见的症状为出血，表现为突然发生的自发性、多发性出血，部位可遍及全身，多见于皮肤黏膜、伤口及穿刺部位。急性肾衰竭可出

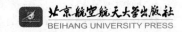

现少尿、高钾血症、高血压等症状。急性肝衰竭会出现出血、瘀斑但以意识障碍、黄疸为主要表现。

85．C。患者出现皮肤瘀斑、针眼出血，考虑处于消耗性低凝期，此期进一步检查主要项目为凝血酶原时间（PT），可反应患者的凝血功能，表现为凝血酶原时间明显延长。实验室检查还可出现血小板和纤维蛋白原等凝血因子减少。消耗性高凝期主要表现为血液不易抽出、血液易凝固；继发性纤溶期出血倾向更为明显，常表现为严重出血和渗血。

86．B。DIC 患者血小板及凝血因子消耗性减少，实验室检查会出现血小板明显减少，纤维蛋白原含量明显降低（过度代偿型除外）和 PT 缩短或延长 3 秒以上，凝血时间延长。继发性纤溶亢进期会出现纤溶酶及纤溶酶原激活物活性增高、血浆鱼精蛋白副凝试验（3P 试验）阳性等。

87．C。骨折术后功能锻炼的目的包括促进肢体血液循环，消除肿胀，防止废用综合征；保持和恢复关节运动的幅度，防止关节僵硬；保持和恢复肌肉力量及耐力，防止肌肉萎缩；防止骨质脱钙，预防骨质疏松；功能锻炼的最终目的是恢复正常的生活和功能。

88．B。骨折患者肢体锻炼和固定要同时进行，强调早期开始活动训练，能减少创伤性骨关节炎的发生，有助于功能恢复。石膏固定术当天患者即应开始进行功能锻炼。

89．D。内痔位于齿状线以上,表面覆盖直肠黏膜,好发于截石位 3 点、7 点、11 点位置，主要表现为无痛性、间歇性便后出鲜血和痔块脱出，该患者肛镜检截石位见一突出肛管内暗红色圆形软结节，最可能诊断为内痔。外痔主要表现为肛门不适、潮湿，有时伴局部瘙痒，若发生血栓形成及皮下血肿则有剧痛，肛周可见暗紫色椭圆形肿物，触痛明显，排便、咳嗽时疼痛加剧。直肠癌好发于老年男性，早期多表现为排便习惯改变和大便带血。

90．B。该患者最可能诊断为内痔，是直肠下端黏膜下和（或）肛管皮肤下的静脉丛淤血、扩张

和纡曲所形成的局部团块。内痔位于齿状线以上，表面覆盖直肠黏膜，为单层柱状上皮，血供来源于直肠上、下动脉，回流至肝门静脉，淋巴引流至肠系膜下淋巴结和髂内淋巴结，受内脏神经支配，无疼痛感，主要表现为无痛性、间歇性便后出鲜血和痔块脱出。治疗原则以非手术治疗为主，无症状的痔无须治疗，有症状的痔治疗重点在于减轻或消除症状，而非根治。

91．C。门脉高压症患者最危急的并发症为食管胃底曲张静脉破裂出血，表现为突发大量呕血，呕吐鲜红色血液，由于肝功能损害引起凝血功能障碍，又因脾功能亢进引起血小板减少，因此出血不易自止，由于大出血引起肝组织严重缺氧，容易导致肝性脑病。

92．B。肝门静脉高压症患者门静脉系压力增高，加之本身无静脉瓣，门静脉血流受阻，血流淤滞，最早出现的病理改变为充血性脾大。长期的充血可引起脾内纤维组织增生和脾组织再生，继而发生不同程度的脾功能亢进。

93．B。血尿是膀胱肿瘤最常见、最早出现的症状。常为间歇性全程无痛肉眼血尿，终末加重，可自行减轻或停止，易被误以为"好转"。肿瘤坏死、脱落或并发感染时出现尿频、尿急、尿痛，晚期多见。癌肿或血块堵塞膀胱出口可导致排尿困难，严重时可致尿潴留。

94．A。在前列腺增生的任何阶段，可因气候变化、劳累、饮酒、便秘、久坐等因素，使前列腺突然充血、水肿导致急性尿潴留。患者因不能排尿，膀胱胀满，常需到医院急诊导尿。

95．E。低渗性脱水早期乏力、头晕、手足麻木、无口渴；中度脱水出现周围循环衰竭，特点是脉搏细弱、站立性晕倒、血压下降、恶心呕吐、尿少比重低；重度脱水出现神经精神症状，如抽搐、昏迷、休克等。尿比重低，脱水征明显。

96．B。高渗性轻度脱水以口渴为特点，可伴有少尿，水分丧失量约为体重的 2%～4%；中度脱水口渴更加明显，黏膜干燥、皮肤弹性下降、眼窝凹陷、尿更少、尿比重高，水分丧失量约为体重的 4%～6%；严重者高烧，出现神经精神

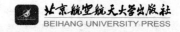

症状，如烦躁不安、躁动、幻觉、昏迷、惊厥等。

97．C。前尿道损伤多发生于球部，多见于会阴部骑跨伤。后尿道损伤多发生于膜部，多由骨盆骨折造成。

98．B。导尿可检查尿道是否连续、完整。若能顺利插入导尿管，说明尿道连续且完整，不为尿道完全断裂。

99．B。膀胱结石的典型症状是排尿突然中断，疼痛放射至远端尿道和阴茎头部，伴排尿困难和膀胱刺激症状，改变排尿姿势后能缓解疼痛并继续排尿。

100．D。肾内小结石与输尿管结石可引起肾绞痛，常见于结石活动并引起输尿管梗阻的情况，表现为疼痛剧烈难忍，位于腰部或上腹部，阵发性发作，辗转不安，大汗，恶心，呕吐。疼痛可向下腹部和会阴部放射。

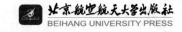

# 单科试卷四答案与解析

1．B。腰椎穿刺患者穿刺放液后因椎管内压力急剧下降，颅腔与椎管内压力差加大，可使脑组织向下移位，从而诱发脑疝。

2．B。患肢肿胀是下肢静脉血栓形成后最常见的症状，可因患者外科手术后长期卧床引起，该患者表现考虑诊断为下肢深静脉血栓。首选检查为彩色多普勒超声，可显示下肢深静脉是否有血栓和血栓部位，并区别静脉阻塞是来自外来压迫或静脉内血栓形成。

3．A。肌酐身高指数是测定肌蛋白消耗的指标，可以了解体内骨骼肌含量。体重的变化可初步了解患者的能量营养状况，反映机体合成代谢与分解代谢的状态，是营养评价中最简单、最直接而又非常重要的指标。皮褶厚度可以反映人体皮下脂肪的含量，临床常用皮褶厚度估计脂肪消耗情况，并作为评价能量缺乏与肥胖程度的指标。体质指数是目前评价肥胖和消瘦最常用的指标。血蛋白含量能反映机体较长时间内的蛋白质营养状况。

4．B。肝门静脉高压症患者门静脉系压力增高，加之本身无静脉瓣，门静脉血流受阻，血流淤滞，最早出现的病理改变为充血性脾大。长期的充血可引起脾内纤维组织增生和脾组织再生，继而发生不同程度的脾功能亢进。

5．C。急性胆囊炎患者表现为典型的 Charcot 三联症，即腹痛、寒战与高热、黄疸，还可有全身症状恶心呕吐、腹膜炎等症状，查体可见墨菲征阳性。麦氏点压痛主要见于急性阑尾炎患者。

6．E。低渗性脱水又称慢性脱水或继发性脱水，此时水和钠同时缺失，但失钠多于缺水，故血清钠低于正常范围，细胞外液呈低渗状态，引起抗利尿激素的分泌减少，使水在肾小管内的再吸收减少，尿量排出增多，从而提高细胞外液的渗透压，此时细胞外液量减少更为明显，细胞间液进入血液循环以部分地补偿血容量，细胞内液轻度减少。

7．C。局麻药液中加肾上腺素，可使局部血管收缩，延长局麻药吸收，减少局麻药用量，避免或减轻中毒。引起局麻药毒性反应的原因包括用药过量；药物误注入血管内；注射部位血液供应丰富或局麻药中未加入血管收缩药；患者全身情况差，对局麻药耐受能力降低等。

8．C。乳腺癌术后患者 5 年内应避免妊娠，减少乳腺癌复发。

9．B。非手术治疗适用于轻度肾损伤以及无合并胸腹部脏器损伤者，如肾挫伤；若明确为严重肾裂伤、肾破裂、肾盂破裂或肾蒂损伤，则需尽早手术。

10．D。维生素可分为水溶性和脂溶性两大类。水溶性维生素包括维生素 B 族、维生素 C 和生物素。脂溶性维生素包括维生素 A、维生素 D、维生素 E、维生素 K4 种。

11．C。确定颈部包块性质最准确最有价值的检查方法是细针穿刺细胞学检查，可明确肿块病理类型。

12．A。单纯性耻骨联合分离且较轻者可用骨盆兜带悬吊固定。骨盆带牵引常用于腰椎间盘突出症的治疗。

13．D。机械通气患者气道峰压增高提示除疾病外，可能有呼吸道分泌物过多、气管插管或呼吸机管道阻塞或扭曲等、气管插管的斜面贴壁或滑

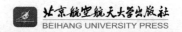

向一侧支气管。

14．B。最简易、有效、及时的人工呼吸法是口对口（鼻）人工呼吸。施救者捏闭患者鼻孔，以口唇包紧患者口部，口对口密闭施行人工呼吸。每次吹气应持续 1 秒以上，看见患者胸廓抬起方为有效。

15．A。膈下脓肿主要为手术治疗，常采用经皮穿刺插管引流术和切开引流术。

16．E。临床解除胆绞痛常合用抗胆碱药物阿托品和中枢性镇痛药哌替啶。阿托品阻断 M 受体，可解除内脏平滑肌痉挛，可用于内脏绞痛的治疗，但其对于胆道平滑肌的解痉作用弱，在治疗胆绞痛时，需与中枢性镇痛药如哌替啶等合用。

17．D。该患者双下肢挤压伤后血压正常，考虑无休克表现，无需补充血容量。正常血清钾浓度为 3.5 ～ 5.5mmol/L，该患者血钾升高，应注意避免给予含钾药物和含钾食物；高血钾患者可出现心动过缓、心律不齐，甚至心搏骤停，应积极防治和处理心律失常，可静脉输注 5% 碳酸氢钠溶液 60 ～ 100ml，以碱化细胞外液，促进 $K^+$ 转入细胞内；严重挤压伤可引起急性肾衰竭，导致挤压综合征，应积极恢复肾脏功能。

18．B。呼吸困难是颈椎前路手术最危急的并发症，常见原因有切口内出血压迫气管、喉头水肿压迫气管、术中损伤脊髓、移植骨块松动、脱落压迫气管等。该患者诊断为脊髓型颈椎病，术后出现颈部明显肿胀，增粗，并出现呼吸困难，应高度怀疑喉头水肿压迫气管。喉上神经损伤主要表现为患者进食特别是饮水时，易发生误咽或呛咳。喉返神经损伤可出现不能恢复原音色或失声甚至窒息。

19．B。更换胸腔闭式引流瓶或患者移动时，应先用两把止血钳双向夹闭引流管，以防空气进入。

20．C。放射治疗患者放疗后保持局部皮肤清洁干燥，清洗时应轻柔，禁用力擦洗和使用肥皂，避免摩擦、搔抓及冷、热、日光直射等理化刺激。皮肤出现一度反应（干反应），红斑、烧灼和刺痒感，继续照射变为暗红色，有脱屑，应涂

0.2% 薄荷淀粉或羊毛脂止痒，禁用酒精、碘酒等涂擦。

21．E。乳房肿块为乳腺癌患者最常见的症状，早期为无痛、单发的小肿块，质硬，表面不光滑，与周围组织分界不清，活动度差，以乳房外上象限最常见。

22．B。颅内压增高患者的治疗包括去除病因治疗；脱水治疗，在 15 ～ 30 分钟之内静脉滴注 20% 的甘露醇 250ml；激素治疗；预防和控制感染；冬眠低温疗法或亚低温疗法。

23．C。压头及牵拉试验阳性为神经根型颈椎病表现。脊髓型颈椎病早期表现为四肢麻木无力，步态不稳，足尖拖地，踩棉花感，双手握力减弱，精细动作笨拙。病情加重可出现自下而上的上运动神经性瘫痪。后期常有大小便功能障碍。查体可见四肢反射亢进，肌张力减退，躯体有感觉障碍平面，腹部反射、提睾反射和肛门反射减弱或消失。髌阵挛、踝阵挛及 Babinski 征阳性。

24．D。急性胃穿孔的腹腔穿刺液为胃内容物，黄色浑浊液体，有食物残渣。

25．D。风湿热最常侵犯的心脏瓣膜是二尖瓣，其次为主动脉瓣，三尖瓣和肺动脉瓣较少累及。二尖瓣狭窄其特征性的心脏杂音为心尖区舒张中晚期低调的隆隆样杂音，伴舒张期震颤。二尖瓣关闭不全典型体征是心尖部全收缩期吹风样杂音。主动脉瓣狭窄胸骨右缘第 2 肋间（主动脉瓣听诊区）可闻及粗糙、响亮的收缩期吹风样杂音。主动脉关闭不全主动脉瓣第二听诊区（胸骨左缘第 3、4 肋间）可闻及高调叹气样舒张期杂音。

26．C。休克严重、酸中毒明显、经扩容后效果不佳者，需给予碱性药物，常用 5% 碳酸氢钠。

27．C。腹腔引流管拔管指征为体温维持正常 10 天左右，白细胞计数正常，腹腔引流液少于 5ml/d，引流液的淀粉酶测定值正常，即可考虑拔管。胆管 T 管引流术后拔管前再次夹闭 T 管 24 ～ 48 小时，无不适症状方可拔管。

28．C。肾结核患者术后应继续抗结核药物治疗6 ～ 9 个月。

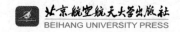

29．E。限制区（无菌区）包括手术间、洗手间、手术间洁净走廊（内走廊）、无菌物品间、药品室、麻醉准备室等。非限制区（污染区）包括办公室、会议室、实验室等。半限制区（清洁区）包括器械室、敷料室、洗漱室、消毒室、手术间清洁走廊等。

30．E。骨盆直肠间隙脓肿局部表现为直肠坠胀感，便意不尽，排便时尤感不适，常伴排尿困难。会阴部检查多无异常，直肠指诊可在直肠壁上触及肿块隆起，有压痛和波动感。该患者表现首先考虑为骨盆直肠间隙脓肿。盆腔脓肿有典型的直肠或膀胱刺激症状，如里急后重、大便频而量少、有黏液便、尿频、排尿困难等表现。肛瘘患者主要表现为肛门周围外口流出少量脓性、血性或黏液性分泌物。肛裂患者主要表现为疼痛、便秘、出血。

31．E。胃大部切除术后并发症胃出血是指术后短期从胃管引流出大量鲜血，或24小时后仍有鲜血，为最早易出现的并发症。吻合口瘘多发生于术后5～7天。十二指肠残端破裂多发生于术后24～48小时，其发生率低于胃出血。倾倒综合征为术后远期并发症，包括早期倾倒综合征和晚期倾倒综合征，其中晚期倾倒综合征又称低血糖综合征。

32．B。呼吸困难和窒息是甲状腺大部分切除术后最危急的并发症，多发生于术后48小时内。常见原因有切口内出血，喉头水肿，气管塌陷，双侧喉返神经损伤等。

33．B。痔切除术后8小时仍未排尿而发生的急性尿潴留，主要原因为疼痛而致括约肌痉挛，出现排尿困难，甚至发生尿潴留。

34．E。机械性肠梗阻是由于机械性因素导致肠腔狭小，肠内容物不能通过所致，最重要的腹部体征为腹部膨隆，并有肠型和肠蠕动波。

35．C。腹膜的生理作用包括润滑作用，在正常情况下，腹腔可分泌少量液体润滑腹腔并减少脏器间的摩擦；吸收和渗出作用，腹膜是双向的半透性膜，水电解质、尿素及一些小分子能透过腹膜；防御作用，正常情况下，腹膜向腹腔渗出少

量浆液，内含淋巴细胞、巨噬细胞和脱落的上皮细胞；修复和再生作用，渗出液中的纤维沉积在病变周围也可修复受损组织，促进伤口愈合。

36．C。下肢深静脉血栓形成患者非手术期应卧床休息1～2周，禁止热敷、按摩，避免活动幅度过大，避免用力排便，以免血栓脱落；休息时患肢高于心脏平面20～30cm，改善静脉回流，减轻水肿和疼痛；下床活动时，穿医用弹力袜或用弹力绷带，使用时间因栓塞部位而异。并遵医嘱应用抗凝、溶栓、祛聚等药物，此时不宜母乳喂养。

37．C。肝癌患者肝区疼痛是最常见和最主要的症状，多为持续性胀痛、钝痛或刺痛，夜间或劳累后加重。

38．C。诊断明确或术后患者主诉疼痛应积极控制。最好在疼痛发作前，遵医嘱给予药物。疼痛是患者的主观感受，疼痛刺激相同，但个体反应程度可能不同，患者可以要求免除疼痛，应相信疼痛存在的事实，并根据个体差异采取止痛措施。未明确诊断前，勿随意使用止痛药，以免掩盖或延误病情。术后疼痛尽量做到疼痛发作前给药，开始给足剂量，以后改为维持量。如果非麻醉性药物能够达到止痛效果，就不要使用麻醉性药物。

39．B。切口感染是急性阑尾炎最常见的术后并发症，多表现为术后2～3天体温升高，切口胀痛或跳痛，局部红肿、压痛等。该患者表现提示最可能并发症为切口感染，应首先查看伤口。

40．D。间歇强制通气（IMV）为呼吸机按预设频率给予CMV，但允许患者进行自主呼吸。由于呼吸机以固定频率呼吸，可影响患者自主呼吸，出现人机对抗。

41．D。患者损伤后早期注射破伤风抗毒素（TAT）或破伤风人体免疫球蛋白（TIG）以中和游离的破伤风毒素，只在早期有效，若毒素已与神经组织结合，则难收效。

42．C。硬脑膜外血肿患者典型的意识障碍是伤后昏迷有"中间清醒期"，即患者伤后原发性脑损伤的意识障碍清醒后，在一段时间后颅内血肿

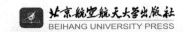

形成，因颅内压增高导致患者再度出现昏迷。

43．D。急性胰腺炎患者非手术期应禁食、禁水、胃肠减压，禁食期间给予肠外营养支持，从而减少胃酸分泌，可减少胰液分泌及其对胰腺及周围组织的刺激。

44．A。急性血源性骨髓炎实验室检查可见血白细胞及中性粒细胞比值可达 0.90（正常 0.50 ～ 0.70）以上，血沉加快，C 反应蛋白增高。局部分层穿刺抽脓可确诊。该患儿胫骨上干骺端穿刺有脓液考虑诊断为左胫骨急性血源性骨髓炎。此病手术治疗宜早，最好在抗生素治疗 48 ～ 72 小时后仍不能控制局部炎症时进行手术。因该患儿已发病 2 周，此时为引流脓液、减压或减轻毒血症症状，防止急性骨髓炎转变为慢性骨髓炎，应行手术治疗，手术方式分为局部钻孔引流术或开窗减压引流术。

45．C。成人全关节结核并有窦道形成应病灶清除、关节融合。全关节结核滑膜呈乳头样增生并侵犯骨及关节软骨，结核波及关节腔，软骨面受损，考虑可出现关节不稳定。病灶清除术适应证为骨与关节结核有明显的死骨和大的脓肿形成；窦道流脓经久不愈；脊柱结核引起脊髓受压。关节融合用于关节不稳定患者。石膏固定为非手术治疗用于防止病理性骨折，预防和矫正患肢畸形。

46．D。肝动脉插管化疗术后应妥善固定和维护导管，严格遵守无菌原则，注药后用肝素稀释液 2 ～ 3ml（25U/ml）冲洗导管以防导管堵塞。

47．D。内镜逆行胰胆管道影（ERCP）是纤维十二指肠镜直视下通过十二指肠乳头将导管插入胆管和 ( 或 ) 胰管内进行造影。可直接观察十二指肠乳头部病变，窥视壶腹部癌，且可作活检，同时作胆胰管造影和减压，对明确诊断有十分重要的价值。

48．A。妊娠期急性阑尾炎患者，腹痛和压痛部位随子宫增大而上移，炎症刺激子宫，易诱发流产或早产，治疗以早期阑尾切除为主，临产期的急性阑尾炎并发阑尾穿孔可考虑经腹剖宫产术，同时行阑尾切除术。

49．C。肺结核手术治疗的前提是给予 6 ～ 8 个月的正规抗结核治疗后，大部分病变可被吸收。

50．A。手术中的无菌操作是预防切口感染、保证患者安全的关键，是影响手术成功的重要因素。手术中术者的手套污染后，应立即更换无菌手套。

51．E。实质性脏器如肝、脾、胰、肾等或大血管损伤主要为腹腔内（或腹膜后）出血，临床表现包括面色苍白、脉率加快，严重时脉搏微弱、血压不稳，甚至休克。空腔脏器损伤主要表现为腹膜刺激征。

52．C。该患者已经确诊为伤寒，突然发生右下腹痛，检查有明显腹部压痛、肠鸣音消失等腹膜炎征象，可诊断为肠伤寒穿孔。阑尾炎典型表现为转移性右下腹痛，右下腹麦氏点固定压痛，可有胃肠道症状。

53．E。腹股沟直疝是腹内脏器或组织经腹壁下动脉内侧的直疝三角区突出而形成的疝，精索在疝囊前外方，疝囊颈在腹壁下动脉内侧，回纳疝块后压住深环疝块仍可突出。腹股沟斜疝的疝囊颈在腹壁下动脉外侧。

54．A。原发性醛固酮增多症是肾上腺皮质分泌过量的醛固酮激素引起以高血压、低血钾、高血钠、低血浆肾素活性和碱中毒为主要表现的临床综合征。

55．A。骨折临床愈合的标准包括局部无压痛及纵向叩击痛、局部无反常活动；X 线检查显示骨折处有连续性骨痂通过，骨折线已模糊。达到临床愈合后，可拆除患者的外固定，通过功能锻炼逐渐恢复患肢功能。

56．E。ICU 护士总数与病床数之比为 3 ～ 4：1，还应配备护士长 1 ～ 2 名，负责护理培训和护士培训工作，并参与行政管理。

57．A。该患者胸膜腔闭式引流，引流出血性液体 540ml，其血胸属于中等量血胸。成人出血量在 500ml 以下小量血胸；出血量 500 ～ 1000ml 为中量血胸；1000ml 以上为大量血胸。

58．D。腹腔穿刺抽到血液迅速凝固，提示穿刺

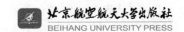

针误入血管或血肿，抽到不凝血，提示为实质性器官或血管破裂所致的内出血，因腹膜的去纤维作用使血液不凝。

59．E。股疝极易嵌顿主要是因为股管解剖特点，股管几乎垂直，疝块在卵圆窝处向前转折时形成一锐角，且股环本身较小，周围又多坚韧的韧带，因此股疝容易嵌顿，一旦嵌顿又可迅速发展为绞窄性疝。

60．C。头痛是颅内压增高最常见的症状，以早晨或晚间较重，多位于额部及颞部，表现为胀痛和撕裂痛，可从颈枕部向前放射至眼眶，程度可随颅内压增高而进行性加重，咳嗽、打喷嚏、用力、弯腰或低头活动时易加重。

61．E。急性心梗患者突然出现呼吸困难、神志不清、大动脉搏动消失考虑为出现心搏骤停。胸外心脏按压是心脏骤停后急救处理的第一个步骤，在 CPR 期间的组织灌注主要依赖心脏按压，有效的胸外心脏按压可产生 60 ～ 80mmHg 的动脉压，对成功复苏极为关键。

62．E。前尿道损伤多发生于球部，多见于会阴部骑跨伤。后尿道损伤多发生于膜部，多由骨盆骨折造成。

63．E。破伤风抗毒素（TAT）过敏者可采用脱敏注射法。采用多次剂量递增的方法。将 1ml 抗毒素分成 0.1ml、0.2ml、0.3ml、0.4ml，以生理盐水分别稀释至 1ml，剂量自小到大按序分次肌内注射，每次间隔半小时，直至全量注完。

64．D。肠梗阻患者主要表现为腹痛、呕吐、腹胀和停止排气排便。持续剧烈疼痛、呕吐物可呈棕褐色或血性提示绞窄性肠梗阻。该患者表现最可能诊断为绞窄性肠梗阻。

65．A。甲状旁腺可分泌甲状旁腺素，生理功能是调节体内钙的代谢并维持钙和磷的平衡，可促进破骨细胞的作用，使骨钙（磷酸钙）溶解释放入血，致血钙和血磷浓度升高，发生甲状旁腺亢进时，甲状旁腺素可抑制肾小管对磷的回收，使尿磷增加、血磷降低，引起高血钙、高尿钙和低血磷。甲状旁腺功能减退可引起高血磷。

66．C。在肱骨干中下 1/3 段后外侧有桡神经沟，桡神经经内后方紧贴骨面斜向外前方进入前臂，此处骨折容易发生桡神经损伤，出现垂腕畸形，掌指关节不能伸直，拇指不能伸直，前臂旋后障碍等，手背桡侧皮肤感觉减退或消失。

67．C。按照休克的发病过程，可将其分为休克代偿期（休克早期）和休克抑制期（休克期），休克抑制期可分为中度和重度。休克代偿期患者主要表现为精神紧张、烦躁不安、面色苍白、四肢湿冷、脉搏在 100 次 / 分以下、呼吸急促，血压正常或稍升高，但脉压缩小，尿量正常或减少。休克中度抑制期主要表现为反应迟钝、表情淡漠，收缩压 70 ～ 90mmHg，脉压 < 20mmHg，尿量减少，脉搏 100 ～ 120 次 / 分。休克重度抑制期主要表现为患者意识模糊或昏迷，四肢厥冷，收缩压 < 70mmHg 或测不到，脉搏细速或摸不清，尿量极少或无尿。

68．E。感染性休克主要致病菌为革兰阴性杆菌，因该类细菌可释放大量内毒素而导致休克，故又称为内毒素休克。

69．D。脊髓型颈椎病由于疾病自然史逐渐发展使症状加重，病情加重可出现自下而上的上运动神经源性瘫痪，确诊后应及时行手术治疗。

70．C。寒战、高热，膝关节红、肿、热、痛呈半屈曲位，浮髌试验阳性为化脓性膝关节炎的典型表现。急性骨髓炎多发于长骨干骺端，可见患处剧痛，局部皮温增高，有局限性压痛和活动受限。膝关节结核局部红、肿、热、痛不明显。恶性骨肿瘤不并发感染时一般无高热、寒战症状，晚期可出现贫血、消瘦、低热等全身症状。

71．E。骨肉瘤是最常见的原发恶性骨肿瘤，好发部位为长骨干骺端和椎体，特别是股骨远端和胫骨近端。

72．A。肺是骨肉瘤最容易转移的部位，其次是骨髓。

73．D。骨肉瘤采用以手术为主、化学治疗为辅的综合治疗方式。

74．D。腰椎间盘突出症好发部位主要为脊柱活

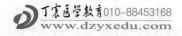
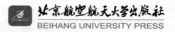

动大，承重较大或活动较多处，以腰 4～5 和腰 5 至骶 1 最易发生。

75．D。此患者可能受压的神经为腰 5。马尾神经受累感觉障碍范围广泛，腰 4 神经根受累时，表现为大腿内侧和膝内侧感觉障碍，腰 5 神经根受累时，足背前内方和踇趾第 2 趾间感觉障碍，骶 1 神经根受累时，足背外侧及小趾感觉障碍。

76．B。腰椎间盘突出症发病后脊柱改变为腰椎侧凸，系腰椎为减轻神经根受压而引起的姿势性代偿畸形。

77．A。腰椎间盘突出症状初次发作绝对卧硬板床 3 周，以减轻负重和体重对椎间盘的压力，症状缓解后戴腰围逐步下床活动。

78．D。腰椎间盘突出症患者经非手术治疗病情缓解后 3 个月内避免弯腰持物。

79．B。肝脓肿致病菌进入肝脏的途径包括胆道、肝动脉及门静脉，最常见的途径为胆道。胆道蛔虫症、胆管结石等并发化脓性胆管炎时，细菌沿着胆管上行，是引起细菌性肝脓肿的主要原因。

80．C。细菌性肝脓肿主要表现为寒战、高热、肝区疼痛和肝大，可有全身症状主要表现为主要表现为恶心、呕吐、乏力、食欲缺乏等，实验室检查可见白细胞计数、中性粒细胞增高，有明显核左移。其临床表现不包括脾脏肿大。

81．A。肝脓肿患者寒战、高热是最常见的症状，体温可高达到 39～40℃，热型为弛张热，伴有大量出汗、脉率增快等感染中毒症状。

82．D。腹壁强度降低和腹内压力增高是腹外疝的两个主要原因，腹壁强度正常的人，通常腹内压增高也不会形成腹外疝。腹外疝最主要原因为腹壁强度降低，常见于某些组织穿过腹壁部位的自然通道；腹白线发育不全；腹部手术切口愈合不良、腹壁外伤、感染等引起腹壁缺损；老年、久病、过度肥胖导致腹肌萎缩等。腹内压力增高常见于慢性咳嗽、长期便秘、排尿困难、腹水、妊娠、搬运重物、婴儿经常啼哭等。

83．C。嵌顿性脑通常发生在斜疝，强力劳动或

排便等腹内压骤增时，临床上表现为疝块突然增大，并伴有明显疼痛，平卧或用手推送不能使疝块回纳，肿块紧张发硬，且有明显触痛。

84．A。腹外疝患者出院后应逐渐增加活动量，3 个月内应避免重体力劳动或提举重物。腹股沟疝患者出院后也应避免预防腹内压增高的因素，术后注意保暖，以免受凉而致咳嗽；多吃蔬菜、水果，多喝水，保持排便通畅，便秘者遵医嘱适当应用通便药物，避免用力排便；若腹股沟区再出现包块，应及早诊治。

85．C。前列腺增生是造成老年男性急性尿潴留最常见的原因。进行性排尿困难是前列腺增生最主要的症状。在前列腺增生的任何阶段，可因气候变化、劳累、饮酒、便秘、久坐等因素，使前列腺突然充血、水肿导致急性尿潴留。患者因不能排尿，膀胱胀满，常需到医院急诊导尿。

86．A。急性尿潴留病因可分为机械性和动力性两类。机械性梗阻包括任何导致膀胱颈部及尿路梗阻的病变，如前列腺增生、尿道损伤、尿道狭窄、膀胱尿道结石、异物和肿瘤等；动力性梗阻指膀胱出口、尿道无器质性梗阻病变，尿潴留系排尿动力障碍所致，最常见的原因为中枢或周围神经系统病变，如脊髓或马尾损伤、肿瘤、糖尿病等。

87．D。导尿是解除尿潴留最直接和最有效的方法。如尿潴留时间较长或导出尿液过多，排尿功能一时难以恢复时，应留置导尿管。导尿管插入困难时，可行耻骨上膀胱穿刺造瘘术。

88．B。该患者饱餐后腹痛、无肛门排便、排气，拟全麻下急诊探查，术前应放置胃管、持续胃肠减压，将胃肠内容物吸出，可有效防止术中呕吐和误吸。该患者无肛门排便、排气，仅禁食、补液，胃肠内容物仍然存在，不能有效预防术中呕吐和误吸。

89．D。影响吸入麻醉药进入机体的因素包括麻醉药的吸入浓度、肺泡分钟通气量、心输出量、麻醉药的物理特性。

90．D。全身麻醉后患者完全清醒的标志是能正确回答问题。

丁震医学教育 010-88453168
www.dzyxedu.com

北京航空航天大学出版社
BEIHANG UNIVERSITY PRESS

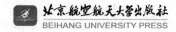

91．E。食管癌早期症状不明显，最典型的早期表现为吞咽粗硬食物时偶有不适感，如哽噎感、胸骨后烧灼样、针刺样或牵拉摩擦样疼痛。

92．A。食管癌患者中晚期的典型症状为进行性吞咽困难。肿瘤外侵导致持续而严重的胸背疼痛；癌肿侵袭喉返神经可出现声音嘶哑。

93．C。腹膜炎、腹腔感染、胆道、尿路、肠道和大面积烧伤感染等疾病致病菌主要是革兰阴性菌，以大肠埃希菌、铜绿假单胞杆菌、肠杆菌、变形杆菌、克雷伯菌等多见。

94．D。皮肤感染致病菌主要是金黄色葡萄球菌、A组β溶血性链球菌等，为革兰阳性菌。

95．B。脑震荡是最轻的脑损伤，主要表现为伤后立即出现短暂的意识丧失，持续时间一般不超过半小时，有的仅表现为瞬间意识混乱或恍惚，并无昏迷，意识恢复后，对受伤当时和伤前近期的情况不能记忆，即逆行性遗忘。

96．D。急性硬脑膜外血肿原发脑损伤轻者，伤后无原发昏迷，待血肿形成后开始出现意识障碍，临床过程为清醒 - 昏迷；原发脑损伤略重者，伤后一度昏迷，随后完全清醒或好转，但不久又陷入昏迷，临床过程为昏迷 - 中间清醒或好转 - 昏迷；原发脑损伤较重者，伤后昏迷进行性加重或持续昏迷。硬脑膜外血肿患者的原发脑损伤一般较轻，大多表现为前两种情况即"清醒 - 昏迷"或"昏迷 - 清醒 - 再昏迷"。

97．E。开放性气胸急救应迅速封闭伤口，将开放性气胸转变为闭合性气胸。

98．B。进行性血胸为大量持续性出血所致的胸膜腔积血，应及时开胸探查，止血、输液、输血。

99．D。儿茶酚胺包括肾上腺素、去甲肾上腺素和多巴胺。

100．A。肾上腺髓质分泌的激素包括肾上腺素、去甲肾上腺素和少量的多巴胺。其中肾上腺素的量最多。

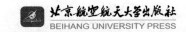